— 全国高等职业教育康复治疗技术专业新形态规划教材 —

物理因子治疗技术

（供康复治疗技术、中医康复技术等专业使用）

主　编　邹　颖　金　星

中国协和医科大学出版社
北　京

内容提要

本教材是“全国高等职业教育康复治疗技术专业新形态规划教材”之一，系根据本套教材的编写指导思想和原则要求，结合专业培养目标和本课程要求的教学目标编写而成，内容涵盖了物理因子治疗技术概论、电疗法、光电疗法、超声波疗法、冲击波疗法、磁疗法、热疗法等。此外，本教材还有丰富的数字资源，包括教学视频、微课、课件、思维导图、岗位对标考试等知识点总结、能力测试等，丰富了教材内容，增强了线上和线下教学的联动性，以提升学生学习的主动性和积极性。

本教材主要供康复治疗技术、中医康复技术等专业使用，还可作为康复医学工作者的参考书。

图书在版编目（CIP）数据

物理因子治疗技术 / 邹颖, 金星主编. -- 北京 : 中国协和医科大学出版社, 2025. 7. -- (全国高等职业教育康复治疗技术专业新形态规划教材). -- ISBN 978-7-5679-2643-1

Ⅰ. R454

中国国家版本馆CIP数据核字第2025RV7893号

主　　编　邹　颖　金　星
策划编辑　魏亚萌
责任编辑　魏亚萌　刘　睿
封面设计　邱晓俐
责任校对　张　麓
责任印制　黄艳霞
出版发行　**中国协和医科大学出版社**
（北京市东城区东单三条9号　邮编100730　电话010-65260431）
网　　址　www.pumcp.com
印　　刷　三河市龙大印装有限公司
开　　本　889mm×1194mm　1/16
印　　张　15.75
字　　数　410千字
版　　次　2025年7月第1版
印　　次　2025年7月第1次印刷
定　　价　49.00元

全国高等职业教育康复治疗技术专业
新形态规划教材建设指导委员会

全国高等职业教育康复治疗技术专业
新形态规划教材数字教材建设指导委员会

编者名单

主　　编　邹　颖　金　星

副 主 编　罗　凯　何　敏

编　　者（按姓氏笔画排序）

王成栋（江苏护理职业学院）

史安娜（陕西能源职业技术学院）

刘　春（菏泽医学专科学校）

时吉朋（山东药品食品职业学院）

何　敏（聊城职业技术学院）

邹　颖（江苏护理职业学院）

张　萍（毕节医学高等专科学校）

陈　旭（遵义医药高等专科学校）

罗　凯（沧州医学高等专科学校）

金　星（苏北人民医院）

数字教材编者名单

主　　编 邹　颖　金　星

副 主 编 王乐政　史安娜

编　　者（按姓氏笔画排序）

王丹丹（镇江市中西医结合医院）

王乐政（江苏护理职业学院）

史安娜（陕西能源职业技术学院）

刘　春（菏泽医学专科学校）

时吉朋（山东药品食品职业学院）

邹　颖（江苏护理职业学院）

金　星（苏北人民医院）

出版说明

随着我国人口老龄化加速、慢性病患病率上升及全民健康意识增强，康复治疗技术已成为现代医疗体系的重要支柱。《“健康中国2030”规划纲要》提出，要加强康复等急需紧缺专业人才培养培训，加大康复治疗师等健康人才培养培训力度。当前，我国康复治疗师缺口高达数十万人，专业人才培养迫在眉睫。同时，智能康复设备、数字疗法等新技术的应用，要求从业者兼具传统康复技能与数字化工具操作能力。在此背景下，职业教育作为技术技能人才培养的主阵地，亟需建设适应产业升级、符合岗位需求的新型教材体系，为培养高层次、专业化人才奠定基础。

本套教材以实践科学发展观为指导思想，以服务教学、指导教学、规范教学、适应我国医学教育改革为宗旨，立足高等职业教育教学实际，以胜任能力培养为目标，使课程设置与理论实践紧密衔接，突出教材内容的实用性、先进性、科学性和通用性。本套教材为新形态教材，具体体现为：体现教育改革精神与职业教育特色；注重产教融合，突出实践教学；以实际操作技能为导向，融入新技术、新方法；融合思政，强化价值引领；以学生为中心，丰富模块设计；纸质教材与数字教材融合；教材编写在贯彻职业教育理念的同时，亦充分体现现代化的教育思想和方法，以全面提升学生的创新精神、人文素养、胜任能力等综合素质，培养适应医疗卫生体制改革的复合型和应用型人才。

同时，本套教材的编写遵循教材编写的基本规律，秉持“三基、五性、三特定”的原则，注重基础理论、基本知识和基本技能的培养，内容深度和广度适应全国高等职业教育的需求。教材编写以康复治疗技术专业的培养目标为导向，着重培养学生的职业技能，满足职业岗位需求、学生学习需求和社会需求。教材内容涵盖了康复治疗领域工作岗位所需的知识、技能和素质，帮助学生全面理解工作岗位，培养学生科学的临床思维和学习方法，以满足社会对学生知识和技能的要求，强调培养学生的创新能力、信息获取技能和终身学习能力，确保教材的启发性。在编写过程中，我们充分考虑到高等职业教育的多样性，确保教材既能适应不同院校的需求，又能满足学生毕业时的知识和技能要求。

本套教材涵盖康复评定技术、运动疗法技术、作业治疗技术等17门课程，定位清晰、特色鲜明，具有以下特点。

一、构建高质量、互动性强的创新形态教材体系

本系列教材为创新形态教材，教材所有内容，均实现数字化呈现；同时，为纸质教材提供配套教学视频、微课、思维导图、教学课件、在线练习等丰富教学资源，学生可直接获取与教材内容相关联的课程资源；支持多媒体资源嵌入与实时更新；配套的数字教材平台，支持在线教学、资源共享、数据分析等功能，实现教学全流程数字化管理，满足多样化教学需求。这种创新的学习方式，不仅提高了教学效果，也丰富了学习体验，使学习更加便捷，提升了学生的学习积极性和主动性。

二、强化价值引领，助推专业教育与思政教育相融合

本套教材以专业知识为载体，以思政教育为引领，深度挖掘专业课程蕴含的思政资源，巧妙融入教材内容，全方位助推专业教育与思政教育深度交融，培育德技兼修人才。在教材编写中，我们注重以康复案例为切入点，将社会主义核心价值观、医者仁心的职业精神、中华优秀传统文化等思政元素自然融入专业知识点。引导学生树立正确的职业价值观，具备社会责任感，在实践教学环节强化人文关怀培养，使学生在掌握专业技能的同时，自觉践行“健康所系，性命相托”的医者担当。

三、体现教育改革精神与职业教育特色

本套教材深入贯彻国家职业教育改革精神，坚持以人为本、能力为重，强调实践操作和技能培训，注重培养学生的职业素养和实际工作能力。内容贴近职业实践，力求使学生能够顺利进入职业领域，成为胜任基层医疗机构或康复治疗相关岗位的高级技术型专业人才。编写过程中，我们注重教材内容与实际工作岗位匹配，确保教材内容符合基层实际工作的需求。

四、注重产教融合，突出实践教学

高等职业教育强调产教深度融合，创新培养模式，这是职业教育的重要发展方向。本套教材的建设始终把提高人才培养质量放在首位，密切联系实际，突出实践教学，将专业内容设置与行业需求对接；推动教学与行业技术发展同步，使课程内容与职业标准对接；完善职业教育教学过程机制，使教学过程与实际工作过程对接。

五、贴合考试，对接行业需求

本教材严格遵循《国家职业教育改革实施方案》及职业教育规划教材建设要求，以康复治疗师职业标准为核心，将岗位技能、职业技能竞赛、职业资格考试内容有机融入教材，实现“岗课赛证”融通，助力学生无缝对接行业需求。

六、以学生为中心，丰富模块设计

考虑到职业教育学生的年龄和学习特点，本套教材的模块设置丰富多样，包括案例导入、思维导图、考试知识点总结、习题等模块。这种结构不仅有助于学生理解和记忆知识点，还能提高学生的学习兴趣和学习效果。每个模块设计精细，既有理论讲解，又有实践应用，旨在全面提升学生的综合素质。

希望本套教材的出版，能够推动高质量康复治疗技术专业人才的培养，促进我国康复治疗专业领域的教材建设与教育发展，为促进我国康复事业的发展和保障人民健康作出积极贡献。

前　言

随着康复治疗技术的不断进步，物理因子治疗作为康复治疗的重要组成部分，在临床应用中也发挥着重要作用。为了顺应康复医疗行业数字化、网络化、智能化发展的新趋势，对接新产业、新业态、新模式下物理治疗岗位的新要求，我们编写了这本教材，旨在为学生提供一个系统、全面的物理因子治疗技术知识体系，以满足康复医疗领域高质量发展过程中对高素质技能人才的需求。

本教材共分14章，系统地介绍了电、光、声、磁、冷、热等物理因子治疗技术的基本概念、分类、作用机制、治疗作用及临床应用等，并根据目前国内外的进展热点加入经颅磁刺激治疗等临床新技术。

在编写过程中，坚持“三基、五性、三特定”的教材编写原则，同时将教材内容与行业技术操作规范及执业资格考试大纲紧密结合。本教材聚焦学生技能培养，图文并茂，正文设置“学习目标”“案例导入”“知识拓展”等内容，同时配备了本章小结、考试知识点总结、微课等丰富的数字内容。本教材注重理论与实践的结合，强调临床应用的实用性和可操作性。通过大量的临床案例和实例分析，使学生能够深刻理解物理因子治疗技术的临床价值和应用前景。同时，本教材也注重培养学生的创新思维和实践能力，鼓励学生将所学知识灵活应用到临床实践中，不断提升康复治疗水平。

本教材为高等职业院校康复治疗技术、中医康复技术等专业核心课程的配套教材。在编写过程中，充分考虑到高等职业院校学生的学习特点和职业需求，遵循“必需、够用”的原则，精选教学内容。注重理论与实践相结合，使学生在掌握物理因子治疗技术基本理论知识的同时，又具备临床应用能力。此外，本教材还为社区康复、养老院等基层医疗机构的人员培训和临床实践提供参考。

感谢编写人员在教材编写过程中所付出的辛勤劳动！但由于编者理论水平有限，尽管力臻完善，但教材中难免存在不足。恳请各位读者在使用本教材时，如发现疏漏或讹误之处，请提出宝贵意见和建议，以便再版时修订和完善。

编　者

2025年4月

目录

第一章　物理因子治疗技术概论

教学课件

学习目标

微课：物理因子治疗技术概论

素质目标

（1）具备科学探索与创新思维，以开放、前瞻的视角认识物理因子治疗技术的发展与应用，理解其在康复医学中的重要作用及未来趋势。

（2）树立主动传播康复医学知识的意识，通过科普物理因子治疗原理及适应证，帮助患者和大众正确理解其非侵入性、副作用小的优势，避免因误解或误用导致康复效果受限。

知识目标

（1）掌握：物理因子治疗技术的概念、分类和物理因子治疗单的基本内容。

（2）熟悉：物理因子治疗技术的应用范围、治疗作用。

（3）了解：物理因子治疗技术的作用机制。

能力目标

（1）能针对不同病情、不同病程，个性化选择物理因子。

（2）能遵守物理因子治疗技术的安全操作规范，防范潜在的安全风险。

（3）能与患者及其家属有效沟通，解释物理因子治疗的目的、过程和预期效果。

案例导入

【案例】

患者，男，37岁。因外伤导致右足距腓前后及跟腓韧带损伤1周余，遗留右踝活动障碍，MR显示右侧距腓前后及跟腓韧带损伤，距骨水肿。骨科建议行康复治疗。查体：患者右踝活动障碍，伴疼痛（数字评分量在评分4分），步行困难，无发热、抽搐等，伤后食欲、睡眠均可，大小便正常。

【问题】

1．该患者首选的物理因子治疗技术是什么？

2．为了加强治疗疗效，尽快缓解症状，还需要辅助哪些物理因子治疗？

·核心知识拆解·

物理治疗作为康复治疗的重要组成部分，包涵了物理因子治疗技术和运动治疗技术两大类。近年来，随着科技的不断进步，物理因子治疗技术飞速发展，并在康复医学领域中发挥着日益重要的作用。目前，物理因子治疗技术已经从传统的热疗、冷疗、电疗和磁疗等单一化的治疗方式，拓展到更加精准且多样化的治疗。其在康复医学、疼痛医学、神经病学等领域已广泛应用，并展现出良好的应用前景。未来，随着科技进步，物理因子治疗技术将更精准化、个性化，尤其是在与神经病学的结合方面。例如，经颅磁刺激和经颅电刺激已经在临床上广泛应用，帮助脑卒中、帕金森病及抑郁症等疾病的治疗。同时，它还具有非侵入性、副作用小和成本低的优势，未来可能会在基层医疗中广泛推广。此外，物理因子治疗技术与脑机接口、康复机器人、虚拟现实等前沿科技的结合，进一步拓展了其应用领域，增强了系统的整体有效性。

第一节　物理因子治疗技术

一、相关概念

1. 物理治疗（physical therapy/physiotherapy，PT） 是指应用运动（力）、天然或人工物理因子作用于人体，通过人体神经、体液、内分泌等生理调节机制，达到保健、预防、治疗和康复目的的治疗方法。

2. 物理因子治疗技术（therapeutic techniques of physical agents） 简称理疗，是以电、光、声、磁、冷、热等天然或人工物理因子为主要媒介作用于人体，使机体产生一系列生物化学和生理反应，进而达到治疗效果的康复手段。

二、物理因子治疗技术的发展简史

物理因子治疗技术是人类在与疾病长期抗争中不断实践和总结经验的结果，并随着科技的进步不断演变与提升。

（一）古代物理因子治疗技术的起源

早在公元前7000年的石器时代，中国的原始人已经开始利用自然资源（如阳光、砭石和温泉）来治疗疾病。中国也是世界上最早发现并应用矿泉和磁疗的国家。《神农本草经》（东汉时期）中记载了磁石用于治疗“周痹风湿，肢节肿痛”，唐代《千金方》则提到磁石用于治疗眼部疾病。在西方，古罗马和古希腊时期，人们已经开始使用日光浴、空气浴和水浴等疗法。据记载，古希腊时期的渔民利用会放电的鱼来缓解关节疼痛，希波克拉底用日光治疗疾病，公元2世纪的希腊医生用磁石治疗腹泻，公元6世纪的罗马医生则用磁石治疗手足疼痛。到了16世纪，瑞士医生开始使用磁石治疗脱肛、水肿和黄疸等疾病。

（二）现代物理因子治疗技术的发展

自17世纪人类发现静电并首次应用人工电疗法以来，直流电和感应电等技术相继问世。19世纪末，人工光疗法开始应用。20世纪初，高频电疗法的引入为物理因子治疗技术奠定了坚实基础。过去的一百年里，短波、超短波、超声波、激光等物理因子治疗技术逐渐应用于临床。进入21世纪，随着新材料的不断发现与应用，物理因子治疗技术领域出现了更多新兴疗法，如体外冲击波疗法、经颅直流电疗法和经颅磁刺激疗法。这些疗法逐渐成为研究热点，相关的诊疗规范和治疗指南也在不断出台，循证医学的研究和报道日益增多，这为现代物理因子治疗技术的研究和应用增添了新的内容。

自20世纪中期起，中国开始建立物理因子治疗（简称理疗）科室，经过半个多世纪的发展，积累了丰富的临床经验。特别是在20世纪90年代，康复医学及其亚专业建立，各级医疗机构普遍设立了理疗科室。随着高校康复相关专业人才培养体系的日益完善，物理因子治疗技术也成为了重要的教学和研究内容。

第二节　物理因子

一、物理因子的分类

物理因子种类繁多，主要可分为天然物理因子和人工物理因子两大类。

（一）天然物理因子

天然物理因子是指自然物质与自然环境，包括日光、空气、海水、矿泉、泥土、沙石、花朵、高山、森林、岩洞等。中医理论倡导“天人合一”，认为人与自然和谐一体，因此自然因素必定会对人产生影响。将这些天然物理因子应用于治疗，不仅有一定的积极治疗效果，还能达到康复的目的。

（二）人工物理因子

人工物理因子是通过人工方式获得的物理因子，如电、光、超声波、磁、冷、热、水、生物反馈等，其对应的治疗方法依次称之为电疗法、光疗法、超声波疗法、磁疗法、冷疗法、传导热疗法、水疗法、生物反馈疗法。人工物理因子特点是具有良好的操控性。随着科技的进步，医工结合领域不断发展，未来将不断有新的人工物理因子应用于临床，为人类的健康服务。

二、物理因子的基本作用机制

物理因子通过多种能量形式，如电、光、热、磁、机械波等，作用于人体时，首先引发局部的物理反应。这些物理反应在人体内会转化为化学效应和生物效应，最终影响细胞代谢、神经传导、循环等功能，产生治疗效应。

1. 物理反应阶段 当物理因子如热、电、光等与局部组织相互作用时，能量被机体吸收并发生转移，首先带来物理特性上的变化，如局部温度的变化、组织形态的改变、离子的转移等。这些物理改变为后续的生物化学反应奠定了基础。

2. 理化效应阶段 在物理反应基础上，机体内物质会发生分解、合成等化学变化。例如，皮肤中的胆固醇在紫外线的作用下转化为维生素 D_3。物理因子通过改变组织的化学状态，调节局部和全身的代谢过程。

3. 生物效应阶段 经过物理和化学效应的累积，机体会产生局部或全身性的生物效应。

（1）局部效应：理化效应在局部组织中引发细胞代谢的变化，影响细胞功能、血液循环等，从而缓解炎症，加速组织修复，达到治疗的目的。

（2）全身效应：物理因子不仅影响局部组织，还会通过神经系统和内分泌系统，触发全身的适应反应。例如，刺激通过体内外感受器传递至神经中枢，经神经系统聚合后传出，调节机体功能；内分泌系统则通过激素传递调节机体的整体状态。此外，物理因子刺激会引起机体内环境的暂时失衡，随后通过生理调节机制恢复平衡，维持机体内环境的恒定性。这种反应有助于提升机体在外界刺激下的适应能力。

三、物理因子的作用方式

物理因子对人体的作用方式多样，主要可以分为直接作用和间接作用。不同的物理因子因其能量性质和作用形式不同，对人体作用的深度和范围也不同。

1. 直接作用 物理因子直接作用于人体局部组织、器官或病原体，通过物理或化学途径引发一系列反应。不同物理因子作用的深度不同，如短波红外线可深入皮下组织达10mm，而一般热疗仅能作用于皮下组织0.3 ～ 0.5mm的深度。

（1）对组织、器官的直接作用：如低频脉冲电流可直接刺激运动神经，引发肌肉收缩；短波作用于组织细胞，产生热效应和非热效应，促进局部血液循环和组织修复。

（2）对病原体的直接作用：紫外线、微波等物理因子具备杀菌或抑菌作用，通过直接破坏或抑制细菌、病毒等病原体的活性，帮助机体抵御疾病。

2. 间接作用 物理因子的间接作用主要通过神经、体液调节发挥作用。物理能量引发的局部变化主要通过神经反射或体液传导，引起全身性的生理效应。

（1）神经调节：声、光、热等物理因子通过刺激机体感受器，将神经冲动传递至神经中枢，产生反射反应。例如，直流电疗法应用于头颈部可调节脑内血流，缓解偏头痛。

（2）体液调节：低中频电流引起肌肉收缩，增强局部血液循环，改善代谢。紫外线照射可刺激组织释放组胺，增强免疫反应，提升机体的防御能力。

四、物理因子的作用规律

物理因子对人体的刺激遵循一定的规律，这些规律有益于理解物理因子的治疗机制，和指导临床实践。

1. 格鲁西斯-特拉帕（Grotthus-Draper）规律　该规律指出，只有被组织吸收的光能才能引发生物反应。例如，可见光和紫外线均能够有效引发光化学反应，而红外线不能被组织吸收，因此无法产生类似的化学反应。这一规律广泛应用于光疗法中。

2. 本生-罗斯科（Bunsen-Roscoe）规律　该规律指出，刺激的反应量由能量和作用时间的乘积决定。通过调节能量大小或作用时间，可以控制反应的强度。这一规律特别适用于热疗和电疗。

3. 阿恩特-策尔舒（Arndt-Schulze）规律　该规律指出，弱刺激可以促进生理活动，中等强度刺激可以增强生理活动，而强烈刺激则可能抑制或破坏生理功能。因此，在物理因子治疗中，需要根据患者的具体情况合理调整刺激强度，以避免产生不良反应。

物理因子治疗通过运用不同形式的物理因子，如电、光、热等，对人体产生的生理和治疗作用。不同的物理因子作用机制有所不同，但也存在共同的特性。了解不同物理因子的共同作用和特异性作用对选择适宜的治疗手段至关重要。

五、物理因子的作用特点

物理因子对人体的作用分为共同作用和特异性作用。共同作用体现在各类物理因子对人体基本生理过程的相同影响，而特异性作用则指不同物理因子在特定条件下产生的独特反应。

1. 共同作用　所有物理因子对人体产生的相同的生理和治疗作用包括以下几个方面。

（1）生理作用：①改变组织内离子比例和微量元素含量。②改变某些分子结构，如蛋白质、水分子的结构。③影响酶的活性，调节体内物质代谢。④产生生物学活性物质，增强循环系统（血液、淋巴）功能。⑤改善生物膜、血管、皮肤、黏膜等组织的通透性。⑥提高单核-巨噬细胞系统的活力，提升免疫防御能力。

（2）治疗作用：①调节神经-内分泌功能，提高机体功能。②改善局部组织营养，促进组织修复和再生。③提高免疫力，消炎消肿，缓解疼痛。④缓解痉挛、降低变态反应，并提升适应能力。⑤加强药物的透入，增强治疗效果。

2. 特异性作用　物理因子在引发共同作用的同时，还会产生特异作用。不同物理因子对特定细胞、组织和器官具有选择性作用，具体如下。

（1）小剂量超短波能够显著提高机体防卫功能，而大剂量的超短波则会抑制免疫反应。

（2）紫外线主要作用于皮肤表层和神经末梢，而超短波优先作用于结缔组织和血管。

（3）直流电优先刺激周围神经纤维，低频电流则能够增强肌肉的兴奋性，增加RNA的合成，提升神经细胞活性。

六、物理因子的主要治疗作用

根据物理因子的特性，其在临床中应用广泛，具体治疗作用包括以下几个方面。

1. 消炎　多种物理因子能够用于治疗急性和慢性炎症。

（1）对于急性化脓性炎症，浅表炎症可采用紫外线疗法，深层炎症则适合采用超短波或微波疗法。

（2）慢性炎症可以通过短波疗法、磁疗法或中频电疗法得到有效缓解。这些治疗方式不仅能直接抑制病原微生物，还能通过改善微循环、增强免疫等来促进炎症消退。

2. 镇痛 物理因子通过影响神经传导和组织代谢来减轻疼痛。不同的疼痛原因应选择不同的物理因子治疗技术。

（1）缺血性疼痛，可通过温热疗法改善局部血流，缓解疼痛。

（2）神经性疼痛，可以采用直流电药物离子导入疗法，阻断痛觉传导或使用中频电疗法刺激镇痛物质释放。

3. 杀菌 紫外线是常见的用于杀菌的物理因子，尤其是波长在254～257nm的紫外线对多种细菌具有强效杀灭作用。它通过破坏病原微生物的DNA结构，抑制其代谢和繁殖。

4. 镇静与催眠 某些物理因子具有镇静和催眠作用，例如磁疗法等。这些疗法通过增强大脑皮质的抑制作用，缓解全身紧张状态，达到放松和催眠的目的。

5. 兴奋神经肌肉 低中频电流如干扰电流和间动电流可以刺激神经和肌肉兴奋，常用于治疗神经麻痹和肌肉萎缩。这类疗法通过改变细胞膜电位，促发动作电位，增强肌肉收缩和神经反应。

6. 缓解痉挛 温热效应具有缓解痉挛的作用，如电疗中的短波、超短波和微波；传导热中的石蜡疗法及光疗中的红外线疗法等，可以降低肌肉组织兴奋性，减弱牵张反射，进而缓解痉挛。

7. 软化瘢痕与松解粘连 音频电疗法、超声波疗法等可增加结缔组织的弹性，常用于术后瘢痕软化和组织黏连松解。

8. 加速伤口愈合 小剂量紫外线、锌离子导入疗法能够刺激肉芽组织生长，加速上皮组织形成，有效促进伤口愈合。

9. 加速骨折愈合 低频脉冲电磁场疗法、干扰电疗法等有助于骨质再生，缩短骨折愈合时间。

10. 调节免疫功能 红外线、磁场等物理因子能够增强体液免疫和细胞免疫功能，调节机体的免疫反应。

▶知识拓展

人工神经康复机器人

2014年6月，天津大学研发出“纯意念控制人工神经康复机器人系统——神工一号”。神工一号通过模拟中枢神经通路、解码患者的运动意念信息，驱动多级神经肌肉电刺激，促使患者瘫痪肢体产生动作，并配合主动康复训练，对大脑皮质活动、肌肉活动进行同步整合。真正实现大脑皮质与肌肉活动的同步耦合，做到身随意动、思行合一。这是全球首台适用于脑卒中后全肢体康复的“纯意念控制”的人工神经康复机器人系统。这令我们为祖国科技发展自豪的同时，惊叹于医工结合造福人类的巨大能量，更让我们对康复治疗专业的美好前景充满信心。

第三节　物理因子治疗文书

物理因子治疗文书是物理治疗过程中不可或缺的一部分。物理因子治疗文书主要包括物理因子治疗单和物理因子治疗处方。这些文书的设计和记录需要有明确的规范，通过详细、清晰的治疗单和治疗处方，治疗师能准确实施操作，医生也能及时了解患者的治疗效果，确保整个治疗过程的有效性和安全性。

一、物理因子治疗单

物理因子治疗单是记录患者诊疗情况的工具，涵盖了从初诊到复诊的详细内容。虽然各医院的记录方式可能有所不同，但基本结构相似，主要包含以下几个部分。

1. 患者的基本信息　在患者初次就诊时，接诊医生应详细记录患者的基本信息。包括姓名、性别、年龄、职业、联系方式、就诊日期、科别及病历号等内容。此部分还应简要记录患者的主诉、体征、诊断，并注意记录既往病史、过敏史以及是否存在并发症。

2. 治疗医嘱　根据患者的病情，医生需开具治疗医嘱。内容包括所选择的物理因子治疗种类、部位、时间、频率、次数和复诊日期。如果需要联合使用多种物理因子治疗，应标明先后顺序和间隔时间。此外，可以在治疗单上使用示意图标注出具体的治疗部位和方法，以便治疗师准确执行（表1-1，表1-2）。

表1-1　超短波物理治疗单

姓名：王某某	性别：男	年龄：45岁	职业：驾驶员
科别：康复科	就诊日期：20××年9月20日		病历号：×××
主诉： 腰痛伴左下肢放射痛10天。			
主要体征： 腰部正中叩击痛，左下肢直腿抬高试验50°阳性，加强试验阳性。			
辅助检查： 腰椎间盘CT扫描提示：腰5～骶1椎间盘向左侧突出。			
诊断：腰椎间盘突出			
治疗医嘱	治疗方法：超短波疗法		
	治疗部位：腰骶部		
	治疗方式：前后对置法		
	治疗强度：低强度/具体数值无热量		

续　表

	治疗时间与频次：每日1次，每次8分钟
	治疗疗程：连续治疗10天
治疗记录：	
复诊记录：	
复诊记录：	
复诊记录：	
治疗小结：	

表1-2　超声波物理治疗单

姓名：李某	性别：女	年龄：28岁	职业：文秘
科别：妇产科	就诊日期：20××年9月10日		病历号：×××
主诉： 剖宫产术后28天，术后切口瘢痕增生伴瘙痒感。			
主要体征： 腹部正中手术切口瘢痕增生明显、质地较硬、发红，有抓挠痕迹。			
辅助检查：无			
诊断：术后瘢痕			
治疗医嘱	治疗方法：超声波疗法		
	治疗部位：下腹部瘢痕区		
	治疗方式：接触移动法		
	治疗强度：$0.6W/cm^2$		
	治疗时间与频次：每日1次，每次10分钟		
	治疗疗程：连续治疗5天		
治疗记录：			
复诊记录：			
复诊记录：			

续 表

复诊记录：
治疗小结：

3. 治疗记录 治疗师在每次治疗后应及时记录治疗的日期、剂量、时间等内容，重点关注是否出现不良反应，记录完成后治疗师需签名（表1-3）。

表1-3 物理因子治疗记录单

姓名　　性别　　年龄　　申请科室　　档案号

次	日/月	剂量	时间	治疗师
1				
2				
3				
4				
5				
6				
7				
8				
9				
10				

4. 复诊记录 患者在复诊时，医生需记录复诊日期、病情的变化和治疗效果。如果病情变化或疗效不佳需要调整治疗方案，且在复诊记录中注明更改内容，并重新标注示意图。

5. 治疗小结 当患者完成一个疗程后，负责医生需要根据患者的治疗效果撰写治疗小结，并对特殊病例进行详细评估，必要时对下一步治疗提出建议。

二、物理因子治疗处方

物理因子治疗处方是治疗文书的核心内容，用来指导治疗师的操作，确保治疗有效、安全。一个完整的物理因子治疗处方通常包括以下内容。

1. 选择物理因子治疗的种类 根据患者的具体病情选择合适的物理因子治疗种类。对于复杂的病例，医生应综合考虑，优先处理急性症状或主要症状，同时兼顾原发病及并发症的影响。处方中需详细说明物理因子治疗的种类。

2. 选择治疗的规格 同一种类的物理因子可能有不同的规格。例如，超短波治疗设备不同的功率，紫外线灯具也有不同的光源。医生在开具处方时需具体写明设备规格，以便治疗师准确实施。

3. 选择治疗的部位 处方中应尽可能详细地描述治疗部位，采用解剖学名词标明患肢的位置（如远端、近端、右侧等），必要时标注具体距离或面积。对于复杂的情况，配合使用示意图进行标注，确保治疗师操作的准确性。

4. 选择治疗方法 不同的物理因子可以通过不同的方法进行治疗。例如，超短波治疗时电极放置可采用对置法或并置法；紫外线治疗时可选择重叠照射法、多孔照射法等。医生在处方中应注明具体的治疗方法，并解释其目的和效果，确保治疗师更好地执行。在多种物理因子联合治疗时，需标明先后顺序。

5. 选择治疗剂量与频次 根据病情的不同，物理因子的剂量选择也应有所差异。例如，超短波疗法用于急性疼痛通常使用小剂量，而慢性疼痛则使用中等剂量。处方中还需注明治疗的频次，一般为每日一次，特殊情况下可能为每日两次或隔日一次。

6. 图示标记 物理因子治疗处方中常使用图示来标明治疗的部位和方法，尤其涉及复杂的解剖结构时，图示标记能使操作更为直观、易懂。示意图应简洁明了，准确标示治疗的部位和方法，以方便治疗师执行。

—• 考试知识点总结 •—

—• 本章小结 •—

—• 协和云课堂…… 拓展练习及参考答案 •—

（邹　颖）

第二章　直流电疗法

教学课件

学习目标

素质目标

（1）具备严谨扎实的工作态度，正确运用直流电疗法对患者进行治疗。

（2）具备不断探索的科学精神，保持对直流电疗法新进展的关注，不断更新自己的知识和技能，以适应医学技术的快速发展。

知识目标

（1）掌握：直流电疗法的概念、治疗方法及临床应用。

（2）熟悉：直流电疗法及直流电药物离子导入疗法的治疗作用。

（3）了解：直流电疗法的物理特性及治疗原理。

能力目标

（1）能规范地开展直流电疗法及直流电药物离子导入疗法的各项诊疗工作。

（2）能根据康复患者的疾病特点制定针对性的直流电治疗文书。

（3）能使用、管理常用仪器、设备。

（4）能合理安排和管理医疗环境，以保证医疗工作科学、安全。

案例导入

【案例】

患者，女，38岁。因“腰部疼痛1年，加重伴右下肢麻木5天”来诊。近1年来，腰部疼痛症状反复发作，休息后有所缓解，5天前因搬重物腰部疼痛加重，活动受限明显。查体：腰部无明显肿胀，无肌肉萎缩，无脊柱侧弯，L_5～S_1脊柱旁压痛明显，弯腰、转身时疼痛加重。诊断为“腰椎间盘突出症”。

【问题】

1．对该患者进行直流电药物离子导入疗法时，如何选择治疗参数？

2．治疗时有哪些注意事项？

·核心知识拆解·

18世纪以来，医疗人员开始尝试使用电疗法治疗疾病，直流电疗法是最早应用的电疗法之一，通过在组织中引起物理、化学变化如电解、电泳、电渗等，影响局部离子浓度、蛋白质分布、细胞膜通透性等进而对人体产生作用，直流电药物离子导入疗法是直流电疗法的另一种应用，通过直流电将药物离子导入体内，增加药物的局部浓度和疗效，具有药物和直流电的双重作用，使用更为广泛。目前，虽然较少单独应用直流电疗法，但其是直流电离子导入疗法和低频电疗法的基础，而且对静脉血栓、慢性炎症、溃疡、骨折等疾病有明确的疗效，因此直流电疗法又重新受到人们的重视。近年来，电生理技术的迅速发展促进了经颅直流电刺激（transcranial direct curreit stimulation，tDCS）的发展。tDCS通过恒定、低强度直流电调节大脑皮质神经元活动，具有无创、便捷、副作用少等优点。但tDCS的研究需要进一步探索，并开展大样本随机双盲对照研究以验证疗效。

第一节　概　　述

一、相关概念

1. 直流电　是指方向固定、强度不随时间变化而改变的电流。

2. 直流电疗法（galvanization）　是指应用小强度（50～100mA）、低电压（小于100V）的平稳直流电作用于人体一定部位以治疗疾病的方法。

3. 直流电药物离子导入法　是指使用直流电将药物离子经皮肤、黏膜或伤口导入体内以治疗疾病的方法，具有直流电和药物的双重作用。

二、直流电的物理特性

人体的体液构成了组织细胞开展代谢活动及实现功能运转的内在环境。在体液中，存在着种类繁多的电解质，这些电解质对于维持细胞内外液的容量稳定、渗透压平衡、酸碱平衡及保障神经肌肉兴奋性等，发挥着举足轻重的作用。

体液内的阳离子主要包括K^+、Na^+、Ca^{2+}、Mg^{2+}等离子，而阴离子则主要包括Cl^-、HCO_3^-、HPO_4^{3-}、SO_4^{2-}等离子。基于此，体液实际上就是一种电解质溶液，与此同时，人体组织可被视为电解质导体，具备导电的能力。一般来说，组织所含的水分越多，其导电性能就越好。由于不同组织在离子含量、水含量及结构特征等方面存在差异，所以导电性能也有着较大的差别。

具体而言，血液、脑脊液、淋巴液、胆汁等属于优导体；神经、肌肉、肝脏、肾脏等属于良导体；皮肤、脂肪、结缔组织及骨骼等属于不良导体；而干燥的头发、指甲等几乎不具备导电能力，属于绝缘体。当直流电施加于人体组织时，组织内部的各种离子、水分子、蛋白质等会朝着特定方向移动，从而引发电解、电泳、电渗等一系列生物理化反应。

（一）电解及电解产物

在电解质溶液中施加直流电场时，溶液中的带电粒子遵循同性电荷相斥、异性电荷相吸的规律发生定向迁移。在这种电化学现象中，处于两极的带电粒子通过得失电子发生氧化还原反应，进而生成新物质的电化学过程称为电解。具体表现为：带正电荷的阳离子向电势较低的阴极迁移，通过获得电子实现还原，形成原子态物质；带负电荷的阴离子则迁移到电势较高的阳极，通过释放电子实现氧化。电极表面生成的原子或原子团，以及它们与电解液进一步反应形成的物质统称为电解产物。

以氯化钠水溶液的电解为例阐释该机制：氯化钠在水溶液中解离为钠离子（Na^+）与氯离子（Cl^-）。当施加直流电场时，钠离子向阴极迁移，通过获取电子还原为钠原子，随即与水分子作用生成氢氧化钠并释放氢气；与此同时，氯离子向阳极迁移，通过失去电子氧化为氯气分子，部分氯气溶于水后转化为盐酸并释放氧气。这一过程直观展示了电解体系中离子迁移与化学反应间的动态平衡关系。因此，当直流电作用于电解质溶液时，阴极下产生碱性化学物质，阳极下产生酸性化学物质（图2-1）。

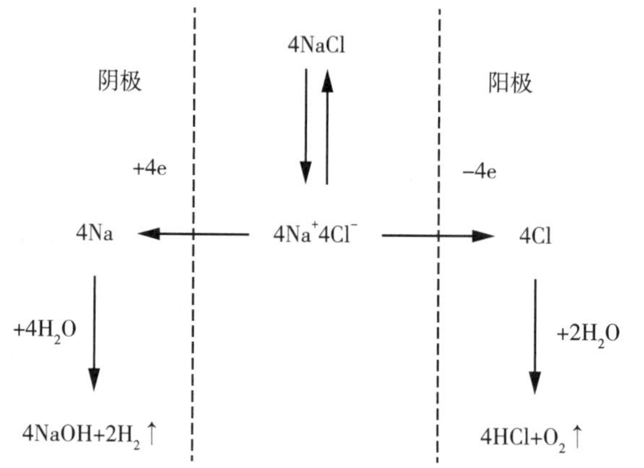

图2-1　电解过程

直流电电解产生的强酸和强碱性化学物质会引起人体皮肤的损伤，甚至化学性烧伤。在临床操作中，必须用足够厚的衬垫放置于电极下，用以吸附和缓冲电解产物，以减小对皮肤的刺激；但在长时间和大电流作用时，电极下的强酸和强碱性化学物质仍可透过衬垫而损伤皮肤，因此操作中应注意避免。

（二）离子的水化

在电解质溶液中，离子均以水化离子的形式存在。水分子的正负电荷中心并不重合，称为偶极子。水偶极子的正端被阴离子吸引，负端被阳离子所吸引，以致电解质溶液中的离子四周被水偶极子包绕，这种现象称为离子的水化。定向排列在离子周围的这层水分子就是该离子的水化膜。离子的水化膜厚度与该离子的化合价、原子量成正比，即离子的化合价越高，原子量越大，水化膜的厚度就越厚（图2-2）。

同一直流电场中，离子的移动速度与该离子的有效半径成反比，离子的有效半径和其水化膜的厚度有关，即水化膜越厚，有效半径就越大，离子的移动速度越慢。在K^+、Na^+、Ca^{2+}、Mg^{2+}四种阳

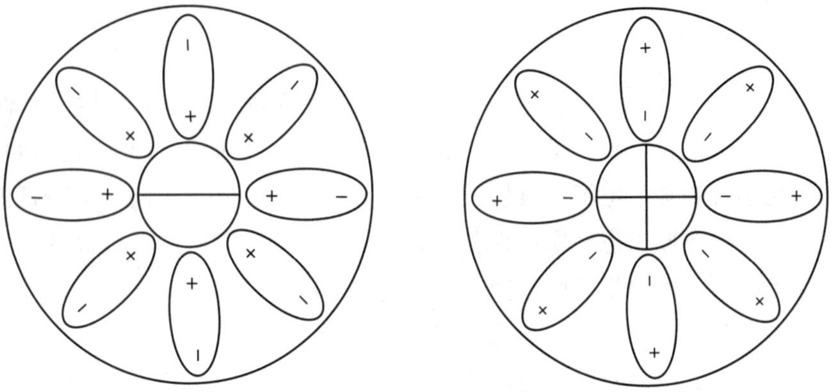

图2-2　离子的水化

注：长椭圆形为水偶极子。

离子中，Ca^{2+}、Mg^{2+}周围的水化膜比K^{+}、Na^{+}厚，那么Ca^{2+}、Mg^{2+}的移动速度比K^{+}、Na^{+}慢，通电一段时间后K^{+}、Na^{+}先到达阴极周围，因此阴极K^{+}、Na^{+}相对较多，而阳极Ca^{2+}、Mg^{2+}相对较多。

（三）电泳和电渗

在直流电通过胶体时，会同时出现电泳与电渗这两种现象。蛋白质属于两性电解质，在碱性溶液中，蛋白质的羧基会解离出氢离子，致使其带负电荷，呈现酸性；而在酸性溶液中，蛋白质的氨基会结合氢离子，进而带正电荷，呈现碱性。通常状况下，人体的血液、淋巴液及脑脊液等体液都呈弱碱性，所以蛋白质的表面带有负电荷。此时，阳离子会被蛋白质表面的负电荷吸引，进而形成一种特殊的电荷分布形态，即蛋白质表面的负电荷与其所吸引的少量阳离子共同构成吸附层，而在吸附层四周的阳离子则构成了扩散层。其中，吸附层带负电荷，扩散层带正电荷。当直流电通过人体时，蛋白质及其吸附层会向阳极迁移，这一现象被定义为电泳；扩散层的阳离子连同其水化膜则向阴极迁移，这称为电渗。在电泳作用下，蛋白质向阳极移动，使得阳极下蛋白质密度升高，组织变得致密；与此同时，基于电渗作用，阴极下水分会相对增多，致使组织膨胀松软，而阳极下则相对缺水，显得较为干燥。

第二节　治疗原理及治疗作用

一、治疗原理

（一）直流电疗法

1. 改变酸碱度　在直流电作用过程中，阳离子（如K^{+}、Na^{+}、Ca^{2+}、Mg^{2+}等）会向阴极发生定向移动，而众多阴离子（如Cl^{-}、HCO_3^{-}、HPO_4^{3-}等）则向阳极进行定向迁移。这一现象源于电解作用。在电解过程中，阴极发生还原反应，产生碱性电解产物，阳极发生氧化反应，产生酸性电解产物。随着时间推移，阴极区域的碱性环境逐步强化，阳极区域的酸性环境逐步强化。若两极处的酸碱电解产物不断累积，达到较高浓度时，极有可能破坏周围组织，导致烧伤的发生。故而在实施治疗操作期间，务必高度警惕，严格防范此类状况的发生。

2. 改变组织含水量 在直流电的作用下，基于电泳与电渗原理，阴极区域的组织呈现含水量上升的现象。蛋白质因吸收水分而发生分散、膨胀，促使组织质地趋向松软，由此能够促使瘢痕组织或处于干燥状态的组织恢复柔软性。与之相反，阳极区域的组织会出现不同程度的脱水，蛋白质的分解程度随之降低，组织表现为干燥且致密。基于此特性，阳极可应用于消除水肿，或针对渗出性病灶、多汗的局部皮肤进行治疗。

3. 改变细胞膜通透性 在直流电作用下，由于电解、电泳和电渗的作用，阳极脱水，呈酸性，蛋白质分散程度较低，组织干燥且致密，又由于离子的水化使阳极区域Ca^{2+}浓度相对增高，细胞膜变得致密，因此，阳极使细胞膜通透性降低，物质经膜交换困难。阴极区域组织含水量增加，呈碱性，蛋白质分散程度升高，又由于阴极区域K^+浓度相对增高，细胞膜变得疏松，因此，阴极使细胞膜通透性升高，物质经膜交换容易，加速了病理产物的代谢。

4. 改变组织兴奋性 神经纤维在静息电位时细胞膜内外电位呈“内负外正”的状态称为极化。当静息电位向膜内负值减小的方向变化时称为去极化，可引起细胞兴奋；当静息电位向膜内负值加大的方向变化时称为超极化，可引起细胞兴奋性降低。在直流电阴极下聚集的负电荷使细胞膜两侧处于“内正外负”的状态，膜内负值减小产生去极化，兴奋性提高；而阳极下聚集的正电荷加强了膜两侧原有的“内负外正”的状态，引发超极化，兴奋性降低。

神经纤维的膜电位变化与K^+、Na^+、Ca^{2+}、Mg^{2+}、H^+电解质离子的分布和浓度有关，当各种电解质比例发生改变时，可影响组织兴奋性（兴奋性＝$[K^+]+[Na^+]/[Ca^{2+}]+[Mg^{2+}]+[H^+]$）。另外，$K^+$可增加神经轴突的通透性，提高神经细胞膜去极化及离子转运能力。通以直流电时，体液中的K^+、Na^+、Ca^{2+}、Mg^{2+}、H^+向阴极迁移，由于的K^+、Na^+的迁移速度较快，在阴极区域浓度相对增加，加上电解作用使阴极产生碱性化学物质，H^+浓度降低，组织兴奋性提高。相反，阳极Ca^{2+}、Mg^{2+}浓度相对增加，产生酸性电解产物且H^+浓度升高，对组织兴奋性有明显的抑制作用。

（二）直流电药物离子导入疗法

1. 药物离子导入的原理 在药物溶液中，部分药物会发生解离，呈离子状态。当直流电施加于该溶液时，依据电学基本原理，阴离子与阳离子会分别向阳极与阴极进行定向移动。若阴极衬垫中放置带负电荷的药物离子，或者阳极衬垫中放置带正电荷的药物离子，基于电荷同性相斥的作用力，这些药物离子会向人体方向迁移，并穿透皮肤进入体内。利用直流电荷同性相斥、异性相吸的原理，能够实现将药物离子经皮肤导入人体内部。经直流电导入体内的药物，其原有的药理性质完整保留。需要明确的是，阳离子仅能从阳极导入人体，而阴离子则只能从阴极导入。

2. 药物导入的途径、分布及深度 大量研究已证实，药物离子主要通过皮肤汗腺管口及毛孔这两个途径进入皮内组织。在黏膜组织中，药物离子是经黏膜上皮细胞间隙渗透进入体内。直流电直接导入的药物离子仅能抵达皮内组织，主要在表皮内聚集形成“离子堆”，随后通过渗透作用，逐步向淋巴和血管扩散。当药物离子进入血液循环后，呈现出明显的组织器官选择性分布特征。例如，碘离子主要在甲状腺组织内存留；磷离子则大量蓄积于中枢神经系统和骨骼中。药物离子在皮肤内存留时间的长短，与药物自身的理化性质及药理学特性紧密相关，并且在一定范围内，与所使用的药物浓度、电流强度、通电时间成正比。此外，机体内部的生理状态及外部干预因素同样会对药物的存留时间产生影响。在进行离子导入治疗前、治疗中或者治疗后，若配合其他物理因子疗法，也会改变药物离子在体内的存留时间。

药物离子导入的深度相对较浅，一般情况下，药物仅能进入皮肤层，且主要集中在皮肤浅层区域。不过，也有少数实验观察到，在特定条件下，药物离子能够进入较深层的组织，深度在1cm以上。直流电导入的药物离子虽然深度较浅，但部分离子可以凭借血液和淋巴液到达机体较远部位，进而引起广泛的反应。

3. 药物离子导入的数量 药物离子的导入数量与直流电的电流强度和作用时间、药物浓度和纯度、治疗部位等因素有关。通电时间越长、电流强度越大，导入的药物离子数量越多，但电流强度增大到一定程度，通电时间达30分钟后，药物离子导入数量便不再随之增加。溶剂寄生离子的存在，会影响药物离子的导入数量，因此多选用蒸馏水作为溶剂。临床应用的药物浓度一般为1% ～ 10%，具体选用时不宜盲目追求高浓度，如剧毒、酸碱性过强、价格贵重等药物的浓度不宜过高。在人体不同部位，同种药物离子的导入数量也有差别，躯干最多，上肢次之，下肢最少。另外，药物离子的直径越小，通过皮肤孔道进入人体的数量就越多，在导入前进行红外线、超短波等温热疗法，也可增加药物离子导入的数量。因为药物离子导入数量的影响因素较多，所以导入体内的药物离子数量是有限的，一般为衬垫中药物总量的2% ～ 10%。

4. 药物离子导入的极性 依据化学结构式能够确定药物离子导入的极性。一般而言，金属离子、生物碱因带有正电荷，故而从阳极导入；非金属离子、酸根由于带负电荷，所以从阴极导入。其他部分药物，同样可借助化学结构式来判断其药物离子导入的极性。然而，氨基酸、肽及酶类蛋白质的两性电解质比较特殊，其极性和溶剂的pH紧密相关。不同的两性电解质拥有各自独特的等电点，当溶液的pH接近或者等于等电点时，物质在电场中的迁移状况实际上接近弥散状态，也就意味着直流电此时无法发挥作用。这是因为在等电点时溶质呈电中性，唯有当溶剂的pH显著偏离等电点时，才能够使药物带上正电荷或者负电荷。并且，每一种氨基酸都存在一个最适宜的pH，在该pH条件下，氨基酸的迁移度达到最大。

二、治疗作用

（一）直流电疗法

1. 镇静和兴奋 直流电对中枢神经系统的兴奋和抑制过程有调节作用，即在兴奋与抑制过程失调情况下，直流电有使其正常化的作用。直流电阳极下神经兴奋性降低，阴极下兴奋性升高。动物实验证明，把阴极置于前额部，阳极置于后颈部，可引起大脑软脑膜血管扩张；把阳极置于前额部，阴极置于后颈部，则引起大脑软脑膜血管收缩反应。

在脊髓部位通直流电时，阴阳极位置不同会出现不同的作用效果。当把阴极置于上端而阳极置于下端时，即所谓的上行电流；相反若阳极置于上端，阴极置于下端，即所谓的下行电流。脊髓部位通以下行电流（阳极置于脊髓上端，阴极置于骶尾部）具有中枢神经抑制作用，可以使舞蹈症患者的抽搐及无意识动作迅速消失；而上行电流（阳极置于骶尾部，阴极置于脊髓上端）具有中枢神经兴奋作用，可以使舞蹈症患者的抽搐再现，甚至增强自发运动。通常情况下，以下行电流或以阳极为主电极时，不仅可产生催眠、镇痛和缓解痉挛的作用效果，还可使血压升高、肌张力降低。以上行电流或阴极为主电极时，不仅可治疗器官功能低下、神经麻痹、知觉障碍等，还可降低血压、增强肌肉张力。

2. 调节自主神经和内脏功能 在直流电的作用下，通过刺激皮肤或黏膜的感觉神经末梢，能反射性地影响自主神经和内脏的功能。特别是在有关反射区通电时，可改善自主神经失调及肌肉张力不足等情况。此外，直流电对内分泌腺的功能也具有调节作用，如上行电流可增强肝脏的解毒功能；乳腺区通电能治疗异常子宫出血、月经失调和盆腔炎等疾病；在其他有关反射区放置电极，还可调整脾、甲状腺、肾上腺的功能及治疗心、肾、胃肠等相关疾病。

3. 促进局部血液循环，增强组织代谢 由于直流电能改变细胞膜的通透性，引起局部血管扩张，增强血液循环，从而促进炎症消散、组织消肿、神经再生和溃疡愈合等作用。阳极可以减少水肿和渗出，促进炎症产物的代谢，起到消炎、镇痛的作用，还可治疗多汗症。阴极可以改善局部组织营养，促进伤口、溃疡愈合，可用于慢性炎症和久不愈合的溃疡等疾病的治疗。此外，临床上还常用于治疗关节、肌肉、神经、脉管和五官炎症，以及周围神经损伤、末梢血液循环不良等病症。

4. 促进骨折愈合 动物实验表明，低强度直流电（0.01 ～ 0.02mA）的阴极有促进骨折愈合的作用。骨折后，骨折修复区域活跃，低强度直流电可以改变骨细胞的微环境。阴极下氧的消耗增加，氧分压降低，刺激多能干细胞向成骨细胞分化，阴极下产生的OH^-使微环境中pH升高，促进钙盐的释放和钙化。同时，在直流电的作用下，HPO_4^{3-}、$H_2PO_4^{2-}$在碱性环境中易在阴极附近沉积，利于骨痂的形成，加速了骨折愈合的进程。治疗时需要将阴极电极（不锈钢丝或克氏针，外套硅胶管，露出金属顶端0.5 ～ 1.0cm）置于骨折处，阳极电极置于附近的皮肤上。

5. 其他 阴极具有促进骨痂生长的作用。阳极具有使血栓退缩，促进静脉血栓溶解的作用。利用直流电的电解作用，可进行拔毛和除去皮肤赘生物等操作。微弱直流电接近生物电的电流强度，可刺激心血管反射区的皮肤感受器，改善心肌缺氧、缺血状况，提高心肌兴奋性、促进传导性正常化，用于改善心律不齐，并恢复心室收缩功能。

（二）直流电药物离子导入疗法

1. 综合性作用 直流电不破坏导入药物的药理作用，且只导入其有效成分，不仅能避免口服、注射用药对胃肠道、血管产生的不良反应，还能避免消化液对药物的破坏。并且直流电药物离子导入疗法除药物作用外，同时有直流电作用，疗效要优于单独使用直流电疗法或药物疗法。

2. 神经反射作用 直流电使组织内理化性质发生改变，同时药物在表皮组织中留存，这些共同形成了肌体内外感受器的特殊刺激源。通过神经反射作用，进而引发机体产生相应反应。尤其当电极置于某些神经末梢密集分布的区域时，会借助感觉－自主神经节段反射机制，对相应节段的内脏器官及血管功能产生影响。举例来说，运用0.5%普鲁卡因直流电离子导入鼻黏膜反射疗法，可治疗血管性头痛；采用5%普鲁卡因直流离子电导入节段反射疗法，用于治疗放射治疗后的相关反应。

第三节　治 疗 技 术

一、设备

1. 直流电疗机　是通过变压器将电压降在100V以下，能输出经整流滤波的0～100mA恒流直流电，输出插口应标明（+）、（−）极性的仪器（图2-3）。部分仪器设有极性转换开关和电流量程分流器。

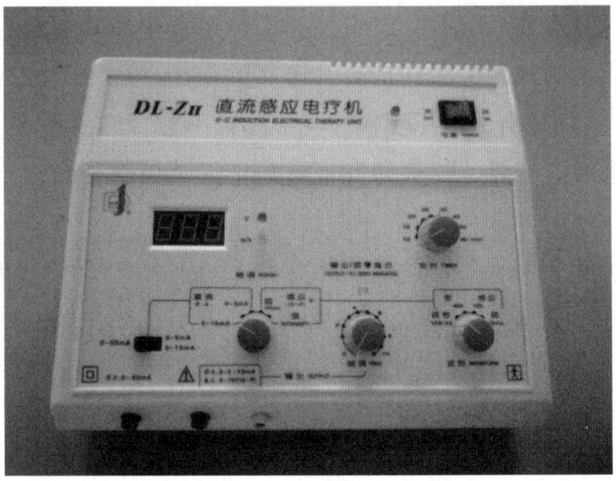

图2-3　直流电疗机

2. 导线　有2条长至少1.8m的导线，以不同颜色区分（+）极和（−）极（图2-4）。导线应导电性能优良，有柔韧性，外表绝缘性良好。导线一端接治疗机的输出插口，另一端接电极板，或连导线夹接电极板。

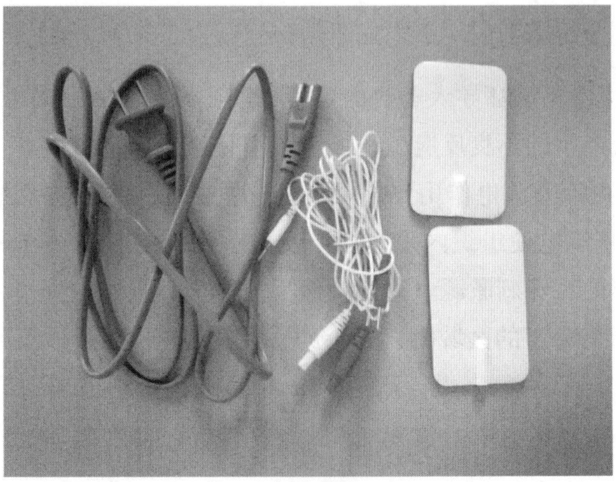

图2-4　导线及电极板

3. 电极板　电极板材料多选用厚度在0.10～0.15mm的铅板，或者厚度为0.3cm的导电橡胶板（图2-4）。依据不同的使用需求，将其制作成大小各异的矩形或圆形电极。此外，还有一些特殊形状的电极，专门用于面部、乳房、肩胛区或腔道等特定部位的治疗。

4. 导线夹　导线夹的作用是实现导线与电极板的连接，应具备咬合紧密、外形小巧及绝缘性良好等特点。在某些情况下，若导线与铅板电极通过直接焊接的方式相连，或者导线插头能够直接插入导电橡胶电极的插口，则无须使用导线夹。

5. 衬垫　通常选择吸水性优良且无染色的棉织品。对于铅板电极而言，所适配的衬垫厚度需达到1cm；而导电橡胶电极的衬垫厚度则应控制在0.3～0.4cm。衬垫的外形要与电极外形相匹配，并且其面积需大于电极，具体要求是衬垫各周边应超出电极各周边约1cm。在使用过程中，务必确保电极与衬垫固定牢固，同时要注意电极与导线不能直接接触皮肤，这是为了防止因电解产物而导致皮肤灼伤。

6. 固定电极用品　固定电极的常用用品主要为沙袋和固定带。在躯干部位，沙袋常用于压迫固定电极；而在肢体部位，则多使用固定带对电极进行捆绑固定。

二、治疗方法

1. 确定主、副电极　进行直流电治疗时，为了加强电极的作用，可选用两个面积大小不一的电极。小电极电流密度大，称为主电极；大电极电流密度小，称为副电极。主电极根据要产生的治疗作用选择阴极或阳极，如要改善局部血液循环，阴阳极皆可；如要软化瘢痕、促进骨折愈合，选择阴极为主电极；如要消炎镇痛、减轻水肿、皮肤多汗、血栓性静脉炎等，选择阳极为主电极。

2. 选择导入药物　在进行直流电治疗时，药物离子的选择要遵循以下原则，才能发挥更好的治疗作用。常用药物见表2-1。

（1）药物在水溶液中可解离为带电的药物离子，或能成为胶体微粒带电状态。但有些药物在水中溶解度小，而在乙醇中溶解度大，可以使用乙醇溶解配制的药液来进行导入。

（2）药物离子或胶体微粒的直径必须明显小于汗腺和皮脂腺排泄孔径。

（3）由于导入的药量小，必须选择用量较小即能生效的药物，如常用量为几毫克至100mg的药物。

（4）药物在局部应用时也有效。

（5）药物导入极性必须明确。

（6）药物成分必须经过提纯处理，确保不含有杂质。否则其中的寄生离子会对药物离子的正常导入过程产生干扰，影响治疗效果。

（7）药物制剂的水溶液在室温条件下应具备良好的稳定性，不易发生变化。对于具有特殊疗效或存在特殊使用需求的药物，若其水溶液在室温下容易变质，则可以选择每天临时配制，或者将其保存在冰箱中，以维持药物的有效性。

（8）药物水溶液的pH需要处于合适的范围。具体而言，对于从正极导入的药物，其水溶液的pH不宜过小；而从负极导入的药物，其水溶液的pH不宜过高。以免加剧对皮肤的刺激，甚至有可能导致酸碱烧伤等不良后果。

（9）一般情况下，贵重药物不宜大量用于直流电导入治疗。这是由于在直流电导入过程中，每次的用药量相对较多，但实际上能够真正导入体内的药物量却较少，造成药物的浪费，增加治疗成本。

表2-1　直流电药物离子导入常用药物

导入药物	极性	药物名称	浓度	主要作用	主要适应证
钙	+	氯化钙	3% ~ 5%	保持神经、肌肉的正常反应，降低细胞膜通透性，消炎	局限性血管神经性水肿，神经炎，异常子宫出血，过敏性结肠炎
镁	+	硫酸镁	3% ~ 5%	缓解平滑肌痉挛，舒张血管，降低血压，利胆	高血压，冠心病，肝胆炎症
锌	+	硫酸锌	0.25% ~ 2.00%	降低交感神经兴奋性，消炎杀菌，增加组织营养，促进肉芽生长	慢性胃病，溃疡，创面，变应性鼻炎
钾	+	氯化钾	3% ~ 5%	提高神经、肌肉组织兴奋性	周围神经炎，周围神经麻痹
碘	-	碘化钾	1% ~ 5%	软化瘢痕，松解粘连，促进慢性炎症吸收	瘢痕，术后粘连，神经根炎，蛛网膜炎，角膜混浊，视网膜炎，动脉硬化
溴	-	溴化钾	2% ~ 10%	增强大脑皮质的抑制过程	神经衰弱，失眠，高血压
新斯的明	+	甲硫酸新斯的明	0.02% ~ 0.10%	缩瞳，加强胃肠道、膀胱平滑肌张力和蠕动，兴奋横纹肌	青光眼，尿潴留，肠麻痹，重症肌无力，面神经麻痹
加兰他敏	+	氢溴酸加兰他敏	0.05% ~ 0.20%	使平滑肌收缩、横纹肌兴奋	面神经麻痹，脊神经根炎，脊髓灰质炎后遗症
氯丙嗪	+	盐酸氯丙嗪	1% ~ 2%	抑制大脑皮质及皮下中枢功能活动，降低血压	神经炎，高血压，皮肤瘙痒症
苯海拉明	+	盐酸苯海拉明	1% ~ 2%	抗过敏、抗组胺作用	过敏性鼻炎，局限性血管神经性水肿，皮肤瘙痒症
阿托品	+	硫酸阿托品	0.02% ~ 0.10%	散瞳，缓解平滑肌及微血管痉挛，抑制汗腺及唾液腺分泌	虹膜炎，虹膜睫状体炎，胃肠道痉挛，多汗症
毛果芸香碱	+	硝酸毛果芸香碱	0.02% ~ 0.10%	缩瞳，加强胃肠道、膀胱平滑肌张力和蠕动	青光眼，肠麻痹，尿潴留
肾上腺素	+	盐酸肾上腺素	0.01% ~ 0.02%	使皮肤、腹腔脏器血管收缩，使骨骼肌、心肌血管舒张，使支气管平滑肌松弛，抗过敏	支气管哮喘，过敏性鼻炎
普鲁卡因	+	盐酸普鲁卡因	1% ~ 5%	局部麻醉、止血	各种疼痛，溃疡病，高血压，脑血管硬化
阿司匹林	-	阿司匹林	2% ~ 10%	解热镇痛、抗风湿	风湿性关节炎，神经炎，神经痛，肌炎

续　表

导入药物	极性	药物名称	浓度	主要作用	主要适应证
青霉素	-	青霉素钠	1万～2万U/ml	抑制、杀灭铜绿假单胞菌、大肠埃希菌、金黄色葡萄球菌	浅部组织感染
庆大霉素	+	硫酸庆大霉素	2000～4000U/ml	抑制、杀灭革兰阳性和阴性球菌	浅部组织感染
维生素B_{12}	+	维生素B_{12}	50～100μg/ml	抗恶性贫血，营养神经	神经炎，神经痛，外周神经损伤，肝炎
维生素C	-	抗坏血酸	2%～5%	促进结缔组织形成，促进伤口愈合，增强抵抗力	创口，角膜炎，冠心病

3. 电极的放置方法　可选用铅板电极和导电橡胶电极等，并将衬垫置于电极下，如需导入药物，先将由药物浸湿的纱布放置于主电极衬垫上，再紧紧放置于治疗部位。电极放置方法主要分为对置法和并置法两种。

（1）对置法：适于局部或较深的病灶，两个电极分别放置在身体某部位的内外两侧或者前后面，对置法多用以治疗头部、躯干、关节及内脏等部位的疾病。此外，还有斜对置法，用于肋间神经痛、带状疱疹的治疗等。

（2）并置法：适于浅表、长度大的病灶，两个电极放在躯体的同一侧面。并置法多沿着神经血管走行方向，治疗周围神经和血管疾病。

总之，电极的不同放置方法，是为了让电力线更好地通过病变部位或需要作用的部位。

4. 治疗剂量和时间

（1）治疗剂量：用电流密度计算，为单位衬垫面积的毫安数，表示为mA/cm^2。一般计算电流剂量时以主电极的面积计算。一般成人为0.05～$0.10mA/cm^2$，儿童为0.02～$0.08mA/cm^2$。做反射治疗时，电流密度为0.02～$0.03mA/cm^2$，治疗冠心病时用$0.001mA/cm^2$。电流密度可根据具体情况调节。

（2）治疗时间：治疗一次的时间为15～25分钟，每日或隔日1次，10～20次为1个疗程。

5. 操作流程

（1）治疗师核对治疗处方，确认有无禁忌证，向患者交代治疗目的和注意事项。

（2）患者取合适治疗体位，暴露治疗所需部位，检查治疗部位皮肤是否完整。

（3）根据治疗要求，确认主、副电极，将电极板放入合适温度、湿度的衬垫内备用。

（4）检查治疗仪的旋钮是否位于起始位，极性转换开关和导线连接极性是否正确。

（5）依照治疗处方合理放置电极，如需导入药物，则需将药物浸湿的大小适宜的纱布放置于主电极衬垫上，再紧紧放置于治疗部位，用固定带或沙袋固定；再次确认极性后，启动治疗仪，缓慢调节输出旋钮，并根据患者的感觉，逐渐增加电流至所需强度。电流强度以衬垫面积计算，并应结合患者耐受量而定。

（6）在治疗中，如患者感觉电极下有局部刺痛或烧灼，应立即停止治疗，并检查原因，经妥善处理后再继续治疗。

（7）治疗结束时缓慢将旋钮旋回到起始位，取下电极，检查皮肤情况，关闭电源。

6. 常用治疗方法

（1）衬垫法：为最常用的治疗方法，适用于较平坦部位的治疗。常用的衬垫法如下。

1）眼枕部治疗法：取两个直径为3 ～ 4cm的圆形电极置于闭合的双眼上，用分叉导线连于输出端的1个电极；另取1个6cm×10cm电极置于枕部（图2-5）。极性视需要而定。电流量为2 ～ 5mA，每次治疗20分钟，每日或隔日1次，共15 ～ 20次为1个疗程。

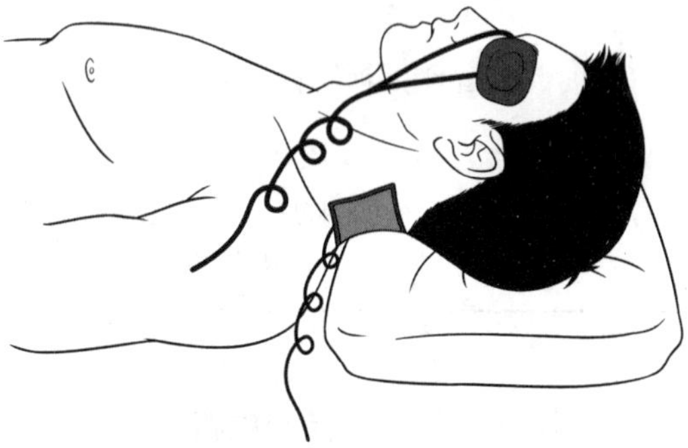

图2-5　眼枕部治疗法

2）面部治疗法：将半面具形衬垫电极置于患侧面部，使各叶分别贴在前额、颊部及下颌部；另一面积为200 ～ 300cm^{2}衬垫电极置于肩胛间或对侧上臂处（图2-6），极性视需要而定。电流量为8 ～ 15mA，每次治疗20分钟，每日或隔日1次，共15 ～ 20次为1个疗程。

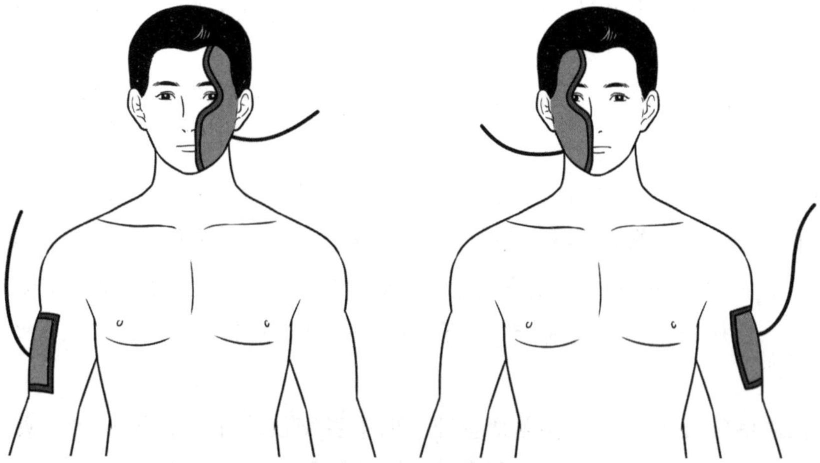

图2-6　面部治疗法

3）咽喉部治疗法：主电极用6cm×10cm衬垫电极置于颈前部，副电极用8cm×10cm衬垫电极置于后颈部（图2-7）。电流量为3 ～ 6mA，每次治疗20分钟，每日或隔日1次，共10 ～ 15次为1个疗程。

4）下颌关节治疗法：取两个5cm×10cm或5cm×6cm的电极对置于下颌关节（图2-8）。电流量为3 ～ 5mA，每次治疗20分钟，每日或隔日1次，共10 ～ 15次为1个疗程。

5）心前区治疗法：取两个面积为10cm×15cm衬垫电极，分别置于心前区及左肩胛部或左上臂外侧（图2-9），极性视需要而定。电流量为6 ～ 12mA，每次治疗10 ～ 20分钟，每日或隔日1次，共10 ～ 15次为1个疗程。

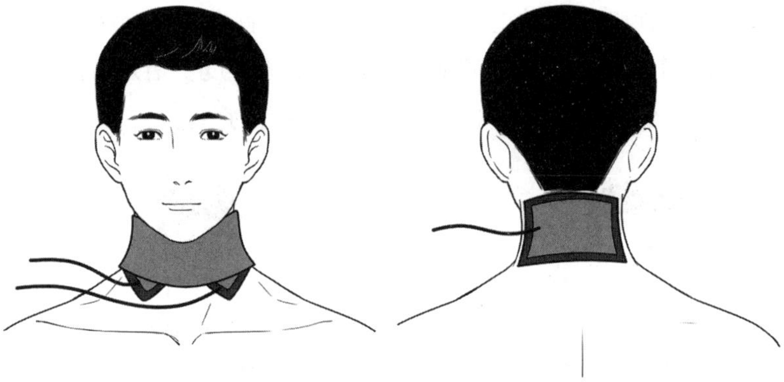

图2-7　咽喉部治疗法

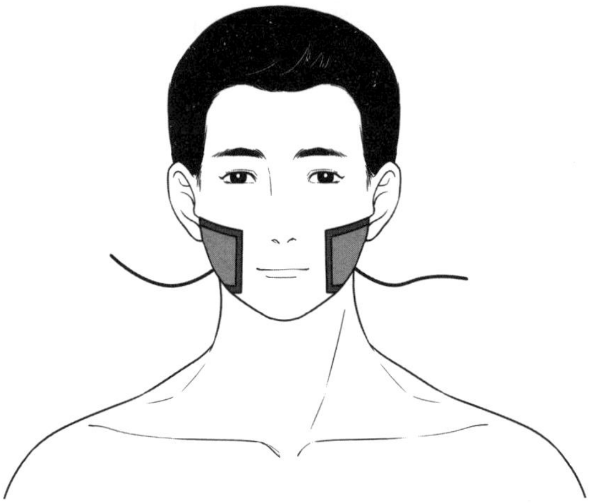

图2-8　下颌关节治疗法

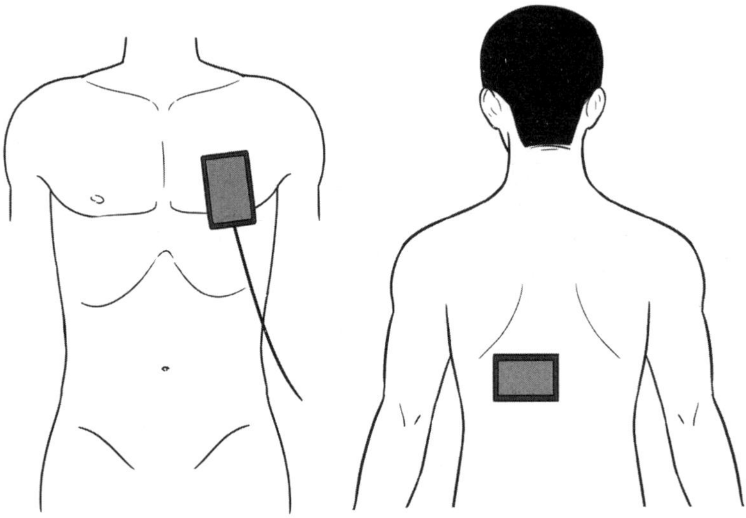

图2-9　心前区治疗法

6）领区治疗法：采用一个呈披肩形状的衬垫电极，将其放置于脊柱及肩的上部、锁骨上区（C_6 ～ T_4）；另一个面积400 ～ 600cm^{2}衬垫电极放在腰骶部（图2-10）。在进行单纯直流电疗法时，领区的电极常规连接阳极，而腰骶部的电极常规连接阴极。首次开展治疗时，电流强度应设置在较低水平，以后每次或隔次增加1 ～ 2mA，直到达到所需电流强度。治疗时间开始设定为6分钟，每次增加2分钟，直至增至16分钟，每日1次，12 ～ 16次为1个疗程。

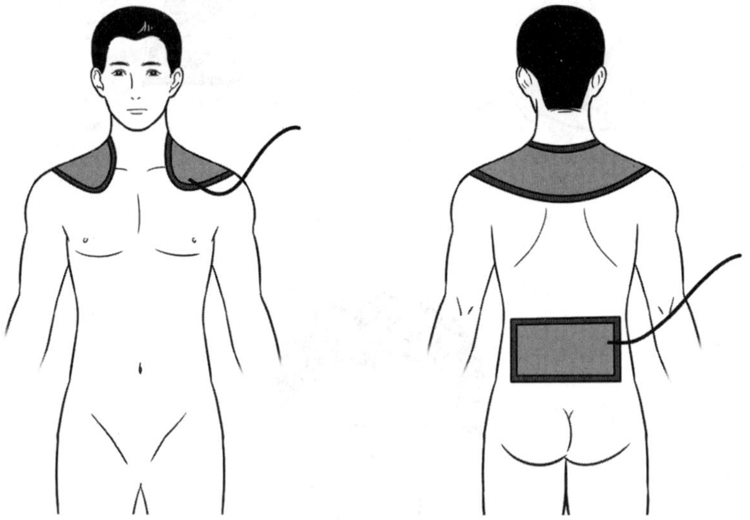

图2-10　领区治疗法

7）腰部治疗法：取两个15cm×20cm的衬垫电极分别置于腰部及腹部（图2-11），极性视需要而定。电流量为15 ～ 25mA，每次治疗10 ～ 20分钟，每日或隔日1次，共15 ～ 20次为1个疗程。

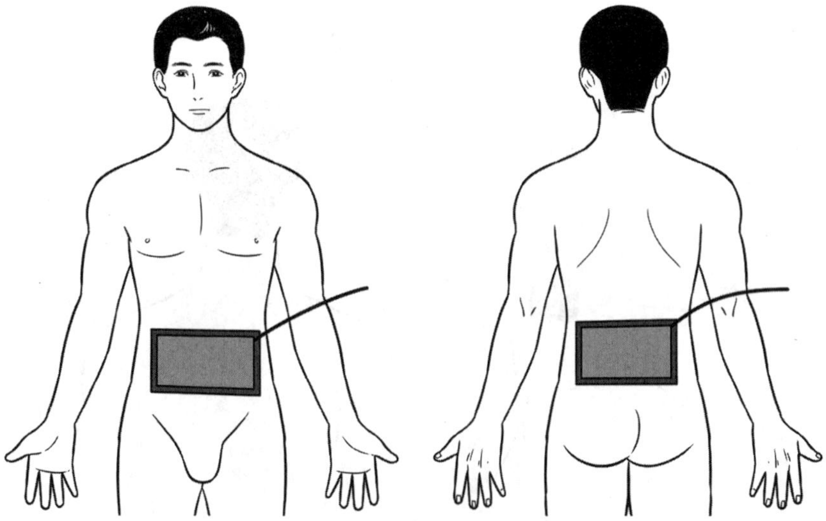

图2-11　腰部治疗法

8）坐骨神经治疗法：取两个10cm×15cm的衬垫电极分别置于腰部及一侧小腿后部（图2-12），极性视需要而定。电流量为10 ～ 18mA，每次治疗10 ～ 20分钟，每日或隔日1次，共15 ～ 20次为1个疗程。

（2）电水浴法：适用于全身和手、足等凹凸不平部位的治疗。可将药液放在水槽内，一般用炭

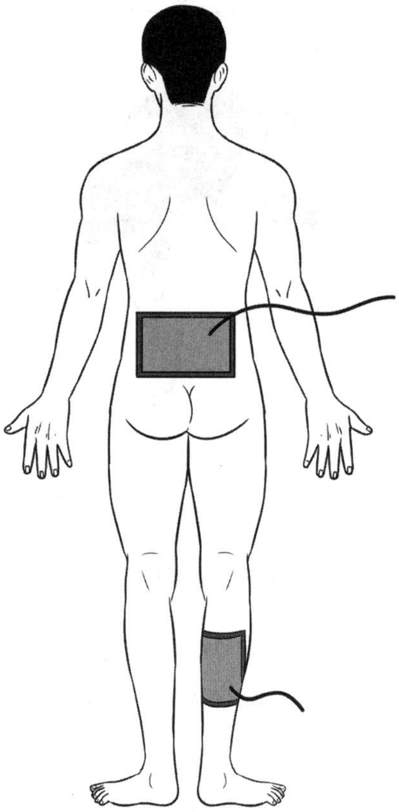

图2-12　坐骨神经治疗法

质电极，治疗部位浸入槽内，非作用极用衬垫电极置于身体相应部位。也可将四肢远端分别浸入四个水槽内，根据导入药液性质分别连阴极或阳极，称为四槽浴直流电药物离子导入法。常用的治疗方法包括全身电水浴、四槽直流电水浴、单槽浴（图2-13）和双槽浴等。

（3）眼杯法：取1～2个眼杯电极作为主电极，安置在待治疗的眼睛上（图2-14）。眼杯边缘涂以凡士林，使其边缘与眶周紧密接触；向眼杯内灌注药液，治疗时眼睛睁开。副电极多置于项背部。

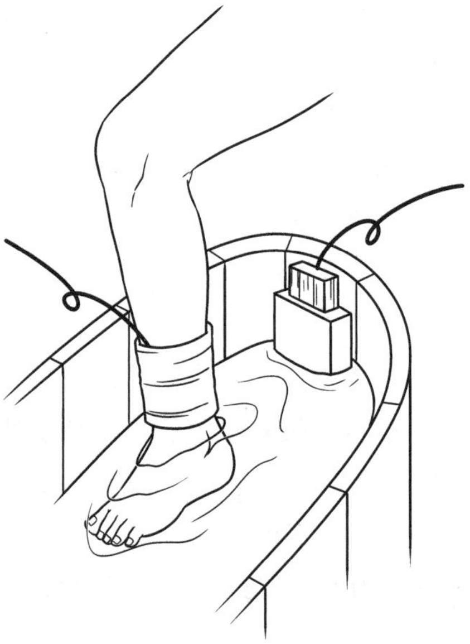

图2-13　足部单槽浴

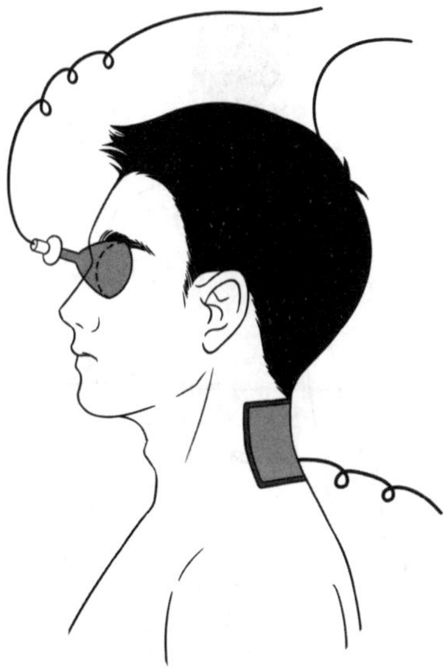

图2-14 眼杯法

（4）体腔法：将浸泡过药液的棉条填充于耳道、鼻腔内，随后在其上方安置主电极衬垫，或者把浸泡了药液的体腔电极插入直肠、阴道等治疗部位，以此作为主电极。副电极则放置在邻近部位的皮肤表面。常见的体腔法具体如下。

1）耳道药物离子导入法：首先使用药液浸湿棉条，然后将棉条塞入外耳道。若存在鼓膜穿孔的情况，需先向耳道内滴入1ml药液，之后再塞入浸有药液的棉条，使棉条的另一端露在外耳道口。将露在外面的棉条与金属电极相连接，非作用极放置在侧颊部。该方法所采用的电流量为1～2mA。

2）鼻黏膜治疗法：将药液浸湿的棉条塞入鼻腔，确保棉条与鼻黏膜紧密贴合。在鼻唇沟处放置一小块绝缘布，将露出鼻腔的棉条放置在绝缘布上，再放一个1.5cm×3.0cm的铅片，也可采用棉条包绕导线末端的方法，非作用极选用面积为60cm^{2}的电极，置于枕部。反射治疗时，电流量从0.5mA开始，逐渐增加至2～3mA。

3）直肠前列腺离子导入法：采用由有机玻璃或硬橡胶制作而成的体腔电极，将其插入直肠内约10cm的深度，非作用极选用面积为150cm^{2}的电极，置于下腹部，电流量为6～10mA。

4）阴道离子导入法：将特制的阴道电极插入阴道，注入药液，非作用极选用面积为200cm^{2}的电极，放置在下腹部或者腰骶部（图2-15）。

（5）体内电泳法：先以不同的方式（如口服、注射、灌肠、导尿管灌注等）将药物输入体内待治疗部位，然后采用衬垫法在体表相应部位放置电极进行治疗。在直流电作用下，体内的药物离子迁移至治疗部位，进而蓄积较高的浓度。常用的方法包括膀胱内离子导入法、胃内离子导入法等。

（6）创面离子导入法：能使药物在伤口内蓄积，并能作用到比较深层的组织，或在创口表面形成变性蛋白膜以保护伤口。按照无菌技术原则先对皮肤溃疡、窦道部位进行消毒、清创，取浸有药液的纱布、棉条填塞创面或窦道，然后将电极衬垫紧密地贴敷于其上；副电极可放置于治疗部位的对侧。电流密度以0.05～0.10mA/cm^{2}为宜。临床上用直流电庆大霉素导入法治疗铜绿假单胞菌感染的创面，用直流电锌离子导入法治疗营养不良性溃疡等。

（7）穴位导入法：取2～6个直径为1.5～2.0cm的圆形电极作为主电极，并放置在穴位上，副电极置于平坦的项背部或腰骶部。

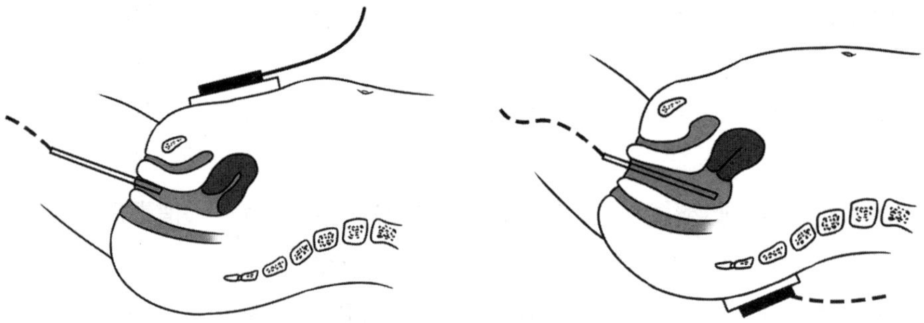

图2-15　阴道离子导入法

三、注意事项

1．输出导线最好选用不同颜色来加以区分，如将阳极的导线选用红色，阴极的导线选用其他颜色。若使用夹子来连接导线与金属电极，需在夹子下方垫上胶皮之类的绝缘物品。通常情况下，主电极的面积应小于辅电极。

2．导线夹下方必须垫上绝缘布，电极插头要牢固地插入电极的导线插口内。要特别注意，绝不能让导线夹及导线的金属裸露部分直接接触皮肤。

3．在进行治疗之前，要将治疗部位及其附近的金属物品去除。对于皮肤表面存在的小破损，需贴上胶布或者垫上绝缘布，以避免皮肤受到灼伤。

4．当衬垫配有电极套时，要仔细检查衬垫部分是否与皮肤紧密贴合，务必防止衬垫放置反向，避免出现电极与患者皮肤之间仅隔一层单布的情况。电极与衬垫都必须保持平整，尤其是在对体表弯曲不平的部位进行治疗时，一定要确保衬垫与皮肤均匀接触，这样在通电时电流才能均匀地作用于皮肤，防止电流集中在某一点上。

5．进行头部治疗时，要防止电流出现时通时断的情况，以免对头部造成强烈刺激。

6．每次使用过的衬垫都要进行清洗和煮沸消毒，金属电极也需要清洗干净，且要保持其表面的平整。

7．在治疗过程中，严禁拨动极性转换开关。如果需要调换电极极性或者调整电流分流挡，必须先将电流输出旋钮调节至零位，然后再进行相应的调节操作。

8．治疗期间，操作者要频繁检查电流表的指针是否处于平稳状态，是否保持在所调节的电流强度读数上。同时，要观察患者的表情，并询问患者电极下方的感觉。一旦电流超过规定量，或者患者感觉无法耐受，都应及时降低电流强度。对于那些存在局部感觉障碍、血液循环障碍的患者，更要加强巡视观察，防止发生皮肤灼伤。

9．在治疗过程中，要叮嘱患者不得触摸治疗仪或者接地的金属物品，也不能随意挪动体位，防止电极衬垫位置发生移动，或者电极脱落而直接接触皮肤，进而导致灼伤。如果患者感觉电极下方出现局限性疼痛或者烧灼感，应立即将电流调节至零位，中断治疗，并检查电极衬垫是否滑脱、导线夹是否裸露并直接接触皮肤的情况，以及局部皮肤是否出现灼伤。对于不符合要求的情况，要及时进行纠正或处理。若出现皮肤灼伤，应停止治疗，一般无须特殊处理，只需注意预防感染即可。若灼伤情况较为明显，可在局部涂抹0.5%的高锰酸钾溶液，也可以采用红斑量紫外线照射和/或无热量超短波进行治疗。

10．治疗结束时，应当先将电流调节至零位，然后关闭电源，之后从患者身上取下电极和衬垫。

11．治疗结束后，要告知患者若治疗局部出现瘙痒，切不可搔抓，要注意保护皮肤，必要时可使用护肤剂。

12．治疗用过的衬垫，必须进行彻底冲洗，洗净后进行煮沸消毒，消毒后整平并放置在阴凉处晾干，以备下次使用。对于破旧的衬垫，应及时进行修补或更换。

13．电极在治疗使用后，必须使用肥皂水进行清洗，以清除电极表面的污垢及电解产物。对于铅板电极，要将其碾平。若电极出现破裂，则应及时进行更换。

第四节　临床应用

一、适应证

微课：直流电疗法

1．炎症性疾病　关节炎、肌炎、慢性胃炎、慢性结肠炎、血栓性静脉炎。

2．慢性溃疡　皮肤溃疡、下肢静脉性溃疡。

3．组织修复异常与损伤　瘢痕、粘连、水肿。

4．神经系统疾病　神经衰弱、自主神经失调、神经炎、神经痛、周围神经损伤、神经性头痛。

5．循环系统疾病　高血压、冠心病等。

6．五官及颌面部疾病　结膜炎、角膜炎、白内障、中耳炎、过敏性鼻炎、牙周炎、慢性咽炎、颞下颌关节功能紊乱等。

7．女性生殖系统疾病　宫颈炎、盆腔炎、闭经、异常子宫出血等。

二、禁忌证

1．局部有金属及安装心脏起搏器。

2．高热、急性化脓性炎症、急性湿疹、传染性疾病。

3．出血性疾病、局部有广泛或严重皮损。

4．对电流不能耐受，对拟导入药物过敏。

5．妊娠。

6．严重肝肾功能不全、体质极度虚弱。

7．恶性肿瘤。

8．皮肤感觉障碍。

▶知识拓展

经颅直流电刺激

经颅直流电刺激（transcranial direct current stimulation，tDCS）是一种非侵入性的、无创伤的，利用恒定、低强度直流电（1 ~ 2mA）调节大脑皮质神经元活动的技术。tDCS主要由两个不同极性的电极、供电电池设备，以及可设置刺激类型的控制软件构成。刺激方式包括阳极经颅直流电刺激（anode tDCS，atDCS）、阴极经颅直流电刺激（cathode tDCS，ctDCS）和伪刺激。atDCS通常能增强刺激部位神经元的兴奋性，ctDCS则降低刺激部位神经元的兴奋性，伪刺激可作为一种对照刺激。目前tDCS已应用于脑卒中后偏瘫、认知障碍、言语障碍、吞咽障碍、脊髓损伤、阿尔茨海默病、帕金森病、疼痛、癫痫、抑郁症等疾病和症状的治疗中。tDCS作为一种非侵入性的脑刺激技术，具有方便、副作用小、耐受性好等优点。

—• 考试知识点总结 •—

—• 本章小结 •—

—• 协和云课堂……　拓展练习及参考答案 •—

（何　敏）

第三章　低频电疗法

教学课件

微课：低频电疗法

学习目标

素质目标

（1）具备同情心和责任感，确保在应用低频电疗法时遵循伦理规范，尊重患者权益。

（2）具备沟通协调能力，具备解释治疗过程、预期效果和可能的副作用的素质。

知识目标

（1）掌握：低频电疗法的基本概念、分类和临床操作方法、适应证和禁忌证。

（2）熟悉：低频电疗法的治疗参数和治疗作用。

（3）了解：低频电疗法的治疗原理。

能力目标

（1）能够评估患者的状况，确定是否适合接受低频电疗法，并制定个性化的治疗计划。

（2）能操作低频电疗设备，安全有效地为患者提供治疗。

（3）能准确记录治疗过程和结果。

（4）能与患者及其家属进行有效沟通，能够解释治疗过程、预期效果和可能的副作用。

案例导入

【案例】

患者，男，59岁。因“跌倒至肢体活动不利1月余”入院。颈椎CT示：$C_{2\sim3}$椎间盘后纵韧带钙化伴椎管受压狭窄。颈椎MR示：$C_{3\sim5}$椎体水平脊髓水肿，$C_{2\sim7}$椎体水平部分后纵韧带钙化。20日前在全身麻醉下行颈后路C_3双侧椎板下缘、C_4/C_5双侧椎板切除减压、$C_{3\sim6}$双侧螺钉内固定术、脊髓和神经粘连松解术、椎管扩大减压术、植骨融合术。术后予激素、脱水等治疗。诊断：中央束综合征。查体：双上肢活动不利，颈部护具固定，上肢及胸腹部有麻木束缚感。

【问题】

1. 该患者首选的物理因子治疗技术是什么？

2. 为了加强治疗疗效，尽快缓解症状，还需要辅助哪些物理因子治疗技术？

·核心知识拆解·

低频电疗法在医学中的应用已有一百多年的历史。随着科学技术的进步，特别是集成电路和计算机技术的发展，不同频率段的电疗法展现出不同的治疗特点，因其能有效刺激神经肌肉组织，促进神经再生与功能恢复，缓解疼痛，改善血液循环，加速组织修复，提高患者生活质量，且无创、安全性高，操作简便，适用广泛，在康复医学中得到广泛应用。对于脑卒中患者，低频电疗法结合早期康复训练，能显著提升患者的神经与肢体功能，增强自理能力，加速全面康复。在周围神经损伤治疗上，低频电疗法能模拟自然神经信号，促进神经纤维生长与修复。此外，低频电疗法镇痛效果显著，通过干扰大脑皮质痛觉、掩盖疼痛或激活粗纤维等方式阻断疼痛传导，同时改善血液循环，减轻组织水肿，缓解疼痛。对于肌肉功能恢复，该疗法刺激肌肉产生被动节律性收缩，有效维持肌肉功能，延缓肌肉萎缩与变性。低频电疗法还能促进局部血液循环，提升皮肤温度，扩张血管，增加毛细血管开放数量，改善血流状况，支持组织修复与功能恢复。同时，低频脉冲电磁场疗法在神经系统疾病如帕金森病及多发性硬化等治疗中日益受到重视，应用前景广阔。

第一节 概　述

低频电疗法的发展历程贯穿古今，呈现出从传统经验到现代科技结合的演变过程。早在古希腊和古罗马时代，人们就利用会放电的鱼缓解疼痛，奠定了电疗法的雏形。18世纪，随着电学研究的兴起和法拉第感应电装置的发明，低频电流逐步被应用于治疗周围神经痛、偏瘫等疾病。19世纪至20世纪初，电疗法进入快速发展阶段，被誉为“电疗法的黄金时代”。这一时期，D.B.Duchenne等人建立了电生理学的基础理论，Lapicque提出“基强度”和“时值”概念，Adrian绘制了肌肉的强度-时间曲线。然而，电疗法在20世纪中期一度遭冷遇，直至1965年Melzack和Wall提出闸门控制学说，以及对内源性阿片镇痛机制的发现，使电疗法重新受到医学界关注。20世纪60年代，高压脉冲电流、经皮神经电刺激疗法等技术逐渐成熟，随后功能性电刺激疗法和音乐电疗法也陆续被引入。20世纪80年代，计算机技术的应用促进了电疗设备的智能化和小型化，使低频电疗法在临床上的应用更加广泛，并在康复医学领域发挥了重要作用。

一、概念

低频电疗法是指将频率范围在0～1000Hz的脉冲电流应用于人体，用来治疗疾病的方法。低频电疗法通过特定频率的电流刺激神经和肌肉来实现治疗作用（表3-1）。此外，低频电流的特点包括电流强度小、电解作用弱、神经刺激效应显著且无明显热作用，使低频电疗法成为了一种安全且有效的治疗手段。

表 3-1　低频电疗法的治疗频率及其治疗作用

频率	作用
1 ~ 10Hz	引起运动神经肌肉的单收缩，兴奋交感神经等
10 ~ 50Hz	兴奋自主神经中的迷走神经
20 ~ 30Hz	导致运动神经肌肉的不完全性强直收缩
50Hz	引发运动神经肌肉的完全性强直收缩，引起感觉神经明显的震颤感
100Hz 左右	对感觉神经具有镇痛作用，对中枢神经具有镇静作用

二、分类

1. 基于神经肌肉电刺激的疗法　利用低频电流直接刺激神经或肌肉，激发神经传导和肌肉收缩，改善神经肌肉功能。

（1）神经肌肉电刺激疗法：通过刺激运动神经，诱导肌肉节律性收缩，恢复或增强肌肉力量，常用于失用性肌萎缩和神经肌肉功能障碍。

（2）功能性电刺激疗法：以程序化低频电流激发肌肉，实现特定动作，如行走、站立等，主要用于瘫痪患者的功能性康复。

2. 基于神经调控的疗法　通过低频电流作用于感觉神经或自主神经，调节神经信号传导，实现镇痛或神经功能调整。

（1）经皮电刺激神经疗法：通过刺激感觉神经阻断疼痛信号，激活“门控控制”或内源性阿片系统，广泛用于各种急慢性疼痛的缓解。

（2）间动电疗法：以间歇性低频脉冲刺激神经和肌肉，改善局部血液循环，调节交感和副交感神经功能。

3. 基于组织修复与再生的疗法　通过低频电流增强组织代谢和再生，促进愈合和修复过程。

（1）感应电疗法：通过低频电流诱导深部组织修复，促进炎症吸收、血液循环和新生组织生成。

（2）高压低频脉冲电疗法：以高压脉冲刺激皮肤和深部组织，加速细胞增殖和创口愈合，常用于骨折或慢性伤口的治疗。

除了上述常见的低频电疗法外，还有一些具有特殊治疗作用的疗法。这些疗法具有特定机制和应用需求，如电兴奋疗法是指将患者能耐受的低频感应电或直流电应用在患部或穴位上以治疗疾病的方法；电睡眠疗法是指利用低频电流对中枢神经的镇静作用，改善失眠及相关的情绪问题；直角脉冲脊髓通电疗法是指以特定波形的脉冲作用于脊髓区域，调节中枢神经信号传导，缓解慢性疼痛及其他中枢性神经功能障碍。这些疗法的存在拓宽了低频电疗法的应用范围，为特定疾病或患者群体提供了更具针对性的治疗手段。

三、低频电的物理特性

低频电流物理特性可以从以下几个关键方面进行概括。

1. 波形多样性　低频电流具备丰富的波形，包括三角波、方波、梯形波、正弦波、阶梯波和指数曲线波等，波形的变化可根据治疗需求选择，用于实现不同的生理效应和治疗目的。

2. 调制与非调制特性　低频电流可以分为调制型和非调制型。调制型低频电流通过应用较低频率的调制电流改变载波电流的波幅或频率，结合了低、中频电流的优点。调制特性能够更灵活地满足不同组织的生理需求，常用的调制电流如图3-1。

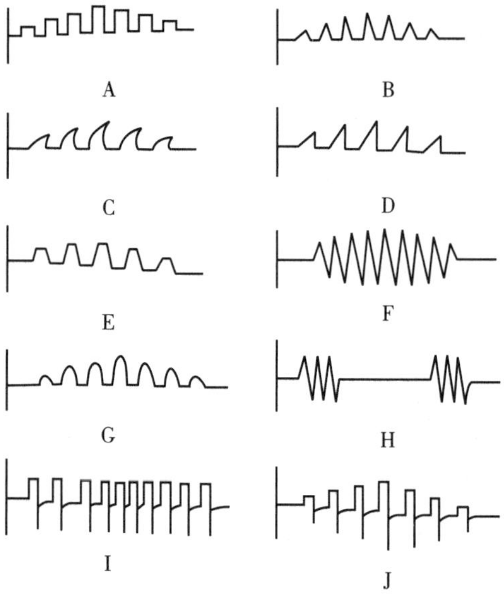

图3-1　常用的调制电流

注：A. 调幅的方波；B. 调幅的新感应电；C. 调幅的指数曲线形电流；D. 调幅的锯齿波；E. 调幅的梯形波；F. 调幅的正弦交流电；G. 调幅的半波正弦交流电；H. 受方波调幅的正弦电流；I. 调频的间歇振荡波；J. 调幅的间歇振荡波。

3. 电流方向性　低频电流可分为单相电流和双相电流，其中双相脉冲波是双相电流的体现形式，其根据两侧波形和大小的差异进一步划分为对称双相波和不对称双相波，提供不同的刺激方式以适应多样化的治疗场景（图3-2）。

4. 频率低　低频电流的频率通常低于1000Hz，在医学应用中常选用100Hz以下的频率，以实现对神经肌肉组织的刺激、镇痛及改善血液循环的作用。

5. 脉冲特性

（1）脉冲宽度（波宽）：每次脉冲持续的时间决定了电流对组织的有效性。神经组织对较短的脉冲宽度（如0.03毫秒）即可产生反应，而肌肉组织则需要更长的脉冲宽度。

（2）脉冲间歇时间：是指脉冲结束到下一次脉冲开始的间隔时间，直接影响组织对刺激的恢复和适应能力。

（3）通断比：指脉冲电流持续时间与间歇时间的比例，用于优化肌肉疲劳度和刺激效果。

6. 占空因数　是脉冲电流的持续时间与周期的比值，通常用百分比表示，反映了电流在一个周期中作用的比例，能够直接影响治疗的总效能（图3-3）。

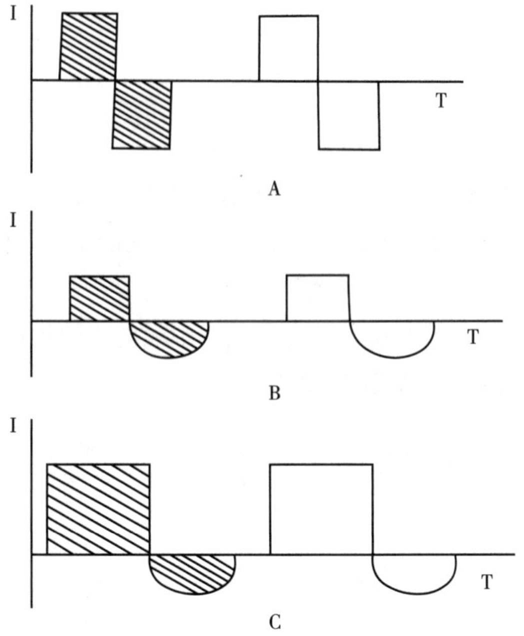

图3-2　双相脉冲波的三种形式

注：A．对称双相波；B．平衡不对称双相波；C．不平衡不对称双相波。

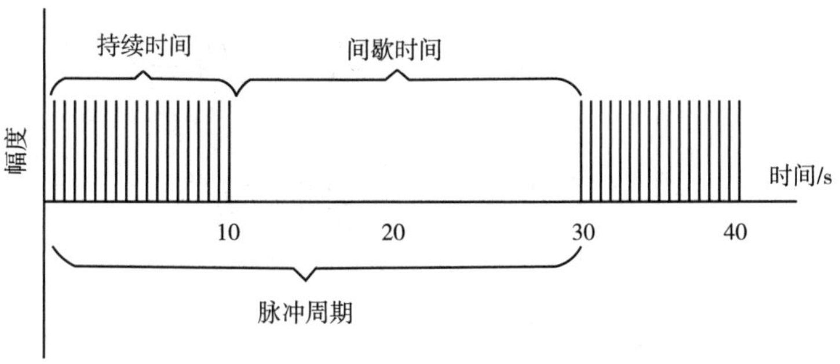

图3-3　通断比和占空因数计算

注：通断比（ratio）＝10秒:20秒＝1:2　占空因素（duty cycle）＝10秒/30秒×100%＝33%。

7．强度与波幅　波幅决定了电流的刺激强度。峰值波幅代表从基线到波峰的电压或电流变化量，用于调节对组织的影响深度和强度。

8．生理反应　低频电流的刺激参数设计强调对不同组织的适应性，包括对运动神经、感觉神经和自主神经的不同频率敏感性，使其适用于多种临床治疗场景。

四、生物学效应

1．兴奋神经肌肉　低频电流能够通过刺激运动神经和感觉神经诱发神经肌肉兴奋。

（1）运动神经效应：低频脉冲电流刺激运动神经纤维，频率为1～10Hz时可引起单次肌肉收缩，20～30Hz可引起不完全性强直收缩，50Hz以上可引起完全性强直收缩，用于改善肌肉功能和预防失用性肌萎缩。

（2）感觉神经效应：刺激感觉神经纤维，引起震颤感和镇痛效应，特别是频率在10～200Hz时效果显著。

2. 镇痛 低频电流的镇痛效应涉及多种机制，具体如下。

（1）门控理论：通过激活Aβ纤维，阻断痛觉信号的传递。

（2）内源性阿片机制：促进内源性阿片类物质（如β-内啡肽和恩啡肽）的释放，缓解慢性疼痛。

（3）改善血液循环：通过增加局部血流量，减少炎症物质堆积，缓解疼痛。

3. 改善血液循环 低频电流通过对局部的刺激，促进平滑肌收缩和血管扩张，增加组织血流量，增强氧气和营养物质供应。加速代谢废物的排出，有助于炎症渗出物的吸收和组织修复。

4. 调节自主神经功能 低频电流可通过不同频率作用于自主神经系统：1～10Hz电流可兴奋交感神经，增强内脏平滑肌功能；10～50Hz电流可兴奋副交感神经，促进放松与调节。这种调节作用可用于治疗胃肠道蠕动功能障碍、便秘等功能性疾病。

5. 促进组织修复 ①促进骨折愈合：低频电流可提升成骨细胞活性，促进骨痂形成，加速骨折愈合。②促进伤口修复：通过改善局部血流和细胞代谢，提升组织再生能力，加速伤口愈合。

6. 抗炎消肿 低频电流通过改善血液循环和淋巴回流，减少炎症介质的释放与积聚，促进炎症消退和肿胀减轻。

7. 肌肉放松与痉挛缓解 通过对骨骼肌和平滑肌的节律性刺激，低频电流可以缓解因肌张力异常引起的痉挛和疼痛，放松紧张的肌肉组织。

8. 促进功能恢复 功能性电刺激等低频电疗法通过电流作用模拟神经信号传导，改善神经肌肉功能，帮助患者恢复站立、步行、手部抓握等基本动作。

9. 内分泌与代谢调节 低频电流刺激可能通过调节神经和内分泌系统，促进某些激素分泌和代谢功能的调整，从而改善整体健康状态。

第二节 神经肌肉电刺激疗法

神经肌肉电刺激（Nerve Muscle Electrical Stimulation，NMES）疗法是通过低频脉冲电流刺激骨骼肌或平滑肌，以恢复其运动功能的一种治疗方法。作为一种临床应用已有百余年历史的技术，NMES近年来在神经肌肉疾病康复治疗中的研究和应用不断深入。从广义上看，所有利用低频或中频电流刺激神经肌肉的技术都可归为NMES，但具体的电流类型、参数设置和治疗目标各有不同。狭义的NMES通常指采用特定电流模式，通过对神经肌肉的直接刺激，增强肌肉力量、改善功能、预防失用性肌萎缩的治疗方式。

一、神经肌肉电刺激的物理特性

1. 电流波形

（1）不对称双相方波：波形正负相幅度不等，具有净直流分量（极性），阴极通常为作用极。

（2）对称双相方波：波形正负相幅度相等，净直流分量为零（无极性）。

（3）指数波（三角波）：波形呈指数（或近似线性）上升和下降。

2. 脉冲宽度 0.05～100.00毫秒（连续可调或分档可调）。

3. 频率 0～100Hz（连续可调或分档可调）。

4. 通断比 通电时间与断电时间比值可调范围，如1：（1.0～5.0）。

5. 波形调制特性

（1）上升时间可调：支持设定脉冲起始阶段的上升时间（范围通常为10～500毫秒）。

（2）占空比可调：支持设定电流输出时间占总周期的比例（通常通过调节通断比实现）。

二、治疗原理及治疗作用

（一）治疗原理

1. 肌肉收缩效应 电刺激引起肌肉节律性收缩，有助于改善血液循环，促进静脉血和淋巴液回流。此外，肌肉节律性收缩能延缓肌肉萎缩，同时增强肌肉力量，提高患者的整体活动能力。

2. 神经功能恢复 刺激神经细胞，提升兴奋性，增强神经传导功能，有助于恢复神经所支配肌肉的正常功能。

3. 肌肉代谢与结构优化 肌肉收缩可促使肌纤维增粗，肌肉体积和重量增加，改善肌肉功能状态。促进肌肉内毛细血管增生，提升肌肉供血能力和代谢水平。

4. 酶活性与代谢增强 电刺激可增加琥珀酸脱氢酶SDH和ATP等有氧代谢酶的含量和活性，改善肌肉代谢效率。

5. 肌纤维类型转变 电刺激诱导快肌纤维向慢肌纤维特征转变，增强肌肉耐力并维持功能持久性。

（二）治疗作用

1. 增强肌力 通过电刺激延缓失用性肌萎缩并增强肌肉力量。

2. 恢复关节功能 通过刺激相关肌群，恢复关节活动度并增强关节灵活性。

3. 恢复运动功能 通过再学习和易化作用帮助恢复运动能力，并代替矫形器。

4. 缓解痉挛 通过电刺激缓解肌肉痉挛。

5. 恢复肌肉的神经支配 促进失神经支配肌肉的恢复，提高功能性反应。

6. 缓解肿胀 通过血液循环和“肌肉泵”，减少肢体肿胀。

三、治疗技术

（一）治疗目标

1. 正常神经支配肌肉 通过电刺激增强肌肉收缩力，维持肌肉力量，恢复正常运动功能。

2. 失神经支配肌肉 利用选择性刺激提高病变肌肉的反应性，促进其功能恢复。

3. 痉挛肌 通过交替刺激痉挛肌及其拮抗肌，缓解痉挛，提升运动协调性。

视频：神经肌肉电刺激治疗操作流程

（二）设备

1. 设备类型

（1）直流感应电流仪、低频脉冲电流仪、专用神经肌肉电刺激仪、痉挛肌电刺激仪等。

（2）痉挛肌电刺激仪具备双路电流输出功能，延迟时间和输出强度可调（图3-4）。

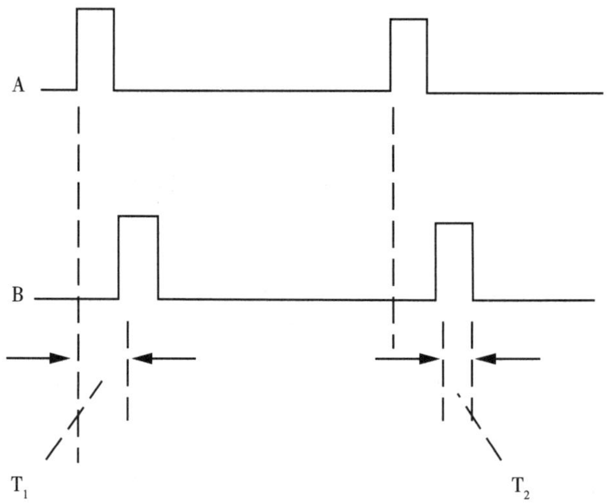

图3-4　痉挛肌电刺激用的两组电流

注：T_1：为A、B前后出现相隔的时间（0.1～1.5秒），称为延迟时间；T_2：为方波本身的波宽（0.2～0.5毫秒）；A．电流1；B．电流2。

2. 常用参数

（1）正常神经支配肌肉：各机型之间差异较大，根据设备给出的说明书选择参数，频率一般在30Hz以上。

（2）失神经支配肌肉：波形一般选择三角波，常用的持续时间50～600毫秒，间歇时间1000～6000毫秒，根据肌肉大小选择单点或双点刺激法。

（3）痉挛肌：两组电极分别置于痉挛肌及拮抗肌，波形一般选择方波，频率1Hz，波宽0.2～0.5毫秒，两组脉冲延迟时间0.1～1.5秒。

3. 治疗方法

正常神经支配肌肉可使用板状电极固定法、滚动电极法、运动点刺激法（单点或双点刺激）。失神经支配肌肉优先采用三角波电流，电极根据病肌分布精准放置，单点刺激时，选择阴极；双极刺激时，阴极一般放置于肌肉远端。痉挛肌治疗时，一路电极放置于痉挛肌两端肌腱处，另一路放置于拮抗肌肌腹两端。逐步调节电流强度至患者可耐受范围，确保产生适度肌肉收缩但避免过度疲劳。

4. 治疗时长与频率

（1）正常神经支配肌肉：每日1～2次，每次6～15分钟，20～30次为1个疗程。

（2）失神经支配肌肉：每日1～3次，每次10～20分钟，随着病情恢复逐渐减少频率至隔日1次。

（3）痉挛肌：每次10～20分钟，初期每日1次，松弛效果改善后逐渐减少至2～3天1次。

5. 临床适用性

（1）适用于因失用导致的肌肉力量下降及运动功能减弱的情况。

（2）用于部分或完全失神经支配肌肉的功能恢复。

（3）适用于中枢性神经病变导致的痉挛，如脑卒中或脊髓损伤后遗症。

（三）操作注意事项

1. 调整电流参数 根据电诊断结果和患者耐受性调整电流强度、频率和波宽。避免电流过强引起肌肉过度疲劳或不适。对于痉挛肌，可适当延长间歇时间以预防肌肉疲劳。

2. 制定个性化治疗 针对不同病情（如正常神经支配肌肉、失神经支配肌肉或痉挛肌），选择个性化的治疗方案与参数。治疗过程中，根据患者恢复情况逐步优化通断比和刺激频率，确保治疗效果和治疗安全性。

3. 预防副作用 避免电极接触不良或刺激强度过大，以防皮肤灼伤或疼痛。对于失神经支配肌肉，避免非目标肌群收缩影响治疗效果。

4. 进行患者反馈与监测 在治疗过程中密切关注患者的反馈，随时调整刺激强度和刺激频率。如果出现不适症状（如过度疲劳、皮肤刺激或疼痛），应立即暂停并评估情况。

5. 进行设备维护与安全操作 确保治疗设备功能正常、参数设置精准，治疗前后清洁电极，避免电极老化或损坏影响治疗效果。治疗前确认电极与皮肤接触良好，防止刺激集中或不均匀。

四、临床应用

（一）适应证

1. 肌肉功能障碍 适用于因长期制动导致的失用性肌萎缩、肌腱移植术后肌肉功能恢复、姿势性肌肉软弱等症状。

2. 神经损伤 下运动神经元损伤导致的失神经支配肌肉，如神经根损伤、周围神经损伤、脊髓灰质炎后遗症等。

3. 痉挛性病变 脑卒中、帕金森病、脑外伤或脊髓损伤后的痉挛症状。

4. 循环功能障碍 轻度静脉回流不畅。

（二）禁忌证

1. 急性炎症与感染 急性化脓性炎症部位禁用，以防加重感染。

2. 出血性疾病 有出血倾向，如血友病或服用抗凝药物。

3. 心脏功能障碍 严重心力衰竭或植入心脏起搏器。

4. 感觉异常 如感觉过敏或神经异常敏感，避免引发不适或应激反应。

5. 妊娠期妇女 孕妇腹部、腰部或其他敏感部位禁用，以防止对胎儿产生影响。

6. 局部病变 电极放置部位有开放性伤口、皮肤病或未愈合的瘢痕时禁用。

第三节 功能性电刺激疗法

功能性电刺激（functional electrical stimulation，FES）疗法是一种利用计算机控制的低频电流刺激失神经支配肌肉或外周神经系统，以替代或动态辅助功能性活动（如行走和上肢功能）的技术。1956年，首个仿生功能性电刺激系统——一种可穿戴的电池供电步行激活器被申请专利，并成功获批。1961年，W.T.Liberson正式提出“功能性电刺激”的概念，为该领域的发展奠定了理论基础。

自20世纪80年代中期以来，研究人员致力于探索如何通过微处理器控制的多通道电刺激器，按预设程序以协同顺序激活肌肉，帮助患者完成特定的功能性运动。FES技术的核心在于通过精准的肌肉激活序列，动态恢复患者的功能活动，主要应用于脊髓损伤和脑卒中患者的康复，特别是在短期干预多种功能障碍中表现出良好的疗效。

通过技术的不断优化和创新，FES在康复医学中的应用范围逐步扩大，为患者的功能恢复提供了重要的技术支持。

一、功能性电刺激的物理特性

功能性电刺激物理特性是FES设备设置的关键，直接影响治疗效果和患者体验，具体包括频率、波形、脉宽等多个维度。

1. 频率 FES的频率范围通常为1～100Hz。低频（1～20Hz）刺激肌肉产生轻微收缩，适用于长时间低负荷训练；中频（20～50Hz）能够引起更强的肌肉收缩，适用于运动功能恢复；高频（50～100Hz）则会导致肌肉强直性收缩，易引发疲劳。根据临床需求选择适宜的频率是制定治疗方案的关键。

2. 脉冲波形 FES的波形包括双相方波、尖波、指数波等，通常以固定形态输出。不同波形对肌肉的刺激深度和反应时间有所不同。例如，双相方波稳定性强，常用于大多数患者；而尖波和指数波可更有效刺激深部组织。

3. 脉宽 脉宽决定了单次脉冲的持续时间，常设定在100～1000微秒。较短脉宽适用于神经末梢刺激，较长脉宽则适用于深层肌肉激活。临床实践中，多使用200～300微秒的脉宽以实现理想效果。

4. 占空比 通电与断电的时间比直接影响肌肉的疲劳程度。一般情况下，占空比在1∶1～1∶3，既能确保足够的肌肉激活，又可避免过度疲劳。例如，对于需要持续性强收缩的患者，可选择1∶1的占空比；而对于易疲劳患者，应适当增加断电时间。

5. 电流强度 电流强度应根据患者耐受程度和治疗目标精确调节。表面电极常用电流强度为0～100mA，而植入式电极的电流强度一般低于20mA，以确保安全性和稳定性。

6. 波升与波降 波升是指电流从零上升至峰值所需的时间，波降是指从峰值下降至零的时间。波升和波降通常设置为1～2秒，以避免对肌肉造成过度刺激。

二、治疗原理及治疗作用

（一）治疗原理

FES的核心原理是利用神经细胞的电兴奋性，通过外加电流激活完整的神经肌肉通路，从而引发肌肉收缩。这一过程依赖于以下机制。

1. 动作电位的诱发 当电刺激达到神经阈电位强度时，神经细胞膜发生去极化，进而产生动作电位。外加电流诱发的动作电位与自然生理状态下产生的动作电位具有相同的“全或无”特征，即只要达到阈值的刺激强度，神经元就会产生动作电位。

2. 空间总和效应 通过调整脉宽和电流强度，刺激可以从浅层向深层、近处向远处扩散，招募更多肌纤维参与收缩。这种“空间总和”能够提高肌肉收缩的强度。

3. 信号传递与功能恢复 FES的作用类似于“外部控制信号”，通过人工刺激弥补上运动神经元受损导致的信号中断，恢复肌肉的运动功能。同时，传入神经被激活并通过脊髓反射弧向中枢神经系统传递信号，有助于神经通路的重建。

（二）治疗作用

1. 恢复运动功能

（1）辅助与重建肢体功能：对于脊髓损伤的截瘫患者，FES可借助助行器或拐杖刺激下肢肌群，使患者完成站立和行走。偏瘫患者通过电刺激改善步态平衡，使行走模式更接近自然步态。电刺激还能帮助偏瘫及截瘫患者恢复上肢抓握功能，恢复手部基本功能，使患者能够完成进食、饮水等日常生活活动。

（2）改善肩关节稳定性：对于冈上肌和三角肌无力导致的肩关节半脱位，FES通过刺激相关肌肉以减轻肩关节半脱位程度，恢复肩关节的稳定性和功能。

2. 调节内脏功能

（1）改善排尿功能：FES刺激膀胱逼尿肌和相关神经，提升肌肉收缩能力，有助于改善尿潴留和尿失禁。

（2）改善呼吸运动：通过植入式或表面电极刺激膈神经，促进膈肌和胸廓运动，改善呼吸肌无力患者的通气能力。

3. 矫形与优化

（1）脊柱矫形：针对青少年特发性脊柱侧弯，FES能刺激竖脊肌和相关肌肉，通过肌肉收缩产生矫正力量，延缓病情进展，增强脊柱稳定性。

（2）步态和姿势的优化：FES对步态训练的作用不仅体现在行走能力的恢复上，还体现在调整姿势稳定性、优化骨骼力学结构上，以减少长期功能障碍的风险。

4. 增强中枢神经系统可塑性 FES通过电刺激激活完整的下运动神经元通路，提高中枢神经系统可塑性，重建受损神经信号的传递道路，恢复肌肉收缩能力，并维持功能恢复的长期效果。

三、治疗技术

（一）治疗设备

1. 治疗仪器

（1）多通道治疗仪：具有1～8个通道，可输出低频脉冲电流。每个通道的电流参数（如频率、脉宽、强度）可单独调节，可用于刺激多个肌肉或神经群。多通道治疗仪通常用于医疗机构，由专业医护人员操作，适用于复杂的运动功能康复治疗，如站立、行走和上肢功能重建等。其优势在于精准控制各通道的延时和强度，能够模拟自然运动的协调顺序，实现更复杂的功能性动作。

（2）便携式治疗仪：其特点是体积小、易操作，通常为单通道或双通道输出，可用于患者居家康复。适合日常生活中的简易训练或维持治疗，如纠正垂足、改善尿失禁等。其优势在于便携性强，患者可自行操作，但功能相对有限，适用范围小。

（3）专用治疗设备：①垂足矫正器，通过单通道电刺激腓神经或胫骨前肌，辅助踝关节背屈，改善步态。②膈肌起搏器，属于植入式设备，通过刺激膈神经调节呼吸运动。③尿失禁/尿潴留治疗仪，可使用体表电极、阴道电极或直肠电极，针对膀胱逼尿肌和盆底肌群进行治疗。④脊柱侧弯矫正器，通过双通道电刺激竖脊肌和髂肋肌，改善脊柱侧弯。由于不同治疗设备差异较大，使用时应严格按照说明书的操作参数与流程。

2. 电极　电极是FES系统与患者肌肉和神经组织连接的关键部件，其种类和选择直接决定治疗的精确性和效果。

（1）表面电极：特点是贴附于皮肤表面、无创、便于更换和调整。优势是使用方便，适用于浅层肌肉刺激。不足是对深部肌肉选择性较差，刺激效果易受电极位置和皮肤阻抗的影响。

（2）肌肉内电极：特点是通过穿刺将电极直接插入目标肌肉组织，用于深层肌肉刺激。优势是选择性强，稳定性高，可精确激活特定肌群。不足是需经过专业操作，可能引发感染，且电极寿命有限（约2年）。

（3）植入式电极：特点是通过手术将电极植入神经或肌肉组织，适用于长期治疗。优势是稳定性优于肌肉内电极，感染风险较低，适用于复杂的运动功能恢复治疗。不足是手术植入具有一定风险，可能导致局部神经损伤，技术要求和费用较高。

（二）治疗操作流程

1. 准备工作

（1）设备检查：确保FES设备电源正常，通道接口完整，电极状态良好。验证设备参数设置是否符合标准，避免治疗中出现参数异常。

（2）患者评估：确定治疗目标（如步态改善、上肢功能恢复、排尿调节等），确认适应证和禁忌证，特别注意是否存在心脏起搏器植入、下运动神经元损伤或电流过敏等情况。

（3）治疗区域准备：清洁患者皮肤，去除角质层或油脂，减少皮肤阻抗，增强电极贴附效果。根据目标部位，标记肌肉的运动点或神经位置。

2. 电极放置与设备连接

（1）电极选择与放置：①表面电极，适用于浅层肌肉，贴附于目标肌肉的运动点上。②肌肉内电极，用于深层肌肉刺激，电极需植入神经肌肉接头密集区，此过程应由专业人员操作。③植入式电极，适用于长期治疗，手术植入电极后连接设备。

（2）电极放置要点：确保电极与皮肤紧密接触，无气泡或接触不良现象。调整电极方向，使电流沿肌纤维走向分布，提高刺激效果。

（3）设备连接：将电极与设备各通道正确连接，按治疗方案分配通道（如下肢双侧通道控制股四头肌和胫骨前肌）。

3. 治疗参数设置

（1）模式选择：根据治疗目标选择治疗模式，如步态训练模式、肌力增强模式。

（2）参数调节：①频率，如步态矫正频率为20～50Hz；肌肉强直收缩为50Hz以上。②脉宽，多使用200～300微秒。③通断比，1∶3（初期恢复，肌肉充分放松）、1∶1（增强肌力训练）。④电流强度，根据患者耐受程度，从低电流强度逐渐提高至能引起明显肌肉收缩的强度。

（3）时间与频次：每次治疗初期时间建议10分钟，逐步延长至20～30分钟。开始时每日治疗频次建议2～3次，根据患者恢复情况逐步调整。

4. 启动治疗

（1）初步测试：启动设备前再次检查电极连接及位置准确性，确保参数设置无误。初始电流强度设置较低，逐步增加至引起明显且可耐受的肌肉收缩。

（2）动态观察：如步态训练中观察患者是否能完成踝背屈、站立或步态摆动。功能恢复中监测目标肌群的收缩效果，调整电极位置或参数以优化效果。

（3）患者反馈：询问患者感受，避免电流强度过高引起疼痛或不适。

（4）应对异常：若出现肌肉反应异常或电极脱落，立即暂停治疗，重新调整后继续操作。

5. 结束治疗与后续处理

（1）关闭设备：将电流强度逐渐调至零后关闭设备，避免突然停止引起肌肉反应。

（2）移除电极：轻柔取下电极，清洁患者皮肤。

（3）记录治疗数据：详细记录本次治疗的电流参数、刺激时间、患者反应及治疗效果，为后续调整提供依据。

（4）指导患者：告知患者如何配合家庭训练或日常活动，并强调下一次治疗的注意事项。

6. 特殊设备的操作

（1）垂足矫正器：电极固定于腓神经外，鞋底设触发开关。在步态摆动相开始时触发电流，刺激踝背屈，站立相停止电刺激。

（2）下肢刺激器：电极放置于双侧股四头肌、胫骨前肌和臀大肌外。根据步态阶段分配通道（如双站立相刺激双侧股四头肌）。

（3）膈肌起搏器：电极植入膈神经或颈部膈神经运动点。启动设备，通过无线信号激活膈肌收缩，辅助呼吸。

（4）脊柱侧弯矫正器：电极放置于侧弯最高点上下脊椎旁的肌肉外。每晚治疗8～10小时，逐步调整电流强度与通断比以矫正脊柱。

（三）操作注意事项

1. 电极位置精准 电极应正确覆盖目标部位，如肌肉的运动点或神经的刺激点，避免因位置偏差导致非目标组织的无效刺激或不良反应。

2. 肌肉反应监测 在治疗过程中，密切观察肌肉的收缩情况。刺激应引起适度收缩，避免过度刺激导致肌肉疲劳或痉挛。

3. 个性化参数调整 根据患者的耐受性和治疗目标，合理调节电流强度、脉冲宽度、频率等参数，确保治疗的有效性和安全性。

4. 患者舒适度管理 定期询问患者的感受，关注是否出现疼痛、灼热或其他不适反应；检查皮肤接触区域，及时处理过度刺激或损伤的情况。

5. 设备类型适配 临床上FES设备种类繁多，操作需严格遵循设备说明书的指引，充分利用设备特性优化治疗效果，如多通道设备可实现复杂运动模式的治疗。

6. 治疗流程规范化 治疗过程中，确保通断比、波形和频率设置符合治疗方案要求，避免因设置不当影响疗效。

7. 设备维护和校验 每次使用后及时清洁电极及设备表面，定期校验设备性能，保证输出参数的准确性，确保治疗安全。

8. 目标功能训练结合 在FES治疗中，配合患者的主动运动训练，以增强神经肌肉的重建效果，促进功能恢复。

四、临床应用

（一）适应证

脑卒中、脊髓损伤后运动功能障碍、神经源性膀胱、尿潴留、压力性尿失禁、呼吸肌麻痹、高位脊髓损伤所致通气障碍、特发性脊柱侧弯、肩关节半脱位、韧带松弛、失用性肌萎缩等。

（二）禁忌证

功能性固定（如骨关节畸形或挛缩）、下运动神经元损伤、电流耐受性差、心脏起搏器植入、电刺激无效的局部病变、严重神经反应异常、电极刺激可能干扰其他系统功能的特殊情况。

第四节 经皮电刺激神经疗法

经皮电刺激神经（transcutaneous electrical nerve stimulation，TENS）疗法是指通过皮肤表面放置的电极，将特定频率和强度的电流传导至外周神经，以激发神经纤维并产生生理或治疗效应的一种非侵入性电刺激技术。TENS的电流模式多是非对称双相电流（asymmetric biphasic currents），并被大多数便携式TENS设备采用。TENS疗法在临床上主要用于缓解各种急、慢性疼痛，其机制与干扰疼痛信号的传递或释放内源性镇痛物质等有关，同时可改善局部血液循环，促进组织修复。

一、经皮电刺激的物理特性

1. 电流 电流应调节至患者能够耐受的范围，在较高强度电流刺激治疗时，电流强度可达80mA。

2. 脉宽（脉冲持续时间） 常规TENS治疗中，脉冲宽度多在75～150微秒。低频率TENS治疗时，脉冲宽度应为100～600微秒。疼痛水平刺激（或称类针刺）TENS治疗时，脉冲宽度应在100～1000微秒，以确保较深程度的神经和肌肉刺激。

3. 频率 常规TENS治疗时，脉冲频率多为70～110Hz；低频率TENS治疗时，脉冲频率应设定为20Hz以下。疼痛水平刺激TENS治疗时，脉冲频率应在1～5Hz。

4. 刺激时间与间歇时间（或占空时间、开/关时间） 在治疗过程中，电流刺激并不是连续不断的，而是呈通电-断电的周期性运作。刺激时间即设备或手动施加刺激的持续时间，也就是刺激施加在患者目标肌肉或神经上的时间。间歇时间指刺激停止后，神经肌肉得到充分放松和恢复的时间。

5. 波形 通常使用非对称双相波形的电流，也可以选择对称双相波形或单相波形的电流。也有设备采用方波或其他波形的电流如高电压脉冲电流（high-voltage pulsed current，HVPC），该波形能够深度穿透皮肤并刺激较深层的神经和肌肉。

二、治疗原理及治疗作用

（一）治疗原理

1. 闸门控制理论 闸门控制理论（gate control theory）是当某一区域感到疼痛时，周围感觉神经的Aβ纤维接受最大限度的表皮感受刺激，进而有效“关闭闸门”，阻止Aδ纤维和C纤维向脊髓传递的疼痛传入冲动。只要表皮感受刺激持续，机体对疼痛的感知就会减少。通过对感觉神经进行电刺激，可以激活“闸门控制”机制，从而降低机体对疼痛刺激的感知程度。运用这种治疗原理的TENS模式被称为常规、高频或感觉水平的TENS治疗（conventional，high-frequency，or sensory-level TENS treatment），是目前最常使用的TENS治疗方法。

2. 下降性疼痛控制理论 下降性疼痛控制理论（descending pain control theory）是通过对较小的外周Aδ纤维和C纤维进行强烈的电刺激，激活中脑、脑桥和延髓的神经元，随后这些神经元通过下降性神经通路释放脑啡肽（enkephalin），阻断脊髓水平的疼痛冲动传递。此外，大脑皮质的认知输入，包括患者过去的疼痛感知和经历，也会影响这一下降性疼痛控制机制的效果。运用这种治疗原理的TENS模式被称为低频或运动水平的TENS治疗（low-frequency or motor-level TENS treatment）。

3. 内源性阿片类镇痛理论 内源性阿片类镇痛理论（endogenous opiate pain control theory）是通过对感觉神经的电刺激，促使垂体和下丘脑释放β-内啡肽（β-endorphin）和强啡肽（dynorphin），并进入脑脊液中，它们能够通过结合神经细胞上的受体，抑制疼痛信号传递，从而减少或消除疼痛感。运用这种治疗原理的TENS模式被称为疼痛水平刺激或类针刺TENS治疗（noxious-level or acupuncture-like TENS treatment）。

（二）治疗作用

1. 镇痛　镇痛是TENS疗法最主要的治疗作用，不同TENS疗法的适用疼痛类型见表3-2。

表3-2　不同TENS疗法的适用疼痛类型

TENS种类	适用疼痛类型
常规/高频/感觉水平TENS	急性疼痛、术后疼痛及其他需要非侵入性疼痛管理的疼痛
低频/运动水平TENS	慢性疼痛、顽固性疼痛、神经病理性疼痛
疼痛水平刺激/类针刺TENS	深部钝痛、慢性疼痛
组合TENS	慢性疼痛、深部疼痛、复杂性疼痛

2. 改善肌肉功能　TENS疗法可通过刺激运动神经，诱导肌肉轻微收缩，改善局部肌肉功能。如通过低频或节律性刺激，促进痉挛肌肉放松，以缓解肌肉痉挛。或在运动功能康复中辅助恢复肌肉的神经支配，增强肌肉力量，以改善运动功能。

3. 促进血液循环　TENS疗法可刺激平滑肌收缩和毛细血管扩张，增加局部血流量，改善组织供氧和营养的供应，以改善局部血管功能，促进血液流动。适用于软组织损伤后水肿的减轻和炎症的清除。

4. 促进骨折和伤口愈合　有报道，TENS疗法适用于伤口愈合及难愈合骨折、骨不连接的治疗，也可用于术后或保守治疗。其治疗机制与直流电类似疗法。

5. 镇静和舒缓　电流刺激产生的轻微刺痛感可转移患者对疼痛的注意力，减轻焦虑和紧张情绪，改善睡眠质量。

三、治疗技术

（一）治疗设备

1. TENS装置

（1）信号发生器：产生可调节的低频脉冲电流，支持多种波形（如对称、不对称双相波）。

（2）电极片：用于传导电流，将刺激作用传递至目标区域。常见黏性表面电极，可重复使用。

（3）电源：大型设备通常为电源线，而便携式设备使用充电电池，便于患者日常使用。

2. 设备特点

（1）可编程性：支持电流强度、脉冲宽度、频率等参数调节，适应不同的治疗需求。

（2）便携性：便携式设备轻便，适合门诊及家庭康复使用。

（3）多功能性：部分大型设备支持4～8个通道的多通道输出，可同时刺激多个区域或提供不同类型的电流刺激。

（二）治疗操作流程

1. 评估与准备 确定患者的疾病或症状类型，如急性疼痛、慢性疼痛、运动功能障碍等。明确治疗目的（如缓解疼痛、促进骨折愈合或改善血液循环）。确保患者处于舒适、放松的姿势，清洁电极贴附部位的皮肤，去除油脂和污垢，以保证电流传导效果。

2. 设备检查 检查TENS设备是否正常运行，电极片是否清洁、完整，导线连接是否良好。

3. 电极放置 根据治疗目的选择适当的电极位置。

（1）镇痛：将电极贴在疼痛区域或附近的触发点、针灸点。

（2）骨折愈合：电极沿骨折轴线布置，覆盖骨折端两侧区域。

（3）伤口愈合：电极放置于伤口周围，避免直接覆盖伤口表面。确保电极固定牢靠，避免滑动或偏离目标区域。

4. 参数设置 根据镇痛机制和TENS治疗模式，调整参数。

（1）常规TENS治疗（高频TENS）：脉冲宽度75～150微秒，频率70～110Hz，电流强度低至中等，患者感到轻微刺痛，无肌肉收缩，模式为连续模式，治疗时间每次20～30分钟，可多次重复。

（2）低频TENS治疗（运动水平TENS）：脉冲宽度：100～600微秒，频率＜20Hz以下，电流强度高至中等，引发肌肉轻微收缩，模式为间歇模式，开/关时间为30秒至1分钟，治疗时间每次15～60分钟，镇痛效果可持续1小时以上。

（3）疼痛水平TENS治疗（类针刺刺激）：脉冲宽度100～1000微秒，频率1～5Hz，电流强度为高强度，达到可耐受的刺痛感，模式为间歇模式，开/关时间为30～45秒，根据患者耐受及疼痛缓解情况确定治疗方案，每日定时，单次镇痛可持续6～7小时。

5. 治疗过程

（1）启动设备：逐渐增加电流强度，直到患者感到刺痛或肌肉轻微收缩（根据模式需求调整）。

（2）实时监测：观察患者对刺激的反应，确保治疗舒适性并避免过度刺激。

（3）治疗时间控制：根据疼痛类型和模式选择合适的治疗时间。

6. 结束与记录 逐渐关闭设备，减小电流强度至零，关闭电源。轻柔取下电极片，清洁皮肤和电极。记录患者疼痛缓解情况，如未达到预期效果可调整电极位置或尝试其他模式。

（三）操作注意事项

通过规范的设备操作流程和针对性治疗，TENS疗法可以有效缓解急性、慢性及顽固性疼痛，提高患者的生活质量。

1. 针对性操作 电极应精准放置在疼痛相关区域，如运动点、针灸点或触发点。避免放置在敏感部位（如眼睛、颈动脉窦）或存在感染、有开放性伤口的区域。

2. 个性化调整 根据患者的耐受性、疼痛类型及治疗目的，优化参数设置，包括电流强度、频率、脉冲宽度及治疗时间。针对不同年龄层的患者（如儿童、老年人），适当降低电流强度以提高安全性。

3. 特殊部位操作 禁止对心脏起搏器植入患者的胸前区进行刺激，以防干扰起搏器功能。孕妇治疗时应避免刺激腹部和腰部。

4. 特殊人群考虑　对认知障碍或无法清楚表达感受的患者，应由专业人员全程监督，避免因患者无法反馈引发不良反应。对电流敏感性较高的患者，建议采用较低的初始参数并逐渐调整，以减少不适感。

5. 治疗中监控　治疗过程中应密切关注患者的反馈，及时调整参数或停止治疗以应对不适或异常情况（如过度刺激导致的肌肉强直）。定期检查设备状态，确保电极接触良好，避免因接触不良造成电流集中，引发皮肤损伤。

四、临床应用

（一）适应证

1. 各种类型的疼痛

（1）急性疼痛：术后伤口疼痛（如关节置换术、腹腔手术后）、创伤性疼痛（骨折、扭挫伤、肌肉拉伤）、分娩宫缩痛（辅助镇痛）、牙源性疼痛（急性牙髓炎、根尖周炎）。

（2）慢性疼痛：神经病理性疼痛（三叉神经痛、坐骨神经痛、带状疱疹后遗神经痛）、骨骼肌肉疼痛（骨关节炎、肩周炎、腰肌劳损）、紧张性头痛（含颈源性头痛）、轻中度癌痛。

（3）特殊疼痛：幻肢痛、残端神经痛、复杂性区域疼痛综合征（Ⅰ/Ⅱ期）。

2. 组织修复与再生障碍　骨折延迟愈合、慢性伤口愈合不良、术后切口愈合障碍等。

（二）禁忌证

置入心脏起搏器或除颤器、颈动脉窦区域、妊娠期妇女的腹部及腰骶部、活动性癫痫、眼球及眶周区域、体腔黏膜区、颈前区喉返神经区、急性感染灶、开放伤口或破损皮肤、恶性肿瘤局部、未控出血性疾病、脑血管意外急性期、心功能Ⅳ级或恶性心律失常。

第五节　感应电疗法

感应电疗法（faradization）是一种利用电磁感应原理产生感应电流，通过人体产生生理反应以达到治疗效果的物理治疗方法。该疗法是最古老的一种低频电疗法，一直使用至今。

一、感应电流的分类

1. 感应电流　通过电磁感应原理产生，是一种双相、不对称的低频脉冲电流。

2. 新感应电流　由电子管或晶体管振荡产生，波形为高尖三角形，无负波，频率50～100Hz，有效波宽0.1～1.0毫秒。

3. 传统的感应电流　通过感应线圈获得，双相不对称，峰值电压40～60V，频率60～80Hz，有效波宽1.5～2.0毫秒，伴有低平负波。

二、治疗原理和治疗作用

（一）治疗原理

1. 促进肌肉收缩 感应电流可诱导运动神经元兴奋，当频率>20Hz时，可以引发肌肉不完全强直收缩；当频率>50Hz时，则产生完全强直收缩，此时收缩力为单收缩的4倍，适用于肌力训练。

2. 促进血液与淋巴液回流 电刺激直接作用于交感神经，能够降低血管张力，并促进微血管扩张。同时，肌肉节律性收缩形成“泵效应”，促进血液和淋巴液回流。

3. 增强代谢 局部血流量增加提升氧气和营养输送，加速乳酸等代谢废物清除。

4. 调节神经功能与组织修复 直流电刺激可促进突触重塑，常用于中枢神经损伤后运动模式重建。

5. 其他 增加成纤维细胞活性，加速伤口愈合；抑制瘢痕粘连；释放镇痛物质。

（二）治疗作用

1. 兴奋神经肌肉 引起肌肉强直收缩，增强内脏平滑肌张力。

2. 预防肌肉萎缩 通过刺激暂时丧失运动功能的肌肉，防止失用性肌萎缩。

3. 促进循环与防止粘连 通过肌肉节律性收缩促进静脉血和淋巴回流，同时增加组织间相对运动，防止粘连。

4. 镇痛 药量感应电降低感觉神经兴奋性，强量感应电抑制大脑皮质的病理性兴奋。

三、治疗技术

（一）设备

使用国产直流感应电流电疗机，配备导线、金属电极板、衬垫及固定用品，另有手柄电极和滚动电极（图3-5）。

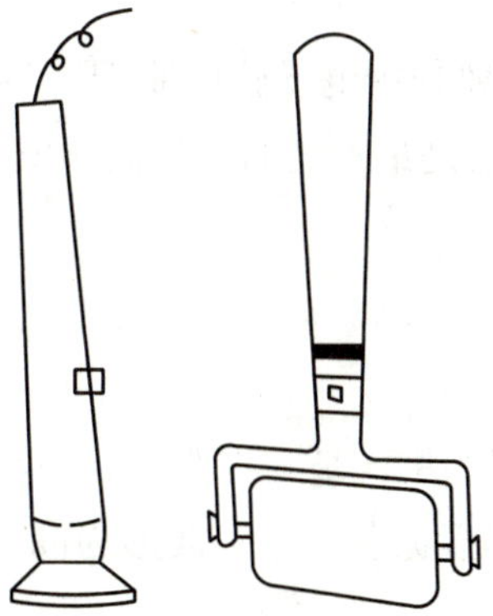

图3-5 感应电疗法的电极

注：A. 单极手柄电极；B. 滚动电极。

（二）治疗方法

1. 剂量　①强量：肌肉强直收缩。②中量：肌肉微弱收缩。③弱量：无肌肉收缩，但有轻微刺激感。

2. 治疗方法

（1）固定法：两电极对置或并置于患部。

（2）移动法：手柄或滚动电极在运动点、穴位或病变区移动，另一电极固定于相应部位。

（3）电兴奋法：两圆形电极在穴位或病变区移动，进行中量到强量的断续刺激。

四、临床应用

（一）适应证

适用于失用性肌萎缩、肌张力低下、软组织粘连、四肢血液循环障碍、声音嘶哑、便秘、尿潴留、癔症等。

（二）禁忌证

有出血倾向、急性化脓性炎症、痉挛性麻痹、严重心力衰竭、皮肤破损、感觉过敏、植入心脏起搏器。妊娠期妇女禁用于腰骶部。

（三）注意事项

1. 治疗前评估皮肤感觉，避免电流过大导致灼伤。
2. 电极避免置于伤口或瘢痕处，患者不可移动体位或接触金属物品。
3. 颈部治疗时需注意可能引起的咽喉肌、膈肌痉挛，以及呼吸、血压、心率变化。

第六节　间动电疗法

间动电流（diadynamic current）是在直流电的基础上叠加频率为50Hz的正弦交流电整流后形成的脉冲电流，因此间动电流的作用基础是直流电的作用和低频脉冲电流的作用相结合。间动电疗法是由法国医生贝尔纳（Bernard）于1900年发明的，故也称为贝尔纳电疗法。

一、间动电流的种类

由于间动电流是在直流电的基础上叠加了频率50Hz的正弦交流电，所以其脉冲部分仍为正弦波，该正弦波可以半波或全波的形式出现，也可交替出现。常用的间动的波形有六种（图3-6）。

1. 密波　50Hz正弦交流电经全波整流后叠加直流电，频率100Hz，无间断，幅度恒定。

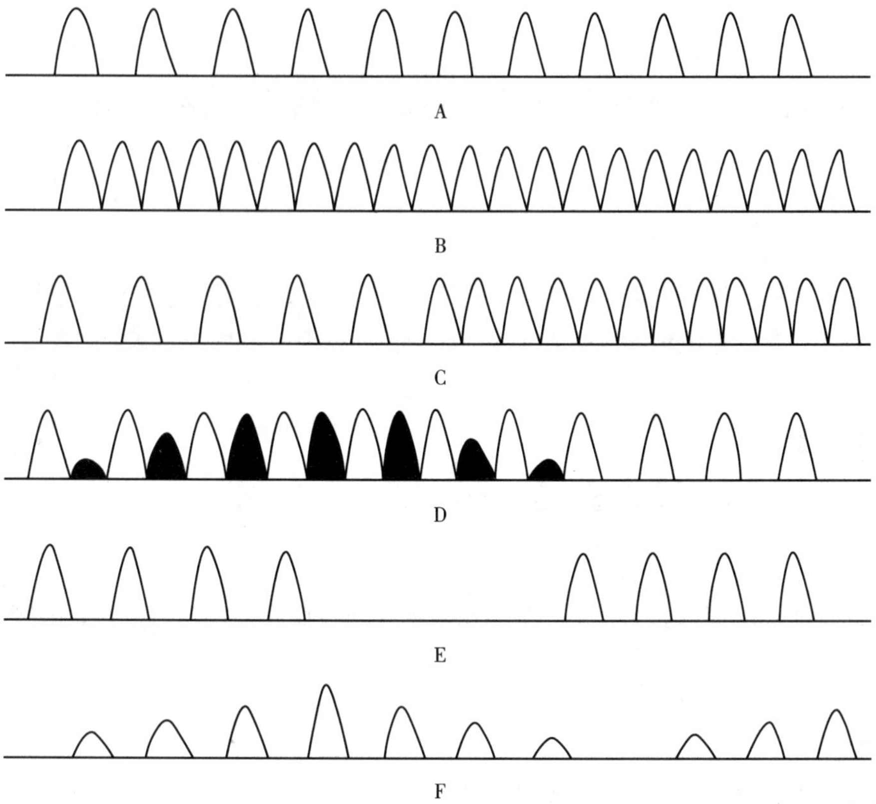

图3-6　间动电流的波形

注：A．疏波；B．密波；C．疏密波；D．间升波；E．断续波；F．起伏波。

2．疏波　半波整流形成，频率50Hz，间歇10毫秒。

3．疏密波　疏波与密波交替出现，各持续1秒。

4．间升波　疏波、密波交替出现，密波持续8秒，疏波持续4～6秒；密波由两组疏波交叉间隔组成，其中一组疏波幅度不变，另一组疏波缓升缓降。

5．断续波　间断出现的疏波，通电1秒，断电1秒。

6．起伏波　断续波的一种，但脉冲的升降幅度是缓升缓降。

二、间动电流的特点

1．每组电流的波形、频率、脉冲持续时间及间歇时间固定，仅电流强度可调。

2．电流强度和脉宽固定的情况下，正弦电流的作用比感应电强。所以，要引起相同的治疗效果时，间动电所需的刺激强度比感应电小。

3．具有电解作用，治疗时需明确正负极并使用衬垫。

三、治疗原理及治疗作用

（一）治疗原理

1. 即时“动力”反应　通电后，短时间内间动电流可激活组织细胞功能，表现为感觉神经和运动神经兴奋性增强，组织导电性提高。电流稍大时可引起肌肉收缩，电流过大则引起疼痛。

2. 直接抑制作用　通电数秒至数十秒后，人体对离子冲动产生适应性反应，感觉阈值升高，出现短暂镇痛效果，但断电后10～20秒即恢复原状。

3. 继发“动力”反应　治疗后数小时出现，表现为外周血液循环增强，组织与神经纤维间的水肿消除，组织紧张度降低，达到持久镇痛和改善营养状况的效果。

4. 继发抑制作用　经多次相同频率和强度的电流刺激后，人体产生适应性，治疗作用减弱。因此，间动电疗法治疗时间不宜过长，次数不宜过多。

（二）治疗作用

1. 镇痛　间动电流的镇痛作用由强到弱依次为间升波、疏密波、密波和疏波。与直流电疗法相比，间动电疗法镇痛作用更明显，但对严重疼痛的疗效不佳。其镇痛的机制与其他低频电疗法类似，可以用掩盖效应、闸门控制学说等解释。

2. 促进外周血液循环　间动电疗法治疗数小时后可见继发“动力”反应，表现为外周血液循环改善，局部皮肤充血和皮温升高，水肿减轻，组织紧张度降低。如间动电疗法用于治疗动脉内膜炎和动脉硬化可使局部血流量增加50%～80%。

3. 刺激肌肉收缩　间动电流的频率为50Hz或100Hz，脉宽为10毫秒，刺激外周神经或肌肉均可引起肌肉强直收缩。但间动电疗法不能使失神经支配的肌肉收缩，不适用于失神经支配肌肉的电刺激。

四、治疗技术

（一）设备

国内常用的仪器有JL-1型间动电疗机和C65-3型间动电疗机。

（二）治疗方法

1. 痛点治疗　①并置法：将阴极精准放置于痛点中心，阳极置于痛点周围2～3cm处，根据治疗反应可动态切换电极极性以优化刺激效果。适用于急性扭伤、局部炎症或单一痛点突出的病症，如网球肘、足底筋膜炎等。②单极法：阴极固定于痛点中心，另一较大辅极（非作用电极）置于远端非治疗区域（如对侧肢体）。若存在多个痛点，采用分时治疗策略，首个痛点通电3分钟，后续点位依次缩短至1分钟，避免过度刺激。适用于慢性疼痛或痛点分散的病症。

2. 沿血管或神经干治疗　①并置法：选择片状电极用于大范围覆盖（如大腿股神经区域），杯状电极用于局部深部刺激。适用于下肢静脉曲张或坐骨神经痛。②对置法：阴极靠近治疗区域（如腕管综合征的腕部），阳极置于对侧肢体，形成闭合回路。常用于上肢神经卡压或周围神经损伤修复。

3. 交感神经节治疗 采用特制杯状电极，阴极精准定位交感神经节（如星状神经节），阳极置于同侧锁骨上区。适用于雷诺病、多汗症或更年期综合征等。

4. 神经根治疗 ①脊髓两侧并置法：双侧脊髓旁并置电极，单侧病变时阴极置于患侧神经根出口处，双侧病变时交替刺激。②同侧纵置法：阴极置于病变神经根平面（如颈椎C_6），阳极沿神经走行向上移2～3cm，形成纵向电场。

5. 电体操治疗 ①单极法：作用电极置于运动点（如股四头肌运动点），刺激肌肉产生节律性收缩。②双电极：分别置于肌肉起止点（如肱二头肌两端），形成跨肌肉电场。

6. 药物导入治疗 结合间动电疗法与药物离子导入，如使用双氯芬酸钠凝胶配合片状电极，在阴极引导药物渗透至深层组织。

（三）电流强度、治疗时间与疗程

1. 电流强度 原则上是根据患者的感觉来调节，如麻颤感、蚁行感等，无刺痛感。一般电流常用量，直流电为1～3mA，脉冲电流以能耐受为度。

2. 治疗时间与疗程 治疗时间一般建议短时间治疗，每次可选用两种波形，治疗6～8分钟，每日1次，急性期可每日2次，5～10次为1个疗程，每个疗程间隔1～2周。

五、临床应用

（一）适应证

枕大神经痛、三叉神经痛、肋间神经痛、神经根炎、坐骨神经痛、交感神经综合征、扭挫伤、肌肉劳损、失用性肌萎缩、颈椎病、网球肘、肩周炎、退行性骨关节病、颞下颌关节功能紊乱、早期闭塞性脉管炎、雷诺病等。

（二）禁忌证

急性化脓性炎症、急性湿疹、有出血倾向、严重心脏病、植入心脏起搏器，以及有皮肤过敏等。

（三）注意事项

1．要根据疾病的性质、阶段及治疗效果，选择适宜的治疗方法和参数。

2．因间动电流有直流电的成分，衬垫应采用棉布或海绵垫1cm以上的厚度，且衬垫要湿透以防电灼伤。

3．根据解剖部位选择电极形状（片状/杯状），确保接触面与皮肤贴合度。

4．治疗中实时监测患者耐受度，出现肌纤维颤动或灼热感应立即调整强度。

▶**知识拓展**

低频电疗设备的技术发展趋势

1. 智能化　现代低频电疗设备逐步融合智能算法，可根据患者反馈动态调整电流参数，提升治疗舒适性和效果。

2. 便携化　家用型低频电疗仪逐渐普及，为患者提供居家治疗的可能。其部分为可穿戴设备，如低频电刺激贴片，通过蓝牙连接手机App，实时监测并调整刺激方案。

3. 虚拟现实（virtual reality，VR）结合　将低频电疗法融入VR环境，如在康复训练中的虚拟游戏中，增加患者的参与感，提高疗效。

4. 与康复机器人系统整合　将低频电疗法作为康复机器人治疗程序的一部分，如用于偏瘫患者的上肢功能康复训练。

5. 与生物反馈技术结合　通过实时监测肌肉电信号调整低频电疗法的治疗参数，提供个性化治疗。

—• **考试知识点总结** •—　　—• **本章小结** •—

—• **协和云课堂……　拓展练习及参考答案** •—

（邹　颖　王成栋　王乐政）

第四章　中频电疗法

教学课件

微课：中频电疗

学习目标

素质目标

（1）树立严谨求真的专业意识，激发对中频电疗技术的探究兴趣，主动探索前沿发展动态。

（2）具备良好的职业素养及人文关怀精神，通过有效沟通构建信任，增强对患者需求的同理心，敏锐洞察患者的反应与疗效反馈。

知识目标

（1）掌握：中频电疗法的基本原理、分类、频率范围、波形特性及其在人体组织内的生物效应。

（2）熟悉：不同中频电疗法的临床适应证及禁忌证；中频电疗法对运动、神经及循环等生理系统的作用机制及其实际应用效果。

（3）了解：中频电疗设备的构造、操作方法及其安全性要求。

能力目标

（1）能独立进行中频电疗设备的操作。

（2）能根据患者的具体情况，合理选择适宜的中频电疗模式，并调整刺激强度、频率等参数，达到理想的治疗效果。

（3）能观察和分析患者在电疗过程中的反应及反馈，并能根据反馈适时调整治疗参数。

（4）能识别设备可能出现的故障或异常情况，并采取合适的应急处理措施，确保治疗安全有效。

案例导入

【案例】

患者，女，43岁，跑步爱好者。一天前跑步过程中发生踝关节扭伤，门诊评估为踝关节Ⅱ度损伤。该患者可使用拐杖轻触地承重行走，踝关节处有明显肿胀、活动受限、前距腓及跟腓韧带压痛。

【问题】

1. 该患者的物理因子治疗计划如何制定？
2. 该患者治疗后的预期效果如何？

·核心知识拆解·

随着康复医学的发展，中频电疗法在临床治疗中的应用日益广泛。中频电疗法作为一种非侵入性治疗手段，涵盖多种治疗方式，包括等幅中频电疗法、调制中频电疗法、干扰电疗法、音乐电疗法等。它们通过不同波形和频率的组合，凭借其特有作用机制，可实现镇痛、消炎、消散瘢痕粘连及恢复神经和肌肉功能等目的。中频电疗法在临床上多运用1000～8000Hz的中频电流，具有减少表面阻抗、穿透性强、刺激柔和等优势，因此能够作用于深层组织，增加患者耐受度。现已成为慢性疼痛、肌肉萎缩、软组织损伤等多种疾病康复的重要治疗手段。然而，当前临床实践中对中频电疗法的理解和应用仍存在诸多挑战，部分医务人员对其原理、适应证和安全使用规范掌握不够深入，导致临床疗效不显著，甚至可能引发不良反应。此外，不同类型中频电疗法的使用不够精准，难以根据患者的个体需求选择最适合的治疗方法。这些问题不仅影响了中频电疗法在临床中的推广和应用，也限制了患者的康复进程。因此，加强对中频电疗法的科学认识，规范临床应用操作，提升医务人员的专业技能，已成为亟待解决的现实需求。

第一节 概　　述

一、概念

中频电疗法（medium frequency electrotherapy，MFE）是物理因子治疗中常见的电疗技术之一。其核心在于应用频率介于1000～100 000Hz的中频电流作用于人体，以治疗各种急性和慢性疼痛、软组织损伤、肌肉痉挛、神经损伤及术后康复等。相比于低频电流，中频电流能够更好地穿透皮肤，刺激深层组织，而不会引起显著的皮肤刺痛感，因此患者在治疗过程中更为舒适。

二、分类

中频电疗法在临床上多采用2000～8000Hz的频率。依据其频率范围和波形调制方式的不同，中频电流可以表现出不同的生理效应，从而满足临床中多种不同治疗需求。中频电疗法主要分为以下几类。

1. 等幅中频电疗法　此疗法不对电流的频率或幅度进行调制，电流保持连续和稳定。在此模式下，电流作用相对温和，不产生波动或变化。常见等幅中频电疗法包括音频电疗法（等幅正弦中频电疗法）、超音频电疗法、音频电磁场疗法等。

2. 调制中频电疗法 通过对电流进行调制，即在固定时间内改变电流的频率、强度或波形，使其产生较强的低频刺激效果。调制中频电疗法之所以有效，是因为它通过连调、断续等调制方式，使电流的刺激更为灵活。常见调制中频电疗法包括正弦及脉冲调制中频电疗法等。

3. 干扰电疗法 通过在体内交汇两组或三组频率略微不同的中频电流，产生“差频”效应，这类疗法可在交汇处形成深层的干扰电场。常见干扰电疗法包括静态干扰电、动态干扰电、立体动态干扰电疗法等。

4. 音乐电疗法 将音乐信号调制到中频电流中，使电流产生节奏性和音乐性的脉冲。此类疗法之所以独特，是因为在物理刺激的同时通过调制带有节奏的音乐信号，产生同步的音乐效果。

以上分类基于电流的频率、波形调制和应用需求的不同而进行划分，各种方式的调制差异使得中频电疗法在治疗的选择上更为灵活，可根据治疗目标的不同来调节电流特性，从而更精准地作用于浅层或深层组织。

三、中频电的物理特性

中频电疗法的治疗参数包括频率、波形、强度和调制形式等，这些参数决定了治疗的生物效应和临床效果。

1. 频率 中频电疗法的频率通常在1000～100 000Hz。由于中频电疗法具有较高的频率，因此相比于低频电疗法，它能够更有效地穿透皮肤并作用于深层组织，而不会在皮肤上产生过多的阻抗。这使得中频电疗法能够在不引起明显的不适感的前提下，提供更深层的治疗效果。

2. 波形 等幅中频电疗法的波形通常是正弦波，而低频调制中频电流的波形则可以根据低频电流的变化而变化，如正弦波、方波、三角波、梯形波等。不同的波形对人体组织的影响有所不同。例如，方波具有较强的刺激作用，适用于肌肉力量训练，而正弦波则能平滑地作用于肌肉，常用于舒缓肌肉痉挛。波形的选择与治疗目的密切相关，在临床操作中需根据患者的具体情况进行调整。

3. 强度 电流强度是治疗过程中另一个重要的可调参数。通常情况下，治疗强度应控制在患者可以耐受的范围内。过低的强度可能无法产生显著的治疗效果，而过高的强度则可能引起不适甚至导致组织损伤。因此，在实际操作中，治疗师应根据患者的感受逐步增加电流强度，以达到最佳的治疗效果。

4. 调制形式 调制中频电疗法可以通过调制电流的频率、幅度或波形来改变其生物效应，如连调、断续、间调、变调等。不同的调制形式可以在不同的临床应用场景下使用，以满足特定的治疗需求。

四、生物学效应

1. 降低皮肤阻抗 皮肤对电容性电流的流动能起到屏障作用，即阻抗作用。皮肤阻抗会随着电流频率的变化而变化，随着所施加电流频率的增加，皮肤阻抗降低。电流频率在1000Hz以上时，皮肤阻抗较低，较少的能量耗散在皮肤表面。因此，相比于低频电流，中频电流有更大比例的能量作用于更深层次的组织。

2. 无电解反应　由于中频电流的频率较高，人体组织内的离子在每一个周期内快速往返移动，避免了电解反应，因此电极下不会产生酸碱性化学物质，这使得中频电疗法对皮肤的刺激性较低，允许更长时间的治疗和更薄衬垫的使用。

3. 神经肌肉兴奋作用不明显　中频电流不易对神经肌肉产生兴奋作用，往往需要达到特定强度、综合多个周期才能引发一次肌肉收缩。

4. 改善血液循环　中频电疗法能通过轴突反射、三联反应等机制改善血液循环。轴突反射是指电流作用于人体表面时，电刺激通过传入神经传导至脊髓后角，进而激活传出神经，导致小动脉扩张，使电极所在的皮肤区域出现弥漫性红斑。此外，皮肤在受到刺激时会释放组胺、P物质和乙酰胆碱等物质，均可引起动脉扩张。同时，电刺激还能直接导致动脉扩张。

轴突反射、皮肤受刺激释放物质、电刺激直接扩张动脉三个过程合称为三联反应。中频电疗法通过引起血管的扩张，增加局部血液流动，从而促进氧气和营养物质的输送，同时加速代谢产物的排出。血液循环的改善对于缓解疼痛、消除炎症、促进组织修复具有重要作用。

5. 镇痛　中频电疗法通过多种机制实现镇痛作用。首先，电流能通过直接刺激外周感觉神经系统以阻断疼痛信号的传导。其次，电流能够刺激机体释放内源性镇痛物质（如内啡肽），这些物质能够增强疼痛抑制，从而达到长效的疼痛缓解。最后，闸门控制学说、皮质干扰学说、局部血液循环改善学说、轴突反射学说等也可用来解释中频电疗法的镇痛原理。由于疼痛机制复杂，而中频电疗法的镇痛作用具有多层次性，因此中频电疗法成为临床中缓解急、慢性疼痛的有效方法之一。

6. 消炎消肿　中频电疗法通过促进淋巴引流和增强血液循环，加速水肿的吸收和消退，从而减轻组织肿胀。随着水肿的缓解，组织压力降低，炎症相关的疼痛和不适感也随之减轻。与此同时，中频电流还能够促进炎症介质和代谢废物的排出，加速炎症反应的消除，帮助组织恢复正常状态。它还可以增强细胞的代谢活性，加速受损组织的修复进程，尤其是在组织再生时，中频电疗法为组织修复提供了有利的环境。此外，中频电疗法可能通过调节免疫细胞的活性，提高局部免疫防御能力，有助于清除病原体和炎症介质，从而帮助机体抵抗炎症的扩散和恶化。由于这些多重机制的相互作用，中频电疗法在慢性非特异性炎症的治疗中表现出良好的效果，尤其适用于软组织炎症、关节炎、肌腱炎等慢性炎症性疾病的治疗。

7. 软化瘢痕、松解粘连　中频电疗法能够扩大细胞及组织间隙，加大细胞与组织的振动，提高生物膜的通透性，从而改善代谢，以实现软化瘢痕、松解粘连，对受损组织的恢复和功能改善有积极作用。

第二节　等幅正弦中频电疗法

运用频率在1000～20 000Hz的等幅正弦中频电流治疗疾病的方法称为等幅正弦中频电疗法，又称音频电疗法（audio frequency electrotherapy）。早年多运用1000Hz左右的音频电流率，目前2000Hz的音频电流在临床中应用尤为广泛。近年来，随着对中频电疗法研究的深入，4000～10 000Hz的音频电流也逐步引入临床，拓展了该疗法的应用范围。

一、音频电的物理特性

音频电疗法的物理特性包括以下几点。

1. 固定频率范围 音频电疗法通常使用频率在1000～20 000Hz的正弦波电流，最常见为2000Hz，部分设备应用到4000～8000Hz。其中1000～20 000Hz频率范围有助于减少皮肤阻抗，提高电流的穿透性，使得电流更易于到达深层组织。

2. 正弦波形 音频电流具有平滑、恒定的正弦波形，不存在波形变化（图4-1），这一特性提供了稳定、舒适的电流输出，使治疗过程中肌肉和神经受刺激更均匀，患者的耐受性较好。

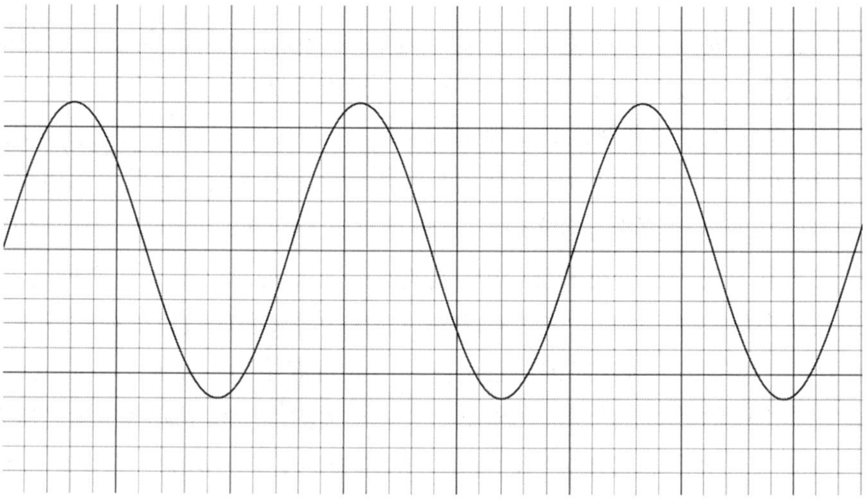

图4-1 正弦波形

3. 恒定幅度 电流幅度在治疗过程中保持恒定，即等幅输出，不存在强度的波动变化。这种平稳的电流强度减少了肌肉的疲劳感，并迎合了组织的适应性反应，使其适合用于较长时间的治疗。

二、治疗原理及治疗作用

（一）治疗原理

1. 降低皮肤阻抗，提高穿透深度 音频电流由于频率较高（1000～20 000Hz），能够降低皮肤表面阻抗，使电流更容易穿透表皮，同时可作用于深层组织，带来更有效的治疗。

2. 促进局部血液循环 音频电流能够诱导血管扩张并增加局部血流量及流速，从而加强营养物质和氧气的输送，进而加速代谢废物的清除。这种血液循环的改善作用不仅有助于减轻局部炎症反应，还为组织修复提供了有利的生理环境。

3. 神经调节作用 在电流刺激的过程中，某些频率的等幅正弦中频电流能影响神经兴奋性，通过控制节律性刺激频率，间接对神经系统产生调节作用。

4. 提高生物膜通透性 等幅正弦中频电疗法通过恒定的正弦波形对细胞产生规律性的电刺激，

能够增加生物膜的通透性，扩大细胞间隙。此过程促进离子、营养物质和代谢废物的顺浓度梯度扩散，且本身不易产生电化学作用，从而提高了局部组织的代谢效率。

（二）治疗作用

1. 软化瘢痕，松解粘连　音频电疗法在软化瘢痕和松解粘连方面展现出显著的临床效果，广泛应用于各种瘢痕增生及组织粘连的治疗中。虽然音频电疗法无法完全抑制早期瘢痕增生过程，但在促进瘢痕成熟、改善其组织结构上效果显著。其具体作用表现为降低瘢痕高度、缩小面积、软化质地、减轻色素沉着及显著缓解瘢痕引起的瘙痒不适。与此同时，音频电疗法能够有效松解组织粘连，通过作用于结缔组织纤维、肌纤维和神经纤维等结构，促进粘连组织的松动和分离，从而恢复组织的柔韧性和弹性。

2. 消散硬结　音频电疗法在消散硬结方面同样具有显著作用，尤其适用于注射后形成的局部硬结处理。其作用机制主要通过深层电刺激，促进硬结部位的局部血液循环与淋巴回流，从而加速代谢废物的清除，缓解组织硬化。同时，音频电流的作用可激活细胞功能，改善细胞微环境，使硬结组织逐渐软化并减小，达到消散硬结的效果。这种治疗方式在消除硬结和恢复组织柔软度上，为临床应用提供了可靠手段。

3. 消炎消肿　通过改善局部血液循环及促进淋巴引流，音频电疗法能够消除软组织炎症、促进淤血、血肿吸收。

4. 镇痛　1000Hz频率的音频电流在作用于人体后能够明显提高痛阈值，但单次治疗后产生的镇痛效果持续时间较短。相较之下，频率在6000～8000Hz的电流对组织的刺激呈现出痛觉阈值与肌肉收缩阈值分离的特性，这意味着在产生肌肉收缩时不会引起疼痛，因此能够使用较大强度的电流来实现更显著的治疗效果。

5. 联合直流电药物离子导入　音频电流能够提高生物膜通透性，且音频电流本身不会对药物离子产生电化学作用，因此可以更好地配合直流电进行药物离子导入。

三、治疗技术

（一）治疗设备

1. 音频电流发生器　通常，音频治疗仪是一种单纯的等幅中频正弦电流治疗仪，但临床也常使用电脑中频治疗仪的音频模式。频率范围在1000～20 000Hz，应用频率多在1000Hz～4000Hz。有些治疗仪也有音频治疗法但多为等幅中频方波电流，不是真正意义上的音频治疗仪所用波形。

2. 电极片　一般由2～3层绒布衬垫、铅片、铜片或导电胶构成，电极片形状可为圆形或方形，也有设备使用负压杯状电极。

（二）治疗操作流程

1. 治疗前评估　操作前应详细评估患者的病史、病变性质、部位及疼痛敏感度。对于炎症、疼痛或粘连部位，评估结果将指导治疗电流强度及电极放置方式，以确保治疗安全有效。

2. 电极放置　根据治疗部位和目标区域，将电极对置或并置放置于目标区域，以增加电流的均匀性和深度穿透力。例如，对于关节痛或肌肉粘连，电极可布置在受影响区域的两端并置，以促进更广泛的电场覆盖。

3. 操作方法与强度调节 使用前，应将衬垫用温水微微浸湿，将电极及衬垫对置或并置于治疗部位。目前临床应用的大多音频治疗仪或电脑中频治疗仪的音频模式均有处方选择，以适应不同的临床病症。调节电流强度时，应逐步调大，以患者主观感受到轻微刺激感且在耐受范围内为宜。电流密度多设置在0.1 ～ 0.3mA/cm^{2}范围内。

4. 治疗时间和疗程 每次治疗时间一般在15 ～ 20分钟，具体时间根据部位和症状严重程度调整，每日1 ～ 2次，10 ～ 15次为1个疗程。

5. 治疗后处理 治疗结束后，应先将仪器调零，解除电极并检查皮肤，确认无异常反应。同时，帮助患者进行放松活动，并对疗效进行评估，为后续治疗调整频率、时间或疗程提供参考。

6. 联合治疗 当联合直流电进行药物离子导入治疗时，应先接通直流电，再接通音频电，直流电及音频电的操作方法如前。治疗时间一般在15 ～ 30分钟，每日1次，治疗疗程通常为2 ～ 4周；顽固性症状或较严重粘连可延长至6周及以上，疗程中注意观察效果并适时调整参数。

（三）操作注意事项

1. 皮肤保护与准备 治疗前，患者应确保皮肤清洁、干燥，避免涂抹任何油性护肤品，避免影响电极的导电性。若皮肤较为敏感或治疗部位存在伤口、湿疹等皮肤问题，应事先告知治疗师，以便采取必要的保护措施或调整治疗方案。

2. 治疗环境的配合 在治疗过程中，患者应配合环境要求，避免佩戴金属首饰等可能影响电流传导的物品，确保治疗的稳定性和安全性。同时，遵医嘱保持相对静止的姿势，以便电流均匀作用于目标区域，患者不能触碰仪器。

3. 电极接触检查 在治疗过程中，电极下方的皮肤不应产生疼痛。若患者出现局部刺痛或灼热感，通常是由于电极与皮肤接触不良，导致电流在某一点集中分布。此种情况下，需及时调弱并关闭电流，调整电极的安放位置或接触压力，以保证电流均匀分布，避免不适。

4. 设备分布要求 音频电疗仪与高频设备不宜置于同一房间进行治疗操作，以避免干扰。如设备必须共用一室，音频电疗仪应尽量远离高频设备，至少保持3米以上的距离，且两者不可同时运行，以防影响治疗效果，破坏设备性能的稳定性。

5. 治疗后的反应观察 治疗后，部分患者皮肤上可能出现轻微发红或温热的感觉，如出现持久的不适、过度发红或其他不良反应，应及时告知治疗师或医师。

四、临床应用

（一）适应证

1. 瘢痕及组织粘连 适用于瘢痕软化（如增生性瘢痕、硬皮病）、关节纤维性强直、术后肠粘连。

2. 关节与软组织疾病 适用于肩关节周围炎、肱骨外上髁炎、韧带或肌肉劳损、狭窄性腱鞘炎、风湿性关节炎等。

3. 疼痛　适用于颈肩腰腿痛、三叉神经痛、带状疱疹后遗神经痛等。

4. 增生和硬结　适用于缓解结缔组织增生、乳腺小叶增生、炎症后浸润硬化、血肿机化后硬化性病变、浅静脉炎后硬索状肿块、注射后硬结等。

5. 内脏与神经系统疾病　适合用于慢性非特异性炎症（如慢性咽喉炎、盆腔炎、前列腺炎等）、周围神经炎性病变，以及平滑肌张力低下等疾病（如尿潴留、便秘、肠麻痹）。

（二）禁忌证

1. 恶性与急性病变　禁用于恶性肿瘤、急性感染性疾病等，可能加重病情或导致扩散。

2. 出血性与心血管疾病　禁用于出血性疾病、植入心脏起搏器、严重心力衰竭等，治疗可能引发危险性并发症。

3. 特殊部位及人群　禁用于孕妇下腹部、心前区或局部有金属物，高热、肝肾功能不全，以避免电流对敏感部位产生不良反应。

第三节　调制中频电疗法

调制中频电疗法（modulated medium frequency current therapy，MMFCT），又称脉冲中频电疗法或脉冲调制中频电疗法，是一种应用低频调制的中频电流作用于人体，旨在通过电流的双重作用实现多种临床疗效的治疗方法。在MMFCT中，中频电流被低频电流调制，并配合正弦波、方波、三角波、梯形波及微分波等多样波形，调制频率一般设定在1～150Hz，而中频载波频率则常取2000～8000Hz。被调制中频电流的振幅随调制波的波形变化而动态变化，既保留了中频电流的深层渗透力，又通过低频调制产生刺激作用，综合了低频和中频电疗法的特点，从而在临床中具有多重治疗效果。

一、调制中频电的物理特性

调制中频电流疗法通过控制不同低频调制波波形和中频电流的调幅形式，产生特定的生理反应，应用于不同的临床场景，其主要物理特性如下。

（一）调制波波形

1. 正弦波　平滑的波形变化，电流流动呈正弦状波动，提供稳定而温和的刺激感受。

2. 方波　其波形表现为快速的电流上升和下降，产生更为尖锐的刺激感。

3. 三角波　波形呈线性上升与下降，产生逐渐增强和减弱的刺激感。

4. 梯形波　此波形在上升与下降阶段呈平稳过渡，避免了电流的突然波动，适合用于较长时间的治疗。梯形波调制的电流产生更均匀的感知，用于稳定性强、对电流要求平稳的患者。

5. 微分波　微分波调制电流在不同频率和幅度之间快速切换，形成复杂的电流变化模式，增加对电流的敏感性和刺激的多样性。

6. 其他波形 如积分波、锯齿波、动态复合波等。

（二）调制方式

1. 连调波 全称连续调制波，指中频电流的调制波形在治疗过程中持续不断（图4-2A），通常用于需要恒定刺激的治疗场景，它使中频电流保持相对稳定的幅度变化。

2. 间调波 全称间歇调制波，是指调制波与等幅波交替出现（图4-2B），即低频调制波间歇性停止，而等幅中频电流不间断。

3. 断续波 全称断续调制波，是指调制中频电流以明显的停歇周期进行调制（图4-2C），在每一个停歇阶段完全断电，停止电流作用，使得调幅波与断电交替出现。

4. 变调波 全称变频调制波，此波形指调制波频率在治疗过程中发生变化，使两种调幅频率随时间变化动态交替（图4-2D）。

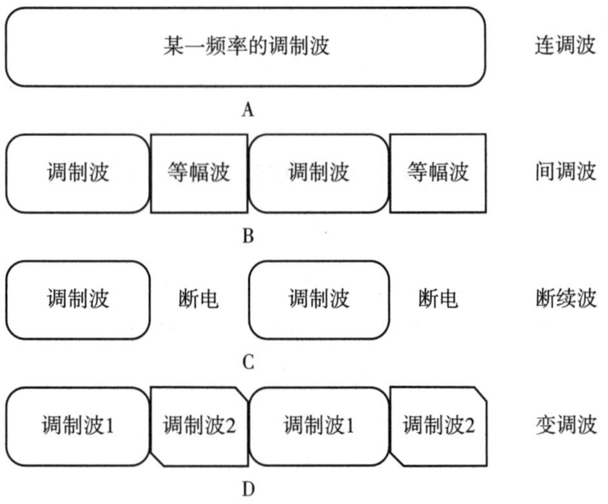

图4-2 四种调制方式

二、治疗原理及治疗作用

（一）治疗原理

调制中频电流的治疗原理是基于低频脉冲与中频电流结合的物理作用，以此实现有效的神经肌肉刺激和深层组织治疗。低频脉冲调制波对中频电流进行调幅，使其频率与人体组织的神经兴奋频率接近，有助于肌肉收缩和提升神经兴奋。此外，中频电流的相对高频率使其更易穿透皮肤和深部组织，减少表皮的阻抗，从而减轻表面疼痛和不适感。

调制中频电流还能通过脉冲波形和调制形式的变化产生不同生理反应，如方波适用于较强的肌肉和神经刺激；三角波能提供渐变的电流刺激，适合循序渐进的治疗应用；间调波和变调波可以有效防止机体适应性，提高长期治疗效果；断续波可以在刺激的过程中使肌肉得到短暂的休息，防止肌肉疲劳等。

（二）治疗作用

1. 镇痛 MMFCT的镇痛作用得益于其同时兼有低频电流和中频电流的双重物理特性。同时，灵活可变的、不易使机体产生适应性的调制波形及调制形式为其带来了相比单纯低频或中频电疗法更强的镇痛作用。因此一般运用变调波或50%的100Hz连调波进行镇痛治疗。

2. 促进局部血液循环 调制中频电流对局部血管壁的平滑肌产生作用，能够扩张血管，增加局部血流量，改善血液循环。断续波与连调波能较好地加强局部血液循环。这有助于增强组织的供氧能力、排除代谢废物、减轻炎症并加速愈合过程。

3. 软化瘢痕，松解粘连 调制中频电流也可以逐步软化增生性瘢痕及松解粘连的结缔组织。这种作用有助于降低瘢痕的增生高度，改善其质地和颜色，同时缓解术后或创伤性粘连造成的不适。

4. 促进淋巴回流 调制中频电流可对淋巴管产生扩张作用，临床上常用间调波与变调波促进淋巴回流。

5. 改善平滑肌张力 临床应用中，连调波与断续波常用于提升平滑肌的张力，通过恢复肌肉的正常节律，有效改善平滑肌功能，进而调节内脏器官活动。此类调节作用对胃肠道、胆囊、膀胱等器官的功能改善尤为显著。例如，在尿潴留、便秘等病症的治疗中，通过调制中频电流促进平滑肌的有规律收缩，改善器官的自主活动功能，从而实现症状的缓解和功能的恢复。

6. 兴奋神经肌肉 调制中频电流中的中频电流具备更强的穿透力，能够深入神经肌肉深层组织，而低频调制波直接作用于神经肌肉，通过短暂、规律的电刺激激活运动神经，诱导肌肉收缩，类似于自然神经放电，广泛用于各种部分或完全失神经肌、失用性肌萎缩等肌群。临床中一般使用断续波以兴奋神经肌肉。

7. 调节自主神经功能 调制中频电流还能通过连调波、变调波和间调波等不同调制方式来刺激交感神经节，使其更精准地适应患者的个体需求。这一作用机制对于自主神经失调引起的功能障碍具有显著的治疗效果。

三、治疗技术

（一）治疗设备

1. 电流发生器 调制中频电疗法的主要设备为电脑中频治疗仪。该仪器能够产生不同频率和波形组合的调制中频电流，并具备多种波形输出模式。电脑中频治疗仪一般预设有诸多处方，部分处方格式见表4-1，也可由治疗师依照患者的个体情况和治疗目标设定。

表4-1　电脑中频电疗仪预设处方

处方号	工作频率（kHz）	调制波形	调制形式	治疗时间（min）	主要用途
1	3	方波、指数波、三角波、正弦波	间调波	20	软化瘢痕和注射后硬结
2	3	方波、指数波、正弦波、梯形波	变调波	20	缓解坐骨神经痛
3	4	方波、指数波	断续波	20	恢复部分失神经肌肉功能
4	4	正弦波、指数波、三角波、锯齿波	连调波	20	治疗胃下垂

2. 电极片　电脑中频治疗仪的电极片与音频电疗仪的电极片类似，应注意的是，电极片的接口口径众多，应选用与机器适配的口径，以防接触不良。

（二）治疗操作流程

调制中频电疗法的操作流程与音频电疗法类似。

1. 患者准备　治疗前，患者需清洁治疗部位皮肤，检查治疗部位是否有伤口，确保电极贴附稳定。

2. 电极选择与定位　根据治疗目标和部位选用适当尺寸和形状的电极。电极并置或对置，以达到最佳刺激效果。

3. 设置参数　根据患者的病情，可直接选择电脑中频治疗仪上的治疗处方，也可自设调制波的波形及频率、中频载波的波形及频率。治疗师应依据诊断结果选择合适的参数设置。

4. 监测与调整　启动设备后，逐渐增加电流强度至患者能够耐受、无明显不适感的水平。在治疗过程中，观察患者的反应，必要时进行调整，以确保安全与舒适。

5. 治疗结束与电极移除　治疗完成后，逐步减少电流至零，关闭设备并轻柔移除电极，避免对皮肤造成刺激。

6. 治疗频率与疗程　一般建议每次治疗持续20～25分钟，每日1次，10～15次为1个疗程，具体疗程依病情确定。治疗时间过长可能导致肌肉疲劳，应根据患者情况适时调整。

（三）操作注意事项

注意治疗过程中患者的即时反应，部分患者在治疗开始时较为适应，但治疗过程中随着调制波波形和调制形式的变化，患者可能会有不适感，如超过患者的耐受范围或产生强烈刺痛感，应及时停止治疗并检查皮肤状况。

四、临床应用

（一）适应证

1. 肌肉与软组织损伤　肌肉扭伤、肌纤维组织炎、腱鞘炎、滑囊炎及其引起的痛症、瘢痕及粘连、血肿机化、注射后硬结等。

2. 神经系统疾病 血管神经性头痛、坐骨神经痛、脊髓损伤、小儿脑瘫、周围神经损伤、面神经炎、部分或完全失神经肌肉、失用性肌萎缩等。

3. 消化与泌尿系统疾病 消化性溃疡、慢性胆囊炎、慢性盆腔炎、尿潴留、慢性前列腺炎、神经源性膀胱、张力性尿失禁等。

4. 关节与骨骼系统疾病 颈椎病、肩关节周围炎、骨性关节病、肱骨外上髁炎等。

（二）禁忌证

与音频电疗法禁忌证类似，禁用于恶性肿瘤、急性感染性疾病、出血性疾病、植入心脏起搏器、严重心力衰竭，孕妇下腹部、心前区或局部有金属物，以及高热、肝肾功能不全也应禁用。

第四节　干扰电疗法

干扰电疗法（interferential currents therapy，ICT）的研究和应用主要始于欧洲，由奥地利科学家霍・内梅茨（Ho Nemec）提出，又称交叉电疗法，是一种利用两组或三组不同频率的中频电流在体内交汇形成干扰电流（interferential currents，IFC），并以此对疾病进行治疗的物理因子治疗方法。

常见的干扰电疗法主要分为静态干扰电疗法、动态干扰电疗法和立体动态干扰电疗法三种。

一、干扰电的物理特性

1. 干扰效应 两组中频电流通过四个电极交汇于体内，形成一个“花瓣状”的四叶形干扰电场。这一干扰电场会产生频率在0～100Hz的低频调制中频电流。电场的中心区域因干扰效应最强，具有最大的治疗效果，并向外逐渐减弱（图4-3）。因此，通过电极的合理布局和电流参数的设定，可以精准定位治疗区域，并对深层组织产生有效的治疗刺激，从而达到理想的治疗效果。

2. 差频 又称“拍频”或“差拍”，差频等于输入的两组等幅正弦中频电流频率的差值。临床上常用的频率差值为0～100Hz，差频的频率不同，对肌肉收缩和疼痛缓解效果也不同（表4-2）。

3. 频率范围 形成干扰电流的两组中频电流频率范围在4000Hz左右，这一高频率的中频电流能够显著降低皮肤阻抗，从而增强电流的穿透深度，使治疗效果深入更深层组织。同时，降低的皮肤阻抗还提升了患者的舒适感。

二、分类原理

传统干扰电疗法，即静态干扰电疗法（static interferential current therapy，SICT），通常采用两组方形或十字形电极交叉排列，在体内形成一个稳定的干扰区域，从而达到预期的治疗效果。这种方法因其简单易行，已经成为临床中广泛应用的一种干扰电疗法。然而，由于SICT在治疗过程中电流强度相对固定，人体容易产生适应性，其疗效可能会逐渐降低。为克服这一问题，临床上引入了动态干扰电疗法（dynamic interferential current therapy，DICT）。在DICT中，产生干扰效应的中频电流被一个周期为6秒的三角波调制，使得电流波幅随时间缓慢发生周期性变化，形成一个6秒的低幅度波动周期，从而使两组电流的输出强度产生节律性动态变化。这样的变化模式不仅避免了组织的适应性，还能够更均匀地作用于深层组织，增强治疗效果。在DICT的基础上，如果进一步增加一对电极，则可实现三维立体干扰，即立体动态干扰电疗法（stereo dynamic interferential current therapy，SDICT）。SDICT通过三维空间中的电流干扰，可以灵活调整治疗的范围、深度和方向，并改变干扰电场的形状。这种疗法能够根据患者的具体病情需求，提供更精确的治疗方案，达到更理想的效果。

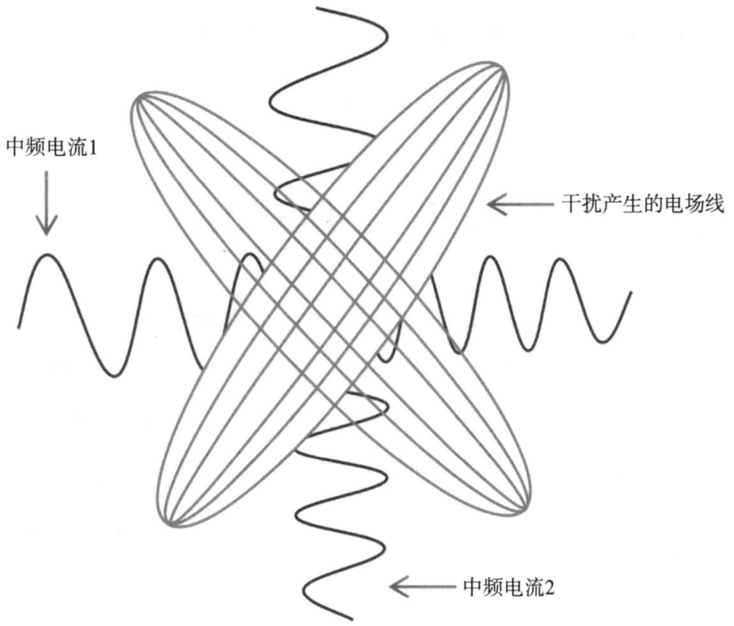

图4-3　干扰电场

三、治疗原理及治疗作用

（一）治疗原理

干扰电疗法的治疗原理主要基于中频电流在体内的相互干扰产生的低频调制效果，其核心原理如下。

1. 干扰电场的形成　通过两个不同频率的中频电流在体内交叉干扰，生成一个差频低频电流，该低频调制电流的频率和强度通过调节输入电流的频率差进行控制，并呈现不同的临床疗效。如20～50Hz可用于兴奋运动神经和肌肉，50～100Hz可用于促进血液循环，90～100Hz镇痛效果最明显。

2. 降低皮肤阻抗　中频电流在皮肤表层阻抗较低，能够更容易穿透至深层组织，从而减少了表层电流损失，提高了治疗深度和效果。

3. 动态调制提升疗效　通过三角波调制使干扰电流的输出强度呈现节律性动态变化。动态变化的强度能有效防止人体组织产生适应性反应，确保深层组织受到均匀刺激，从而提升治疗效果。

4. 刺激多层组织　干扰电流对深层和浅层组织都具备良好的作用，通过调节电流频率和强度，可用于缓解疼痛、促进血液循环和肌肉松弛等。

（二）治疗作用

1. 镇痛　干扰电的镇痛作用可能与“门控控制”理论、内源性阿片释放、血液循环改善等机制有关。差频为90～100Hz时镇痛效果最明显，差频为50～120Hz可用于传统TENS治疗。此外，有文献报道1Hz的差频可用于触发内源性阿片类镇痛机制。

2. 兴奋运动神经和肌肉　干扰电电流产生的差频频段属于低频频段，因此有兴奋运动神经及骨骼肌的作用。差频为1～10Hz可使正常骨骼肌、使失神经肌和平滑肌发生单收缩；差频为25～50Hz可使骨骼肌发生不完全性或完全性强直收缩。

3. 改善血液循环　干扰电流的低频调制波通过刺激局部血管平滑肌，引起反射性血管扩张，从而增加局部血流量，为组织提供更多氧气和营养。同时，干扰电流可引发肌肉同期性收缩，这种规律性的收缩增强了肌肉泵的作用，促进血液和淋巴液的回流，改善局部血液循环。

4. 消炎消肿　随着血液循环的改善，炎症区域的代谢废物和炎症渗出物得以及时清除和吸收，从而起到消炎消肿的作用。

5. 调节自主神经及内脏功能　干扰电产生的差频可通过多种方式影响自主神经和内脏功能。差频为1～10Hz可兴奋交感神经，使得支配内脏的平滑肌发生单收缩，配合干扰电对血液循环的改善作用，进而调节内脏功能，如促进胃肠蠕动等；差频20～40Hz可兴奋副交感神经；而差频100Hz则可抑制交感神经。

6. 促进骨折愈合　干扰电能促进骨折愈合，这可能与干扰电流改善骨折部位和组织周围的血液循环、促进成骨细胞增殖及抑制破骨细胞作用有关。

不同差频的治疗作用和机制见表4-2。

表4-2　不同差频的治疗作用和机制

差频范围（Hz）	主要治疗作用	作用机制
1～10Hz	调节自主神经功能；引发骨骼肌单收缩	兴奋交感神经、运动神经和骨骼肌
20～40Hz	平衡交感与副交感神经功能	兴奋副交感神经
25～50Hz	改善运动功能	引发骨骼肌不完全性或完全性强直收缩
50～100Hz	促进血液循环	刺激血管平滑肌，反射性扩张血管，提高局部血流量，增强肌肉泵功能，改善血液和淋巴液回流
90～100Hz	镇痛效果最显著	“门控控制”阻断疼痛传递；内源性阿片释放缓解疼痛；血液循环改善缓解疼痛
50～120Hz	用于传统TENS治疗，缓解疼痛	除“门控控制”“内源性阿片释放”“血液循环改善”等机制外，还可通过刺激外周神经传递镇痛信号
100Hz	适用于自主神经功能失调	抑制交感神经

四、治疗技术

干扰电疗法在康复治疗中应用广泛，通过合理的参数设定和精准的操作技术，可以有效刺激神经肌肉、缓解疼痛并促进血液循环。该疗法的治疗技术涉及治疗设备、治疗操作流程、操作注意事项及特殊操作与治疗方法等，确保疗效的同时提升患者的安全性和舒适性。

（一）治疗设备

干扰电治疗设备包括干扰电发生器和电极，其中不同设备具有不同的应用特点。

1. 干扰电发生器 发生器可以产生稳定的中频电流，频率一般在4000±100Hz，并通过不同的调制频率（如0～100Hz的低频调制波）来实现多种治疗效果。静态干扰电发生器主要用于局部区域的静态刺激，而动态干扰电设备在治疗过程中，通过周期性波幅变化，使电流强度有节律性波动，从而降低机体对电流的适应性，提高疗效。以上两种干扰电均使用两组通道发生器，一组通道输出4000Hz的电流，另一组通道输出4000±100Hz的电流。此外，立体动态干扰电设备引入额外电极对，形成三维电场，适合病灶较深或面积较大的病变治疗。

2. 电极 电极通常分为两种：一种为导电胶材质，柔软耐用，可紧贴皮肤，保证电流的有效传导；另一种为负压吸附电极（图4-4）。电极的布局通常采用方形或十字形排列，以便于干扰电流的集中交汇。在立体动态干扰电疗法中，通过附加电极对，电场能够实现多方向扩展，确保深部组织的受刺激均匀。

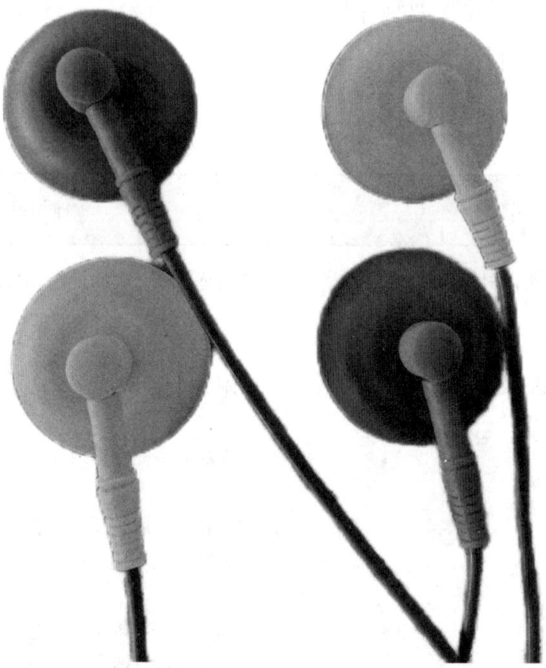

图4-4 负压吸附式电极

视频：干扰电治疗操作流程

（二）治疗操作流程

干扰电治疗过程需要精确的电极布置和参数调控，以确保治疗效果。

1. 电极布置 导电胶材质的电极应紧贴在皮肤上，而负压吸附电极则通常使用海绵垫作为衬垫（图4-5）。治疗前将负压电极轻轻置于皮肤上方，确保电极吸附位置准确，电极的间距适当，不要过于紧密以免干扰电流重叠影响效果。启动负压设备并逐渐调节吸附强度，以缓慢吸附电极，使其稳固地贴合于皮肤。确认患者的舒适感，并逐步调整负压强度，确保吸附力足够但不会导致皮肤不适或疼痛。常见布局方式为四个电极呈方形或十字形布置，以形成交叉干扰电场。治疗师根据患者的病变部位定位电极，确保干扰电流中心位于病灶区。在立体动态干扰电中，还可增加电极数量，形成三维干扰场，使刺激覆盖更多组织区域。

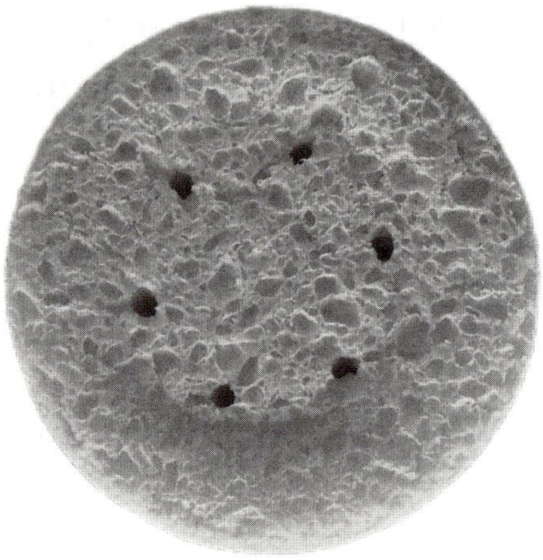

图4-5 海绵衬垫

2. 参数设置 根据患者的具体症状和治疗需求，对干扰电设备的参数（如频率、强度、波形）进行个性化调整。一般设置标准如下。

（1）频率选择：低频率（如1～10Hz）适用于兴奋交感神经，引起骨骼肌或平滑肌收缩；中频率（25～50Hz）可使骨骼肌发生不完全性或完全性强直收缩；高频率（50～100Hz）可用于镇痛、消炎及改善血液循环。

（2）强度设定：强度即电流强度，治疗强度应逐步调高至患者可耐受的感觉阈值或引起轻微的肌肉收缩，避免过度刺激。动态干扰电设备中的强度可设定为周期性变化（如6秒调制波），使刺激更为均匀，减少适应性反应。

（3）治疗时长：一般建议每次治疗持续15～30分钟，以达到最佳效果，具体时间可根据患者的耐受程度调整。对于动态干扰电治疗，频率和强度可在治疗过程中根据患者反馈逐步调整，以确保持续效果。

（三）操作注意事项

干扰电治疗需在安全范围内进行，避免造成不良反应，操作时应注意以下事项。

1. 实时观察 治疗过程中应观察患者的反应，确保电流强度和参数适宜，若患者出现不适或过强的刺激感，应及时调低强度或停止治疗，如需调整电极位置，应先断电。

2. 设备安全性检查 在每次治疗前，检查设备是否正常运作，电极是否完好，确保电流传导的稳定性。

3. 患者禁忌证评估 对于具有出血倾向、装有心脏起搏器和金属植入物及皮肤破损的患者，不适合进行干扰电治疗，以免引起副作用。对于皮肤敏感或皮肤病患者，需谨慎使用或使用低强度电流。

4. 电极接触良好 电极与皮肤的接触要牢固、均匀，避免出现脱落或接触不良引起电流不稳定导致皮肤刺激或灼伤等情况。

（四）特殊操作与治疗方法

在某些复杂病情下，干扰电治疗可结合不同的设备调节功能或电极排列方式，针对性地进行治疗。例如，对于局部疼痛明显的患者，使用定向调节功能，使干扰电流集中于病灶区；对于不规则区域病变，可使用手套电极，采用运动电场法，即治疗师使用手套电极根据患者病灶区域的位置及大小，在患者的体表不断移动电极，同时实时调整吸附压力及治疗强度，以扩大有效刺激面积。

五、临床应用

（一）适应证

干扰电疗法广泛应用于各种急、慢性肌肉、骨骼、神经疼痛及运动系统功能障碍等疾病的治疗，主要适应证如下。

1. 急、慢性肌肉骨骼、神经疼痛 如软组织损伤后疼痛、肌肉拉伤、肌劳损、关节疼痛、神经痛、神经麻痹、腰背痛等。

2. 水肿和炎症 适用于慢性炎症的镇痛和抗炎处理，如关节炎、肌腱炎、滑囊炎等。适合用于损伤后水肿控制，改善局部血液循环，加速炎症介质排出。

3. 肌肉萎缩与功能障碍 适用于促进肌肉收缩，预防失用性肌萎缩，增强肌力。

4. 其他适应证 注射后硬结、肠粘连、肠麻痹、胃下垂、胃肠神经症、尿潴留、尿失禁、骨折延迟愈合、雷诺病等。

（二）禁忌证

尽管干扰电疗法安全有效，但仍有一些禁忌证需谨慎对待。

1. 心脏病及植入心脏起搏器者 干扰电流可能影响起搏器功能或加重心脏负担。

2. 恶性肿瘤区域 避免对肿瘤区域的刺激，以免促进肿瘤扩散。

3. 皮肤感染或破损区域 避免直接在皮肤感染或破损部位进行电刺激，以免加重皮肤损伤。

4. 孕妇腹部及腰部 避免对孕妇腹部和腰部区域的电刺激。

5. 癫痫 避免在癫痫患者头部和颈部区域进行电刺激，防止诱发癫痫发作。

6. 金属植入物区域 避免直接在金属植入物区域进行干扰电刺激，以免引起热效应或局部不适。

7. 其他 有出血倾向、循环障碍、感觉障碍、严重认知障碍、急性感染性疾病等。

第五节　音乐电疗法

音乐电疗法（music electrotherapy）是一种将音乐节律与电刺激相结合的疗法，其通过将音乐的频率、波形和强度进行声电转换，再经放大、升压后，将所产生的音乐电流作用于人体，发挥综合治疗作用。此疗法利用音乐的节奏调控与电流的生理作用，能够达到缓解疼痛、放松情绪和改善精神神经系统功能等效果。

一、音乐电的物理特性

1. 频率范围　声波的范围为20～20 000Hz，而常用的音频范围是27～4000Hz，转换后的音乐电流频率为200～7000Hz。根据治疗需求，音频电流的频率范围通常在低频至中频之间，且以低频为主。

2. 波形调制　音乐电疗法中使用的波形一般为不规则的正弦波。这些波形与音乐的不同节奏点相结合，产生不同的电刺激效果，以适应个性化的治疗需求。

3. 节奏感与律动　电流强度会随音乐的强弱和节奏频率发生动态变化。这种节奏性变化带来的“律动感”能对神经系统起到良性刺激，使电疗更具节奏感染力，从而在物理和心理双重层面上进行干预。

二、治疗原理及治疗作用

（一）治疗原理

1. 节奏性电流刺激　音乐电疗法结合音乐节奏与电流刺激，通过调制的低频或中频电流，产生与音乐节奏同步的电刺激作用。节奏的轻重缓急对人体精神神经系统及心血管系统的兴奋或抑制效果也不同。

2. 兼备低频与中频电疗的特点　由于音乐电疗法的电流频率以低频为主、中频为辅，因此低频与中频电流所具备的生物学效应，音乐电疗法也同样具备。

（二）治疗作用

1. 精神神经系统调节　音乐电疗法将电流和音乐的节奏协同效应作用于交感神经和副交感神经，调节自主神经功能。舒缓的音乐节奏能降低神经兴奋性，缓解肌肉紧张，促进情绪稳定。对神经损伤恢复和慢性疼痛管理具有显著效果。激昂的音乐节奏能使人情绪振奋。

2. 心理暗示和放松　音乐的旋律和节奏通过情绪引导作用，使患者产生心理放松效应，降低焦虑和疼痛，提高对治疗的耐受度，尤其在缓解压力方面能取得积极效果。此外，由于音乐素养的个体化差异较大，同样的音乐节奏在不同人身上产生的心理暗示效果可能不同。

3. 心血管系统的调节　电流和音乐节律共同作用可刺激血管扩张，增加局部血液循环，促进氧气和营养物质的供给，有助于代谢产物的清除，加快损伤组织的修复进程。舒缓的音乐节奏能够使心率减缓、血压降低；激昂的音乐节奏能使心率增加、血压升高。

4. 其他作用 与常规低频和中频电疗法类似，音乐电疗法本身也能起到消炎、消肿等治疗作用。

三、治疗技术

（一）治疗设备

1. 音乐电疗仪 主要设备是音乐电疗仪，能够将音乐信号转换为与音乐节奏同步的电流输出。通常设备具备多种音乐节奏选择（如轻音乐、节奏性音乐等），不同设备间稍有差距，但均可提供低频或中频调制电流，以满足不同治疗需求。

2. 电极贴片 用于传递电刺激的导电电极贴片，通常黏附在治疗部位的皮肤上。电极通常具有良好的导电性和贴合性，且材质应柔软，以提高使用舒适性。

3. 音频输出装置 带有耳机或扬声器系统，提供治疗过程中的背景音乐，辅助患者放松，增强视听感官体验。

（二）治疗操作流程

1. 患者评估与位置选择 首先对患者的疼痛区域或病变部位进行评估，确认电极贴片的放置位置，通常为疼痛部位或神经损伤周围。音乐电疗法对精神心理的暗示或放松作用一般是在进行特定病变部位治疗时同步产生的。

2. 设备设置 根据治疗需求，选择适当的音乐曲调和节奏，以便同步的电流输出与音乐节奏一致。

3. 电极贴片安置 将电极贴片贴于治疗部位，确保贴片与皮肤紧密接触。安置方法与音频电疗法类似。

4. 开始治疗 启动音乐电疗仪，使电流随着音乐节奏同步输出。治疗师可观察患者反应，并逐步调整电流强度，达到患者主观耐受。

5. 治疗频率与疗程 治疗时间一般为20～30分钟，但不同曲目的时长不同，因此具体时间应根据个体情况而定，每日治疗1～2次，每个疗程15～20次。

6. 观察与记录 在治疗期间，观察患者的疼痛反应、肌肉反应和情绪变化。治疗结束后，详细记录治疗情况，包括患者的反馈、设备参数及治疗效果，以便调整后续治疗。

（三）操作注意事项

1. 治疗前准备 确保患者无电流过敏、对音乐节奏适应情况良好；如果患者有听力敏感，应避免使用过于激烈的音乐节奏。

2. 适当调整电流强度 音乐电疗仪的电流强度应根据患者的痛觉阈值和肌肉耐受程度逐步增加，避免引起肌肉过度刺激或不适。

3. 避免与其他电疗设备同时使用 为了避免电流干扰，音乐电疗设备不宜与其他高频电疗设备在同一房间内同时使用。

4. 心理状态调节 在治疗过程中，音乐常选择轻松、舒缓的节奏，以增强患者的心理放松效果。若患者在治疗中产生不安或情绪波动明显，应及时调整音乐节奏或暂停治疗。

5. 防止皮肤刺激　电极贴片需牢固贴合，以免电流集中导致皮肤灼伤或疼痛。如果出现皮肤异常或过敏现象，应立即停止治疗并评估病情。

四、临床应用

（一）适应证

神经衰弱、失眠、头痛、焦虑、胃肠功能紊乱、原发性高血压（辅助调节）、闭合性软组织损伤、骨关节疾病。

（二）禁忌证

禁用于恶性肿瘤、急性感染性疾病、出血性疾病、植入心脏起搏器、严重心力衰竭，孕妇下腹部、心前区、局部有金属物、高热、肝肾功能不全等也应禁用。

▶知识拓展1

俄式电流发生器

1. 开发背景和技术特点　俄式电流（russian current）最初由俄罗斯科学家雅杜·M·科茨（Yadou M. Kots）在一次关于电刺激增强肌力的研讨会上提出，随后在加拿大和美国进一步发展成专门用于肌肉电刺激的电流形式。经过多年的技术改进，这种设备现在能够输出频率范围为2000～10 000Hz的中频脉冲双相电流。其脉冲宽度可以在50～250微秒调节，单相的持续时间为脉冲宽度的一半，即25～125微秒。一般来说，随着脉冲频率的增加，脉冲持续时间相应缩短。

2. 主要波形和输出模式　俄式电流的主要波形包括正弦波和方波，并且通常以一种特殊的周期性脉冲簇模式输出。以正弦波为例，该波形的输出采用50%开/关的周期性模式，即一半时间输出电流，另一半时间为休止，形成短时间内有规律的脉冲簇。当使用这种模式时，尽管电流的总输出量略微减少，但依然能够在脉冲的峰值期间提供足够的强度来有效地刺激肌肉。

如果俄式电流以连续模式输出（即无周期性脉冲簇的中断），则电流的总输出量更大，但也可能给患者带来不适感。而通过采用周期性脉冲簇模式，总电流量会被控制在一定水平，同时保留了足够的峰值强度，从而使患者在肌肉得到有效刺激的同时能耐受更高的电流强度。

3. 患者舒适度的影响因素　患者的舒适度受到多种因素的影响，其中一个关键因素是频率对组织阻抗的作用。中频电流能够有效地降低皮肤和组织的阻抗，使电流更容易穿透深层组织，这也减少了皮肤的不适感，提高了患者的耐受性。这意味着在较高频率的情况下，可以以更高强度的电流作用于肌肉，而不会给患者带来明显不适。

4. 双相快速振荡的作用　俄式电流的双相快速振荡的特性意味着其在神经复极化后可以

立即再次刺激神经，产生接近连续的激发效果。通过这种方式，肌肉能够在短时间内反复收缩，从而发挥更强、更有效的肌肉增强作用。

俄式电流在临床中主要应用于增强肌肉功能。其依托于周期性脉冲模式来发挥作用，这种模式使得肌肉在承受高强度刺激时，能够有效防止其出现过度不适的状况。

俄式电流之所以能高效地激发运动神经，核心在于其电流具备的组织穿透能力及双相振荡模式。凭借中频电流良好的组织穿透能力，可使其深入肌肉组织内部，同时结合双相振荡模式，二者协同运作，进而实现肌肉收缩效果的最大化。因此，俄式电流在康复治疗及运动训练等诸多领域均得到了广泛应用。

▶知识拓展2

预调制干扰电流

近年来，预调制干扰电流（premodulated interferential current，Premodulated IFC）作为一种新兴的治疗手段，已用于多种新型电刺激设备。在预调制干扰电流的运行模式下，设备所配备的两个发生器会各自输出频率为4000Hz的基频信号。随后，经由设备内部特定的调制流程，即施加周期性频率脉冲，促使两路信号同步调制，进而产生干扰电流。由于预调制的整个过程均是在设备内部完成的，故周期性频率脉冲的频率及极性能够始终保持高度一致，确保所输出的干扰电流均匀且稳定。

然而，需要着重指出的是，那些具备预调制功能的设备并非仅仅局限于产生干扰电流。部分设备借助预调制功能实现双极（即通过两个电极）刺激效果，这仅是为基础的干扰电流应用提供支持与辅助。从本质上来说，这两种应用方式均能够产生干扰效应，但是就实际情况而言，预调制干扰电流的相关设置往往能够为患者带来更舒适的体验。

传统干扰电流在向组织持续传递能量时，始终保持输出4000Hz的单一频率，这种持续且单一的输出方式有可能致使电极下方区域出现麻木等不适感。与之截然不同的是，预调制干扰电流是在设备内部完成周期性脉冲调制这一关键环节。这一设置不仅能够有效消除电极下区域可能产生的麻木感，而且还能够在实际治疗所采用的频率条件下，进一步拓展电流的作用范围，使得患者在接受治疗过程中感受到的电流更温和、舒适，同时能够覆盖更广泛的治疗区域，进而在提升治疗效果的同时，显著优化患者的治疗体验。

考试知识点总结

本章小结

协和云课堂……　拓展练习及参考答案

（王成栋）

第五章　高频电疗法

教学课件

学习目标

微课：高频电疗法

素质目标

（1）具备“敬佑生命、爱众助残”的职业精神，在治疗中充分体现以人为本。

（2）具备严谨求实的工作作风，对待高频电疗法的操作和治疗过程认真负责，确保治疗安全、精准与有效。

（3）具备创新精神和开拓精神，关注高频电疗法的新技术、新进展，能够在实践中不断探索和应用，以更好地服务患者。

知识目标

（1）掌握：高频电疗法、短波疗法、超短波疗法和微波疗法的基本概念、治疗作用、治疗技术和临床应用。

（2）熟悉：高频电疗法、短波疗法、超短波疗法和微波疗法的治疗原理。

（3）了解：超短波疗法和微波疗法的物理特性，高频电热疗法和静电疗法的基本内容。

能力目标

（1）能规范独立地开展高频电疗法的各项诊疗活动，能根据患者的情况选择合适的高频电疗法。

（2）能与患者及家属展开交流，开展健康宣教。

（3）能与相关医务工作者进行研讨与合作，共同开展诊疗工作。

案例导入

【案例】

患者，女，34岁。因“畏寒、发热3天，伴有腰痛”入院。患者自诉3天前劳作后出现右侧腰痛，并伴有尿频症状。随后出现发热、畏寒，口服退热药治疗后无好转，腰痛持续加重。查体：精神差，面色晦暗，体温38.8℃，心率102次/分，右肾区有明显叩击痛。血常规：白细胞总数及中性粒细胞数升高。尿常规：红、白细胞均增多。诊断为急性肾盂肾炎。

【问题】

1．该患者可以选择哪种物理因子治疗？

2．应该采用哪种剂量进行治疗？

·核心知识拆解·

高频电疗法的发展历史可追溯至百年前。19世纪后期，法国人达松伐尔率先研发出长波疗法（又称共鸣火花疗法，是高频电疗法中最早的一种疗法）。进入20世纪后，随着医疗技术进步，中波、短波、超短波及微波等不同频段的电疗法陆续问世。现代医学研究证实，高频电疗法兼具热效应与非热效应，其临床疗效已获得广泛科学验证。高频电疗法作为重要的物理治疗手段，在多个医学专科领域发挥着关键治疗作用。

第一节　概　　述

一、概念

频率在100kHz以上的交流电称为高频电流。应用这样的高频电流治疗人体疾病的方法即高频电疗法（high frequency electrotherapy）。

二、物理特性

（一）电学基础

1. 电场　电场是电荷及变化磁场周围空间里存在的一种特殊物质。其基本性质是对放入其中的电荷有力的作用，这种力称为电场力。电荷与电场不可分割，引入电场中的任何带电体都会受到电场力的作用。

2. 磁场　磁场是一种看不见、摸不着，但客观存在的特殊物质，能对放入其中的磁铁产生力的作用。

3. 电磁场　高频电流会引起电场和磁场的交替变化，形成电磁场。电场中的任何强度、速度和方向上的变化都会引起邻近区域产生相应磁场。

4. 电磁波　电磁场在空间中的周期性传播形成电磁波。

5. 振荡电流　是一种大小和方向都呈周期性变化且频率很高的交变电流。

（二）电磁波的物理特性

1. 电场和磁场共同存在，相互转变 任何变化的电场都会激发其周围空间产生磁场，反之，任何变化的磁场也会激发其周围空间产生电场。只要电场或磁场处于变化状态，它们就会相互依存不断转化，并向周围空间传播，使得整个空间都充满动态变化的且不均匀的电场和磁场。这种相互依存、互相转化的电场和磁场构成一个不可分割的整体，称为电磁场。

2. 电磁场的传播 电磁波是电磁场传播时表现出的波动特性，传播速度接近光速，约为 3×10^8m/s。利用公式“波长（λ）＝速度（v）/频率（f）”可根据已知的波长计算频率，或者根据已知的频率计算波长。在这个关系中，频率的高低与波长的长短成反比，即频率越高，波长就越短。对于高频电磁波，其波长的计量单位可以是米（m）、厘米（cm）、毫米（mm）、微米（μm）或纳米（nm），而对应的频率单位则可以是千兆赫（GHz）、兆赫（MHz）、千赫（kHz）或赫（Hz）。

3. 电磁场的变化 电场或磁场的变化越快，其产生的对应磁场或电场就越强，获得的能量也越多。因此，采用较高频率的交变电流可以获得更高能量的电磁场。

（三）高频电场下人体的电磁学特性

人体组织在高频电场的作用下，会表现出导体、电介质、电容、线圈特性及磁性等多种电磁学特性。不过，由于人体组织成分的复杂性，通常同一组织会同时具备多种电磁学特性。

1. 导体特性 人体组织中的血液、淋巴液等体液中的水分子、电离子（如Na^+、Ca^{2+}、Cl^-等）及带电荷的蛋白质分子在溶液中具有导电性。在高频电流作用下，这些物质会沿电场线方向移动，由于高频电流频率高、极性变换快，离子会快速来回移动，形成传导电流。由于导体内部存在电阻，传导电流在通过组织时克服阻力过程中会消耗能量，产生电流损耗，这种能量损失过程称为欧姆损耗。欧姆损耗所转化的热量遵循焦尔定律，其强度与电流密度的平方呈正相关，与导体的电阻大小呈负相关。

作用机制：高频振荡→人体内的离子振荡→传导电流形成→欧姆损耗→产热（与电阻大小有关，含水多的组织如血液、肌肉和脑等，电阻较低，产热多；相反，含水量少的组织如脂肪、皮肤和骨等，电阻较高，产热少）。

2. 电介质特性 人体干燥的皮肤、头发、肌腱、脂肪、骨膜等组织均具有电介质特性。电介质也被称为无极分子，对于直流电、低频电流和中频电流是绝缘的。但当受到电场作用时，无极分子会极化为有极分子（偶极子），其两端会感应上电荷。在高频电场中，偶极子会随着电场方向的高速变化而不断反复取向而发生旋转，从而形成位移电流，引起介质损耗。这种取向运动会导致偶极子之间相互摩擦，从而产生热量。

作用机制：高频电场→电介质转变为有极分子→高频电场作用下有极分子取向旋转→位移电流→介质损耗→产热（频率越高、介质常数越大、电场强度越强则产热越多）。

3. 电容特性 人体组织构成复杂，既有导电性良好的部分，也有绝缘性较强的部分，这使得在高频电场作用下，同一组织内可同时存在电阻和电容特性。以肌肉组织为例，其内部富含水和电解质，具有良好的导电性，能够允许直流电、低频电流、中频电流和高频电流通过，体现出电阻特性。然而，肌细胞膜却表现出高电阻特性，属于电介质，不易导电，对直流电、低频电流和中频电流形成阻碍，不易让这些电流通过。电容的容抗受频率影响显著，在高频电流作用下，容抗会随频率的升高而降低，因此高频电流能够穿过细胞膜，使电场线分布变得更为均匀。

4. 线圈特性　在高频电场中，人体可被视为由多个大小各异的同心线圈组成的导体。当处于高频电磁场中时，这些线圈内会因电磁感应而经沿线圈流动的感应电流，即涡电流。涡电流通过组织电阻时，能够释放出大量的热量。

5. 磁性　人体内部分组织成分具有磁性特征。如CO_2、N、Fe等属于顺磁性物质，H_2O、H_2、Bi等属于逆磁性物质。顺磁性物质在磁场作用下容易被磁化，其磁感应强度会超过在真空中的状态。在人体组织中，由于顺磁性物质与逆磁性物质相互交织、混杂存在，这种复杂的组合导致人体组织的相对磁导率接近1。

（四）高频电流的生物学效应

高频电作用于人体时主要产生两种效应，即非热效应（热外效应）和热效应。

1. 非热效应　也称特殊作用和热外效应，指的是当高频电流（如超短波、微波）作用于人体时，即使人体组织没有温热感觉，但其生物学作用依然存在的现象。在此效应下，体内仍会发生离子的移动、偶极子和胶体粒子的转动、膜位的改变、膜通透性改变等理化过程，但这些过程产生的能量转换并不足以引发明显的热效应。然而，非热效应在临床治疗急性炎症中表现出良好效果，这种温热作用虽然难以测量，但具有重要的临床治疗价值，这一特性是其他物理因子疗法所不具备的。

2. 热效应　高频电流通过人体时，体内组织会产生不同程度的热效应，其产热机制主要包括：①组织内产生传导电流的欧姆损耗产热。②组织内产生位移电流的介质损耗产热。这种热效应是组织吸收电能后转变的“内源”热，不同于体外热辐射或热传导的外来热。具有深入体内组织的特性，因此高频电疗法也被称为透热疗法。在超高频电容场中，人体组织主要体现电介质特性，此时传导电流和欧姆损耗相对较低，主要产热机制为位移电流引发的介质损耗。

（五）高频电流的特点

1. 不引起神经肌肉兴奋　频率超过100kHz的高频电流，无法引起人体神经肌肉的兴奋。这是因为人体组织具有较低的电阻率，至少需要0.01毫秒的电刺激时间才能引起神经和肌肉的反应。而高频电流的脉冲持续时间小于0.01毫秒，即使经过连续多个周期的刺激，也不足以引起肌肉兴奋或收缩。

2. 电极可以不接触皮肤　高频电流能够利用电容场对人体产生治疗作用，因此在高频电疗法治疗过程中，电极（或辐射器）无须与皮肤直接接触。相比之下，低、中频电疗法需要电极紧密贴合皮肤，以确保电流能够深入人体内部，达到治疗效果。

3. 无电解作用　高频电流因频率较高且属于正弦交流电，其电流方向呈周期性变化，治疗时以全波形式输出。与低、中频电流不同（高频电疗法存在阴阳极和半波的形式），高频电流不会产生电解、电泳和电渗等效应，也不会生成刺激皮肤的电解产物。

4. 内源性热　高频电疗法作用于人体时产生的热量，主要来源于传导电流的欧姆损耗和位移电流的介质损耗，因此被称为“内源性热”。

三、高频电疗法的分类

（一）按波长分类

目前高频电疗法常按波长（频率）进行分类。具体分类标准见表5-1。

表5-1　高频电疗法的分类

波段名称	波长（m）	频率（MHz）	电疗名称	医用波长（m）	医用频率（MHz）
长波	300 ～ 3000	0.1 ～ 1.0	共鸣火花疗法	300 ～ 2000	0.15 ～ 1.00
中波	100 ～ 300	1 ～ 3	中波疗法	184	1.625
短波	10 ～ 100	3 ～ 30	短波疗法	37.5 22.124 11.062	8 13.56 27.12
超短波	1 ～ 10	30 ～ 300	超短波疗法	7.374 6.00	40.68 50.00
分米波	0.1 ～ 1.0	300 ～ 3000	分米波疗法	0.69 0.33	433.9 915
厘米波	0.01 ～ 0.10	3000 ～ 30 000	厘米波疗法	0.1225	2450

（二）按波形分类

1. 等幅正弦波　振荡的幅度不变。这是高频电疗法最常用的波形。目前临床上中波疗法、短波疗法、超短波疗法、微波疗法均采用这种波形的电流（图5-1）。

2. 减幅正弦波　振荡的幅度依次递减至零。临床上共鸣火花疗法即采用这种电流，现代高频电疗法较少采用这种波形的电流（图5-2）。

3. 脉冲等幅正弦波　电流呈现出规律的脉冲等幅正弦波群形式，短时间通电，长时间断电。临床上脉冲短波疗法、脉冲超短波疗法和脉冲微波疗法均采用这种波形的电流（图5-3）。

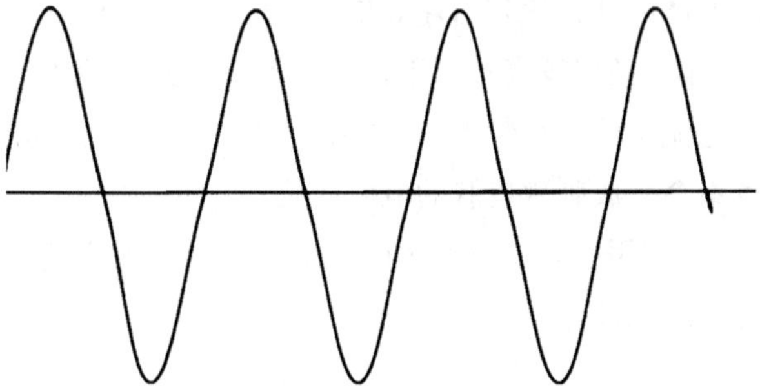

图5-1　等幅正弦波

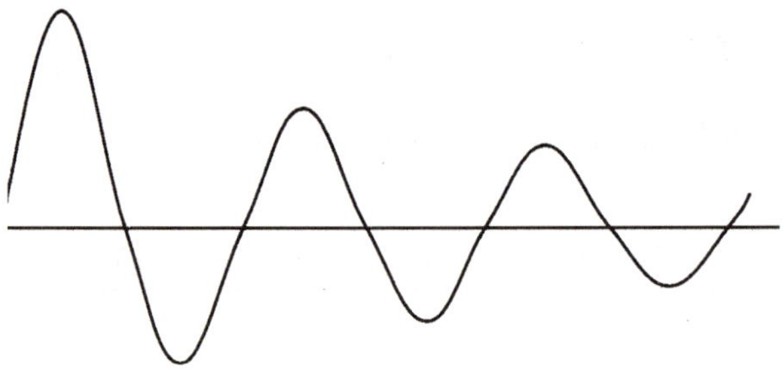

图5-2　减幅正弦波

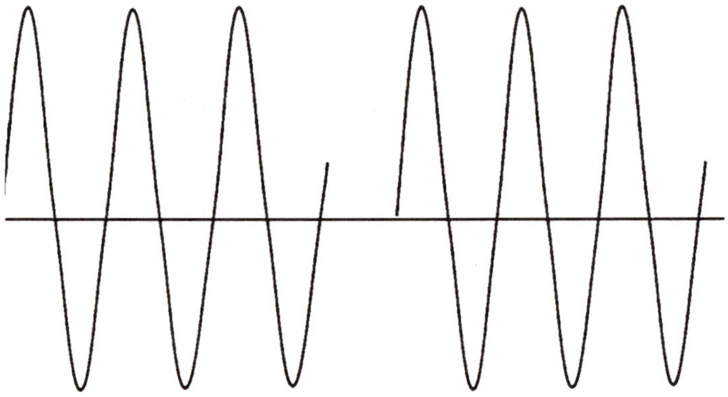

图5-3　脉冲正弦波

（三）按电流作用于人体的形式分类

按照电流作用于人体的形式不同，可以将高频电流疗法分为以下五种（表5-2）。

表5-2　高频电流作用于人体的方式

作用形式	作用描述	适用疗法
火花放电法	在治疗过程中，玻璃电极与皮肤表面保持0.2～0.5mm的间隙，通过在该间隙产生高电压引发火花放电现象。这种放电能够刺激皮肤表面感受器，从而达到治疗疾病的目的	共鸣火花疗法
直接接触法	在治疗过程中，电流直接作用于人体的皮肤或黏膜，这种治疗方式常见于频率相对较低的高频电流中	中波疗法
电容场法	在治疗过程中，电极与人体之间保持一定的间距，人体和电极与人体间的空气（或棉毛织物）充当介质，置于两电极之间，形成电容结构。人体处于这一电容中接受治疗。由于所形成的电容值较小、容抗较大，所以仅高频电流能够有效通过并发挥作用	短波疗法超短波疗法
电感法	又称电缆电极疗法、线圈场疗法。使用一根电缆环绕人体或肢体若干圈，当电缆中通过高频电流时，由于电磁感应的作用，电缆圈内会产生磁场。这个磁场进而引发人体内部产生涡电流，从而发挥多种治疗作用	短波疗法
电磁波辐射法	当高频电流频率很高时，其波长接近光波，表现出许多与光相似的物理特性。在这种高频电流的发射装置周围，可以安装灯罩状辐射器，这个辐射器能够将电磁波以光辐射的形式投到人体上，从而发挥治疗效果	微波疗法

（四）低频、中频与高频电流作用于人体的区别

低频电流、中频电流与高频电流作用于人体的区别见表5-3。

表5-3　低频、中频与高频电流作用于人体的区别

	低频	中频	高频
电流频率	0～1kHz	1～100kHz	大于100kHz
电解作用	明显	多无	无
对神经、肌肉的作用	每个周期可引起一次兴奋	综合多个周期才能引起一次兴奋	降低神经兴奋性，缓解肌肉痉挛
人体电阻	大	中	小
温热效应	无	无	短波、超短波、分米波、厘米波中等剂量时产生温热效应，小剂量及脉冲波治疗产生非热效应
作用深度	表浅，达到皮下	较深，可达到皮下及浅层肌肉	共鸣火花、毫米波只达表皮，短波、分米波、厘米波可达肌肉，超短波可达深部肌肉与骨
对皮肤的刺激	明显	不明显	无，过热可引起皮肤烫伤
治疗方式	电极接触皮肤，电极下用厚衬垫，以电流作用于人体	电极接触皮肤，电极下用薄衬垫，以电流作用于人体	长波、中波电极接触皮肤，短波、超短波、微波电极可不接触皮肤，以电容场、电感场、辐射场等方式作用于人体
作用机制	电解质电离为离子向异名极移动	离子在正负半周内做不同方向的移动	离子高速振荡产生传导电流，偶极子高速旋转产生位移电流

四、安全与防护

（一）安全技术

1. 设备的安全措施

（1）建筑要求：高频电治疗室地面应为绝缘的木板或橡胶板，且需保持干燥以确保绝缘效果，并减少反射。室内桌、椅、床及其附件也应由木制品或其他绝缘材料制成。

（2）电源要求：高频电治疗室的各种电源开关、插座、电源线、地线必须严格按照安全用电的要求进行设计、安装。室内应设有总电闸和分电闸，以便于控制和管理电源的开关状态。在检修机器或大扫除时，必须切断电源以确保安全。

（3）机器要求：高频治疗机与低、中频治疗机不宜共处一室，以防相互干扰。在启用新治疗仪之前，以及后续使用中，均需定期实施安全检查，确保设备合格且安全。使用前，务必检查治疗仪

功能是否正常，电极、电缆、辐射器是否完好，接头是否紧固，开关、调节器是否运作无误。严禁使用存在故障、破损、接触不良或输出异常的治疗仪及其附件进行治疗。治疗仪若发生漏电，严禁使用，并确保其外壳接地。此外，严禁擅自更换不符合安全标准的电极、电缆和附件。

（4）维修要求：治疗设备或电源的安全故障必须由经过专业培训的维修人员负责处理，如安装、检查、修理和改装等任务。未经专业培训的人员不得进行此类操作，以确保设备运行安全及人员安全。

2. 操作的安全要求

（1）保持干燥：操作者需掌握安全用电知识及触电、电伤处理方法。在治疗前，必须确保患者和操作者的衣物保持干燥，穿着不含金属且吸汗的衣物。若手部潮湿，禁止进行操作。若患者治疗部位有汗水，需及时擦干；若有湿敷料，需立即更换。对于意识或感觉障碍的患者，需特别注意，防止尿液接触治疗部位，避免烫伤。

（2）去除治疗部位及邻近的金属物品：高频电疗时，应除去患者治疗部位及附近的金属物品，避免烫伤。体内有金属物品者，相关部位需慎治或仅进行短时无热量治疗。治疗时，避免身体接触接地金属物或潮湿地面。在金属床上治疗时，需垫绝缘物品。若出现过热或灼痛感，应立即断电并查找原因，确保治疗安全。

（3）避免高频电场干扰：植入心脏起搏器的患者严禁进入高频电治疗室或靠近高频治疗仪，也禁止进行高频治疗。因为高频电磁波可能干扰起搏器的正常工作，引发严重意外。同时，手机、手表、助听器等电子设备也应远离高频治疗仪，以避免干扰。此外，在雷雨天气时，应立即关闭高频治疗仪并停止治疗，确保患者和设备的安全。

（4）正确的体位摆放及电缆放置方法：进行电感法治疗时，电缆应避免直接接触皮肤，需放置棉垫或毡垫隔离。电缆间保持距离，防止短路。输出电缆禁止打圈，以免影响治疗剂量。双下肢同时治疗时，膝、踝骨突起部位用棉垫或毡垫隔离，防止烫伤。头部治疗时，通常不使用200W以上大功率进行温热量或热量治疗，以避免引起颅内血管扩张、充血，防止刺激半规管导致头晕，同时避免对视网膜和晶状体造成损伤。临床操作中应严格遵守操作规范，确保治疗安全有效进行。

（5）治疗部位的检查：治疗前需检查患者皮肤是否有破损或存在感觉障碍。若治疗部位有感觉或血液循环障碍，应避免使用温热量疗法。为感觉障碍患者治疗时，不能依赖患者感觉调节剂量，治疗师需细心观察并检查治疗仪输出是否符合要求，随时调整剂量，并检查患者皮肤。治疗过程中，需询问患者感觉，并要求患者保持清醒，避免入睡、闲聊、阅读或随意变换体位。

（6）婴幼儿及老年人治疗要谨慎：在为老年人和儿童进行治疗时需格外谨慎。老年人因血管功能较弱且脆性较大，治疗时需特别注意治疗强度和时间；而儿童对热的敏感性较低，容易因过热而导致烫伤。对于婴幼儿的治疗，必须有专人全程看护，防止其触碰电缆、插座或电源接头，同时避免泪水、汗水或尿液接触治疗部位。若婴幼儿哭闹不止，应待其入睡或安静后再进行治疗，以确保安全和疗效。

（7）其他特殊情况：对睾丸、卵巢、骨骺、眼部等敏感部位进行治疗时，一般不采用温热量疗法。在手术前1～2天及局部穿刺当天，应避免使用温热量疗法。若患者需进行X线造影检查，当天也不宜进行高频电治疗。操作者须具备基本的安全用电知识，并熟悉触电及电伤的应急处理方法，以确保治疗安全性。

（二）辐射防护

1. 辐射对人体健康的影响 高频电疗仪工作时会向周围空间辐射高频电磁波。这种高频电磁波属于非电离辐射，与放射线的电离辐射不同，对健康影响相对较小，但仍需谨慎处理。长期暴露于一定剂量的高频电环境中的人员，可能会出现头痛、头晕、乏力、失眠、记忆力下降等神经系统症状，以及心悸、心律不齐等心血管系统症状，还可能出现食欲缺乏、消化不良等消化系统症状，或出现白细胞和淋巴细胞减少等血液系统改变。多数症状在脱离辐射后会逐渐恢复，不会造成器质性损伤。但短时间内大剂量辐射，尤其是敏感部位如眼睛和睾丸，可能会造成器质性损伤，如白内障和睾丸曲细精管变性。但只要采取适当的安全防护措施，可以有效避免这些损伤。

2. 辐射影响人体健康的因素

（1）辐射源：首先，频率越高潜在影响越大，特别是分米波和厘米波频段。其次，波形方面，脉冲波因功率峰值高，对人体的影响大于连续波。再次，治疗仪输出功率越大，对人体影响越显著。人体离辐射源越近，受影响越大。最后，操作方法也很关键，非接触式辐射仪在工作时会向周围辐射更多电磁波，且非垂直向下辐射时的电磁波辐射量多于垂直向下辐射时的电磁波辐射量。

（2）环境：在高频电辐射中分米波、厘米波辐射量最强，可在金属物表面反射。当金属物品多时，会加大环境辐射强度，并感应产生高频电流。此外，较高的环境温度也会加剧高频电辐射对人体健康的影响。因此，在使用时需考虑周围环境和温度因素的影响。

（3）受辐射者：年龄较小者，尤其是新生儿，对高频电辐射敏感性较高；女性相较于男性更为敏感。设备维修人员在工作中接受的高频电辐射量通常大于治疗操作人员。工龄越长，接受辐射时间越久，所受影响越大。

3. 关于辐射的卫生标准 全球各国对环境中高频电辐射的强度均设定了限制。然而，由于各国的关注点和标准制定依据不同，目前国际上对高频电辐射的卫生标准尚未统一。为落实《中华人民共和国环境保护法》，强化电磁环境管理，保障公众健康，中华人民共和国生态环境部于2015年1月1日发布了《电磁环境控制限值》（GB 8702—2014）。该标准是对《电磁辐射防护规定》（GB 8702—88）和《环境电磁波卫生标准》（GB 9175—88）的整合与修订，旨在进一步规范电磁环境管理，确保公众健康安全。

4. 辐射的防护措施 高频电辐射属于非电离辐射，与放射线的电离辐射不同，其对人体健康的危害相对较小。因此，对于高频电辐射，不必过度恐慌。只要采取合理的保护措施，就可以有效保障人体健康与安全。

（1）环境设施的防护：条件允许时，建议将高频治疗仪单独置于治疗室中，便于实施防护措施。治疗室地板可选木板或橡胶板以绝缘并减少电磁波反射。室内应减少金属物体使用或确保其与治疗仪保持一定距离，防止电磁波反射增强辐射。高频电疗仪与办公桌应保持安全距离，小功率高频治疗仪应与办公桌间隔至少1m，大功率高频治疗仪应间隔至少3m。

（2）高频辐射源的防护：选择高频治疗仪时，需确保其漏电强度达标，避免使用未经国家认证的设备。输出电缆应屏蔽设计以减少辐射，使用时，严格遵守操作规程，确保治疗仪谐振工作。电极与皮肤间间隙不超6cm，垫毡垫时不建议采用单极法。微波治疗时，先将辐射器对准治疗部位再开机调节剂量，严禁空载。条件允许时，可采用经介质辐射法或使用接触式辐射法，以确保安全有效。

（3）操作人员的防护：操作高频电设备前，需学习安全技术与防护措施。操作中，勿直视微波辐射器工作口，必要时佩戴微波防护眼镜，治疗后应立即离开机器。强辐射环境下，应穿微波防护服或围裙。若设备多、任务重且防护不足时，操作人员应定期体检并考虑岗位轮换，以确保人员健康与安全。

第二节 短波疗法

应用波长10～100m、频率3～30MHz的短波电流作用于人体以治疗疾病的方法，称为短波疗法（short wave therapy）。由于短波疗法主要产生热效应，故又被称为短波透热疗法、感应热疗法。

目前医疗常用的短波电流为波长22.124m（频率13.56MHz）和波长11.062m（频率27.12MHz）两种。

一、短波的物理特性

1. 产热原理 进行短波电疗法时，短波电流通过人体，并沿着螺旋形闭锁导线流动，在其周围形成强大的交变磁场。该磁场促使机体组织产生感应电流，即涡电流。涡电流主要在人体电阻较小的组织中产生，这表明短波疗法主要通过传导电流引发产热效应。由于传导电流的极性持续交变，组织内的偶极子和离子随之旋转，最终导致组织产热。

2. 热量在组织分布不均匀 短波电流在人体组织中产生的热量分布不均匀。产热量与磁场强度的平方成正比，与组织的电阻率成反比。在相同的频率和磁场强度下，组织的电阻率决定了其在高频磁场中的产热水平。因此，产热主要集中在电阻率较小、体液含量丰富的组织中。由于肌肉的电阻率远低于脂肪，所以在短波电疗法中，肌肉组织产生的热量明显多于脂肪组织。这避免了皮下脂肪过热的现象，使短波疗法能够主要作用于肌肉、肝、肾等实质脏器或其他电阻小的组织，这是其重要优点之一。

3. 治疗时电极可离开皮肤 当短波电流频率上升至10MHz以上时，皮肤与电极之间电容容抗显著下降，电流易通过，因此短波治疗时电极可以离开皮肤。

4. 输出形式不同 短波电流的输出形式有等幅正弦连续波和等幅正弦脉冲波。

二、治疗原理及治疗作用

（一）治疗原理

1. 促进淋巴回流 中小剂量的短波疗法能够加快淋巴回流速度，加强单核-巨噬细胞系统的吞噬功能，进而提升人体的免疫力。

2. 改善血液循环 中小剂量的短波作用于人体组织后，可显著促进血管扩张和加快血流速度，从而改善深部组织的血液循环状况，增强新陈代谢，有助于亚急性及慢性炎症的吸收与消散。

3. 增强肝脏解毒功能 中小剂量短波作用于肝胆时，可增强肝脏的解毒功能，增加胆汁分泌。

4. 增强胃肠道吸收功能 中小剂量短波可缓解胃肠道平滑肌痉挛，增强胃肠道的吸收和分泌功能。

5. 扩张肾血管，增强肾脏及肾上腺皮质的功能 中小剂量的短波电流能够扩张肾血管，增加肾血流量，进而改善肾功能。此外，还能增强肾上腺皮质的功能，促进肾上腺皮质激素的合成。

6. 杀灭肿瘤细胞 大剂量短波电流（温度一般在42.5℃以上）具有杀灭肿瘤细胞、抑制其增殖及阻滞其修复的作用。这种疗法在与放疗、化疗、手术等治疗方法综合应用时，表现出明显的协同效应，提高恶性肿瘤的治愈率。

（二）治疗作用

1. 解痉、镇痛 短波具有明显的温热作用，可以缓解平滑肌和横纹肌痉挛，减轻痉挛带来的疼痛。还可降低神经的兴奋性，故有解痉、镇痛作用。

2. 消炎、消肿 中等剂量的短波作用于人体组织后，可促进血液循环、加强组织营养、增强吞噬细胞功能，促进水肿消除和促进组织炎性病理产物吸收的作用。

3. 改善内脏功能 作用于胃区时，短波电流能缓解胃肠道平滑肌痉挛，强化胃肠道的吸收与分泌能力。作用于肾区时，短波电流可以改善肾功能，促进排尿并刺激肾上腺皮质激素的分泌。作用于肝胆区时，短波电流能够增强肝脏的解毒功能，并促进胆汁的分泌。作用于卵巢区时，短波电流有助于促使卵巢功能恢复正常。

4. 增强细胞免疫功能 短波能促进炎症的消散和吸收，增强单核-巨噬细胞功能，提升酶的活性，提高人体免疫功能。

5. 促进组织修复 中小剂量的短波电流能够促进血液循环，为组织提供更多的营养物质，还能促进成纤维细胞的增殖，并加快肉芽组织和结缔组织的生长速度。当这种电流作用于骨折部位或受损的外周神经时，能够有效促进组织的修复和愈合。

6. 抑制恶性肿瘤生长 大剂量短波电流可以抑制肿瘤细胞增殖或杀灭肿瘤细胞，因此常与放疗联合应用于肿瘤的治疗。

三、治疗技术

（一）治疗设备

1. 短波治疗仪 短波电疗仪（图5-4）按输出功率可分为台式和落地式两种。台式输出功率小，适用于小部位器官的治疗；落地式输出功率大，适用于大部位器官的治疗。按输出波形又可分为连续短波和脉冲短波，连续短波输出电压为100～150V，功率为250～300W；脉冲短波的峰值功率为100～1000W。短波肿瘤治疗仪的功率为500～1000W。

目前常用的短波治疗仪的治疗参数：输出波长为22.12m、频率为13.56MHz，或波长为11.06m、频率为27.12MHz。

2. 短波治疗仪的常用电极

（1）电缆电极：是一条较粗的电缆，其长度需要与治疗仪输出的电流波长相匹配，常是波长的1/4或1/2。在治疗过程中，可以根据具体的治疗需求，将这段2～3m的电缆盘绕成不同的形状，如

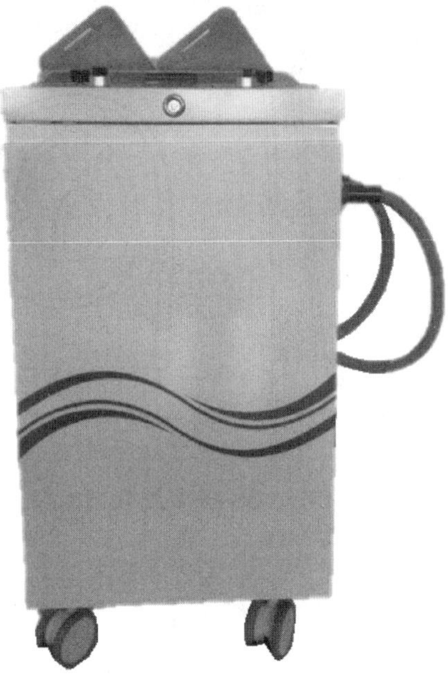

图5-4 短波电疗仪

饼形、袢形、栅形或螺旋形，然后放置在需要治疗的部位。在盘绕电缆时，需要注意各圈之间的间隔需大于电缆的直径，防止电缆之间距离过近而形成圈间电容。圈间电容形成会导致磁场强度减弱，影响治疗深度。另外，电缆与皮肤之间需要放置衬垫物，如毡垫、棉垫等，防止浅层组织过热，保证治疗的深度和均匀度。

（2）涡流电极：是一种通过特别设计，使其主要以磁场作用于人体的电极。涡流电极内有3～4圈不在同一平面的螺旋状金属管线圈，线圈两端并联一个电容器，可使电场成分经过电容回路返回机器，避免作用于人体，从而主要输出磁场。线圈与电容构成谐振电路，与机器基本频率产生谐振，以确保良好的输出效果。

（3）电容电极：由金属网外包绝缘的橡皮毡子或金属薄片制成有玻璃式和胶板式两种电极。通过调整皮肤与电极之间的间隙来调节电容电极的距离，可用于深浅不同的病变部位。当用于较小、较表浅部位或五官的治疗时，治疗仪功率为50～80W，配备圆形电容电极。而当用于较大、较深部位的治疗时，治疗仪功率为250～300W，配备矩形或圆形电容电极。

（二）治疗方法

短波疗法的治疗效果与很多因素有关，必须结合具体病变性质、病变部位和范围综合考虑，应选择合适的电极、放置方式、放置位置、皮肤与电极间隙、剂量等参数。治疗方法选择是否恰当，直接影响治疗效果。常用的治疗方法有三种：电缆电极法、涡流电极法和电容电极法。

1. 常用治疗方法

（1）电缆电极法：是短波疗法中最常用的治疗方法。电缆电极法又可以分为盘缆法、缠绕法和圆盘电极法等具体的操作方法。

1）盘缆法：根据不同治疗要求将2～3m的电缆盘绕成饼形、袢形、栅形、螺旋形等置于治疗部位（图5-4）。

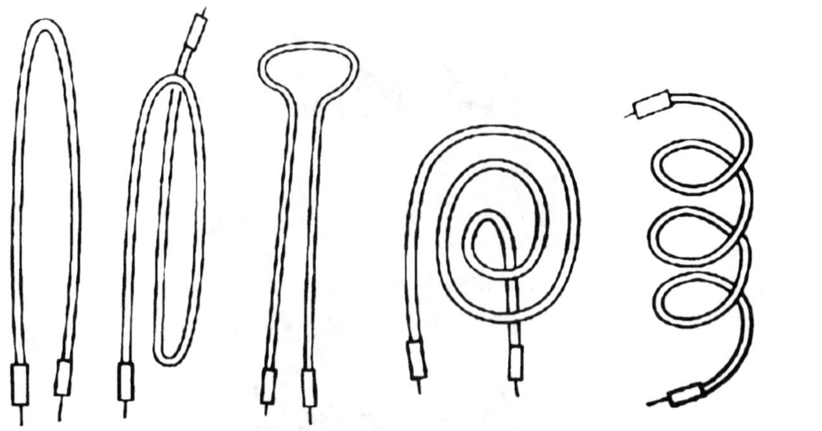

图5-5　各种形状的电缆电极

注：A．发夹形；B．纽袢形；C．T字形；D．扁平螺旋形；E．立体螺旋形。

2）缠绕法：在肢体上缠绕电缆，盘缆或缠绕电缆时，缆圈间距为2～3cm，以2～3圈为宜，用分缆夹固定盘、缠后留下两端电缆。电缆与皮肤间用衬垫间隔，保持1～3cm的距离。

3）圆盘电极法（鼓状电极法）：将有绝缘胶木盒的盘状电极置于局部的治疗方法。

（2）涡流电极法：将带有绝缘胶木盒的涡流电极应用于局部治疗时，该涡流电极可直接贴在皮肤上。

（3）电容电极法：电容电极法治疗时电极的放置方法有对置法、并置法、交叉法、单极法四种，但常采用对置法或并置法。

1）对置法：两个电极相对放置，电场线集中于两电极之间并横穿治疗区域，适用于深部病变的治疗。摆放时，电极间距至少为一个电极直径，避免电场干扰，且电极与治疗区域距离适中。电极过近，电场线会集中在皮肤表层，治疗效果表浅；电极过远，电场线能深入治疗部位。

2）并置法：两个电极并排放置在治疗部位表面，电场线分散，主要作用于表浅组织，适用于表浅组织病变的治疗。放置时，电极与皮肤需距离适中，确保电场线有效穿透人体；两电极间距应控制在一个电极直径以上、3cm以下，以覆盖治疗部位。电极距离太远，电场线分散会减弱治疗强度与深度；距离太近，电场线集中于两极间最短路径，治疗部位覆盖不充分。因此，在并置法中，电极放置的距离也至关重要。

3）交叉法：两对电极垂直放置并先后输出能量，使病变部位接受不同方向的治疗，从而增强深部作用的强度与均匀度并延长治疗时间。

4）单极法：仅使用一个电极，作用表浅且范围较小。另一电极需远离治疗部位并相背放置。因电场线散向四周，大功率治疗仪不宜采用此方法，小功率治疗仪也应减少使用，以避免加重电磁波污染。

2. 治疗剂量、时间和疗程

（1）治疗剂量：短波疗法的治疗剂量目前尚无准确的客观指标，当前确定治疗剂量主要依据患者的主观温热感觉程度、氖光管的辉度及治疗仪在谐振工作状态下电子管阳极电流强度三项指标，临床上将其治疗剂量分为四级，治疗时可通过调整空气间隙的大小或衬垫的厚度获得不同的治疗剂量。

1）无热量（Ⅰ级剂量）：无温热感，氖光管微弱或闪烁，电流强度为100～120mA，适用于急性炎症初期、水肿显著部位或血液循环障碍的组织。

2）微热量（Ⅱ级剂量）：有轻微温热感，氖光管微亮，电流强度为130～170mA，适用于亚急性或慢性疾病。

3）温热量（Ⅲ级剂量）：有明显且舒适的温热感，氖光管明亮，电流强度为180～240mA，适用于慢性疾病、急性肾衰竭。

4）热量（Ⅳ级剂量）：有强烈热感，氖光管亮度较高，电流强度为240mA以上，只用于射频的肿瘤热疗，适用于恶性肿瘤。

（2）时间和疗程：急性病的治疗宜采用无热量，每次5～10分钟，每日1～2次，1个疗程为5～10次。对于亚急性病，应选择微热量，每次10～15分钟，每日1次，1个疗程为10～15次。治疗急性肾衰竭时，则需采用温热量，每次30～60分钟，每日1～2次，1个疗程为5～8次。对于恶性肿瘤的治疗，应采用热量，每次40～60分钟，每周1～2次，整个疗程为6～15次，且该治疗需与放疗和化疗同步进行。

3. 操作程序

（1）去除患者身上所有金属物品，然后选择合适体位，治疗区域无须裸露。

（2）根据医嘱选用合适的电极和治疗方法。不同类型的电极操作方式有所不同。如果使用鼓形或盘形电极，可直接放在治疗部位上。若使用电缆电极，则需根据治疗部位的形状将电缆盘绕3～4圈，圈与圈之间保持2～3cm的距离，两端长度一致。盘形、鼓形及电缆电极与皮肤之间应保持1～3cm的距离，可适当添加毡垫、棉垫等。如果采用涡流电极，则需将其安装在治疗仪的支臂上，通过移动支臂调整电极位置，使其直接接触皮肤或与治疗部位保持1～3cm的距离。使用电容电极时，电极与皮肤之间应保持1～3cm的距离。

（3）检查仪器面板上的仪表是否处于初始状态，然后接通电源，将输出旋钮转到"预热"档。

（4）根据治疗剂量和病灶深度，调节电极与皮肤之间的间隙。当治疗仪的电流表显示最大值、氖光灯亮度达到最高时，即达到谐振状态，需根据治疗需求调整电极与皮肤之间的间隙。小功率治疗仪需较小的间隙，而大功率治疗仪通常需要较大的间隙。若病灶较浅，间隙需减小；若病灶较深，则间隙应适当增大。此外，进行无热量治疗时，间隙应比微热量和温热量治疗时的间隙更大。

（5）将输出旋钮调至"治疗"档，再调节"调谐"旋钮，直到电流表指针达到最高谐振点，电极旁的氖光灯达到最亮。调整治疗仪电容或电感可确保输出电路与内部振荡电路频率一致，实现输出谐振。如果治疗仪未能达到谐振状态，采用调谐方法（如调整电流表）不仅会削弱治疗效果，还会增强振荡电路向周围发射的电磁波，加剧电磁污染和干扰。治疗期间需持续监测并调整。当患者温热感受超出治疗剂量时，应通过降低电压或增加电极与皮肤距离来调节，严禁使用调谐方法（如降低电流表读数或调暗氖光灯）减少输出，以免影响治疗效果并加重电磁污染。

（6）根据治疗需求选择合适的治疗时间。

（7）治疗结束后，按相反的顺序关闭仪器，取下电极。

（三）操作注意事项

1．治疗室应配备绝缘的地板和床椅，并尽可能减少金属制品的使用，必要时应加装隔离罩。治疗仪必须接地线，确保所有设施符合电疗安全标准。

2．治疗前，患者需摘除所有金属物品，如饰品、钥匙、手机及金属织物等，植入金属异物的部位应避免局部治疗。

3．如有潮湿衣物和湿敷料则需更换或去除，此外还需彻底清洁汗液、尿液及伤口分泌物，以保持治疗部位干燥。大小便控制障碍的患者在进行下腹部治疗前需排空大小便。

4．治疗时，患者应采取舒适体位。在骨性突出部位进行治疗时，应放置衬垫以防止电场线集中造成烫伤。治疗部位不平整时，应适当增加治疗间隙。

5．禁止两电极电缆接触、交叉或打卷，以防止短路。需用衬垫将电缆与电极接头及电缆与皮肤间进行隔离，以防止烫伤。

6．电极面积应大于病灶区域且平行于体表。

7．治疗过程中，严禁患者触摸仪器或其他物品。治疗师需注意询问患者感受并检查感觉障碍者的治疗部位，以防止烫伤。

四、临床应用

（一）适应证

1．炎症性疾病 外科感染性疾病如皮肤及软组织感染，以及内科疾病如胃肠炎、胆囊炎、肝炎、膀胱炎、肾盂肾炎、盆腔炎、附件炎、消化性溃疡等。

2．痉挛性疾病 内脏平滑肌痉挛（如胃肠痉挛），以及血管痉挛性疾病（如雷诺病）等。

3．骨关节疾病 骨折延期愈合、关节积液、肩周炎、骨性关节病等。

4．风湿性疾病 风湿性关节炎和类风湿关节炎等。

5．肿瘤 高热量短波可以与放疗、化疗协同，用于较深部肿瘤的治疗。

6．其他 神经痛、外周神经损伤、血栓性静脉炎恢复期、血肿等。

（二）禁忌证

植入心脏起搏器、恶性肿瘤（一般剂量时）、结核病（非控制期）、出血倾向、妇女妊娠期、严重心肺功能不全、局部金属异物等。

此外，感觉障碍患者局部慎用，阻塞性动脉疾病局部禁用大剂量短波治疗，小剂量慎用，最好做对侧肢体或神经节反射治疗。体内含有金属内固定物的部位慎用短波疗法，必要情况下局部剂量宜小，使用无热量，采用电容电极法，禁止使用电感场法。

第三节　超短波疗法

应用频率30～300MHz、波长1～10m的超短波电流作用于人体以治疗疾病的方法，称为超短波疗法（ultrashort wave therapy），又称超高频电场疗法。超短波电流的波长范围为1～10m，频率为30～300MHz。国产超短波电疗仪常用的有波长7.37m（40.68MHz）和6m（50MHz）两种。超短波电流易通过人体，在高频电场的作用下能够产生热效应和非热效应。超短波疗法的临床应用范围很广，是最常用的物理因子治疗技术之一。

一、超短波疗法治疗优势

1. 超短波物理特性 超短波电流的许多物理特性与短波电流相似，超短波电流易通过电介质，治疗时电极不需要接触皮肤。超短波可采用三种方式作用于人体，但由于其波长较短波短，临床主要采用电容场法进行治疗。大型超短波电疗仪输出功率为200～300W，小型超短波电疗仪（五官超短波）输出功率为40W。

2. 热效应和非热效应 超短波治疗时，机体主要产生非热效应和热效应。比起短波电流，超短波电流的频率更高，因此采用电容场法进行治疗时，非热效应显著。与短波电流相比，超短波疗法主要采用电容场法进行治疗，以位移电流为主，热效应以介质损耗产热为主，且超短波电流对组织的作用更均匀。

3. 输出形式不同 目前应用于治疗的超短波电流有连续超短波电流和脉冲超短波电流两种。

二、治疗原理及治疗作用

（一）治疗原理

1. 对炎症过程的影响 超短波的非热效应在炎症早期可发挥消炎、消肿的作用，还可增强免疫系统功能，抑制细菌滋生。因此，超短波对急性炎症有良好的治疗效果，对于亚急性和慢性炎症则采用微热量或温热量以促进炎症消散和吸收。小儿肺炎并伴有湿啰音时，可使用无热量超短波进行治疗，以加快肺内炎性渗出物的吸收。

2. 对神经系统的影响 中小剂量超短波作用于头部时，常会出现嗜睡等抑制现象，这是由于中枢神经系统对超短波较敏感。大剂量超短波则可能使颅内压增高。中小剂量超短波可以加速神经纤维的再生，提高神经传导速度，过大剂量超短波则抑制神经再生。

3. 对血管系统的影响 超短波不仅能直接作用于血管感受器和平滑肌，还能够通过神经反射和体液调节来调节血管系统功能。研究表明，中等剂量的超短波电流刺激血管时，会先引发短暂的血管收缩，随后出现扩张，其中深部小动脉的扩张尤为显著。值得注意的是，即使电场作用结束，小动脉的扩张状态仍能保持数小时乃至数天。

4. 对内脏器官的影响 超短波电流作用于肝脏时，可提高其解毒功能并促进胆汁的分泌；超短波电流作用于胃肠道时，可缓解胃肠道平滑肌的痉挛，改善胃肠道吸收和分泌的功能。当超短波电流应用于肾区时，能有效促使肾血管扩张，增强血液流动，从而增加尿液的排泄量，有显著的利尿效果，这对于急性肾炎的治疗尤为有益。此外，使用温热量级别的超短波作用于肾区，还对急性肾衰竭有良好的治疗作用。

5. 对内分泌系统的影响 治疗剂量的超短波作用于肾上腺区时，可提高肾上腺皮质的功能，增加皮质激素的合成与释放，增加外周血液中皮质激素的浓度。治疗剂量的超短波作用于脑垂体时，可增强肾上腺皮质功能，从而在短时间内升高血糖浓度，然后迅速下降。性腺对超短波电流的作用较敏感，小剂量超短波有促进其功能的作用，大剂量超短波则有抑制作用。

6. 对血液及免疫系统的影响 中小剂量超短波可增强造血功能，表现为血细胞总数增加，骨髓造血功能增强；血清总蛋白含量稍增高，清蛋白含量降低，体内球蛋白、抗体、补体数量增加。大剂量超短波则有抑制作用。

8．对结缔组织的影响 小剂量的超短波能够刺激肉芽组织和结缔组织的再生，有助于手术后伤口的愈合。然而，如果长时间使用大剂量的超短波电流，可能会导致伤口及其周围的结缔组织过度增生、脱水、老化并变得坚硬，最终形成瘢痕组织，阻碍伤口的正常愈合。

（二）治疗作用

1．消炎消肿 超短波能有效治疗各种感染性和非感染性炎症，无论是急性、亚急性和慢性炎症。通过改善局部血液循环，促进水肿消散和炎症介质、细菌的排出，达到消炎消肿的目的。

2．解痉镇痛 超短波能够缓解胃肠道平滑肌和骨骼肌痉挛，降低纤维结缔组织张力，对各种神经痛、痉挛性疼痛、张力性疼痛、缺血性疼痛及炎症性疼痛等均有良好的镇痛作用。

3．增强免疫力 超短波还能提升机体的免疫力，提升抗病能力。

4．促进组织生长修复 其温热作用能有效促进组织的修复和生长。

5．非热效应 超短波能影响神经的兴奋性，进一步提升免疫系统的功能。

6．治疗癌症 使用大剂量超短波时，其产生的高热具有治疗癌症的效果，常与化疗结合用于癌症的治疗。

三、治疗技术

（一）治疗设备

1．超短波电疗仪 根据输出波形可分为连续超短波治疗仪和脉冲超短波治疗仪（图5-6）。

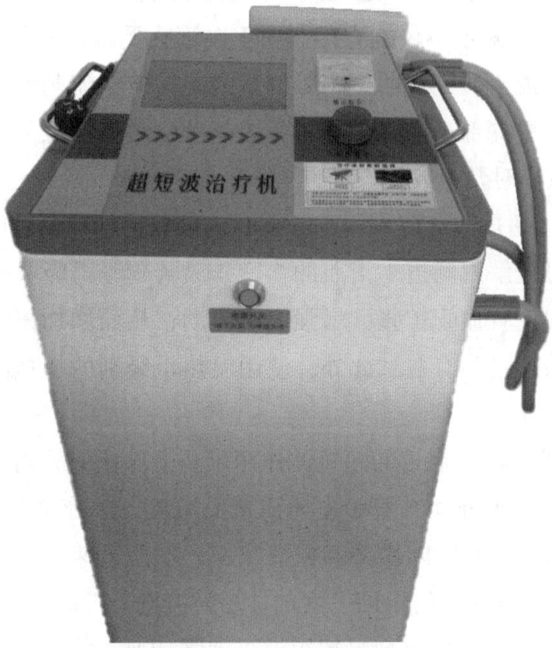

图5-6 超短波治疗机

（1）连续超短波治疗仪　输出等幅正弦波。其波长通常为7.37m（40.68MHz）或6m（频率50MHz）。输出功率分为小功率（50～80W，适用于五官或浅表部位治疗，又称五官科超短波治疗仪）和大功率（250～300W，分为落地式和台式，适用于较大、较深部位的治疗）两类。

（2）脉冲超短波治疗仪　输出等幅脉冲正弦波，特点在于持续时间极短（以微秒为单位），但瞬间脉冲峰值极高（可达10 000W），间歇时间较长。其波长同样为7.7m（38.96MHz）或6m（50MHz），脉冲持续时间在1～100微秒，脉冲周期为1～10毫秒，脉冲功率为1～20kW，脉冲重复频率为100～1000Hz。

2. 电极　超短波疗法的主要治疗方法是电容场法，所使用的电容电极根据形状可分为圆形、矩形（包括正方形、长方形、长条形）及体腔电极三种。

（二）治疗方法

1. 电极的放置　包括对置法、并置法、交叉法和单极法，其中最常用的是对置法和并置法（图5-7）。

（1）对置法：将两个电极相对放置，电场线集中于两极之间，其作用较深，适用于深层治疗。电极间距需大于一个电极直径，避免电场过于集中。若同时治疗两肢体，应在骨突处加衬垫，以防烫伤或电场作用不均匀。

（2）并置法：两个电极并排放置，电场线分散，适用于浅表治疗。电极与皮肤之间的间隙不宜过大，且两极间距应在一个电极直径与3cm之间，以防电场过于分散或集中，影响疗效并可能导致烫伤。

（3）交叉法：将两组电极垂直交叉放置，分阶段启动设备，令病灶区域依次接受两个不同方向的高频电流刺激，以此深层组织的渗透效果，使能量均匀分布，同时延长治疗时间。

（4）单极法：治疗时仅使用一个电极，多应用于小功率治疗仪，治疗范围小且表浅。但此方法易造成电磁污染，因此使用较少。

2. 治疗剂量、时间与疗程　剂量、时间与疗程均同短波疗法。

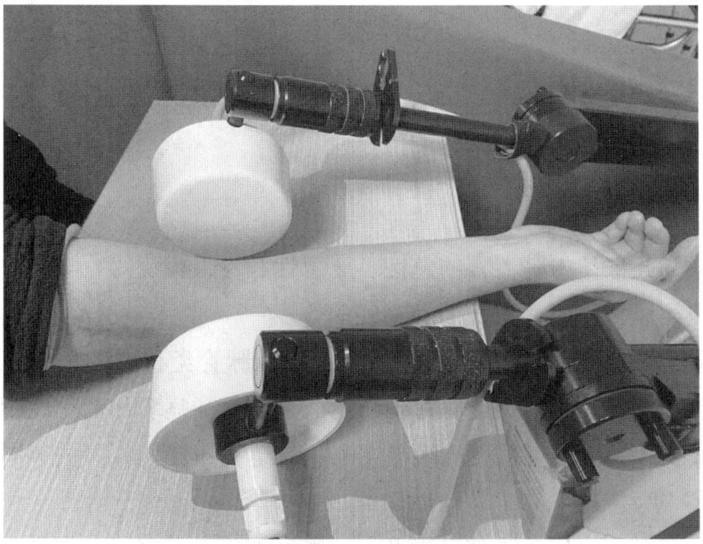

图5-7　超短波电极的对置法

3. 操作程序

（1）治疗前患者需去除身上的金属物品，并选择合适的体位，无须裸露治疗部位的皮肤。

（2）选用合适的电极，按医嘱将电极放置于治疗部位，同时调好电极与治疗部位皮肤之间的距离。

（3）检查设备的各旋钮是否处于初始“0”位。然后接通电源，待灯丝预热3～5分钟后，调节调谐旋钮，使机器处于谐振状态。

（4）选择合适的剂量。如需增减剂量，可以通过调节高压控制旋钮或灯丝电压控制旋钮来实现。

（5）治疗中需和患者适当沟通交流，并注意患者的反应。一旦发现患者出现心悸、发热等不适症状，应马上停止治疗，并及时进行处理。

（6）治疗结束后，切断电源，取下患者身上的电极。

（三）操作注意事项

1．治疗室需铺设绝缘地板，床椅应为木质，并确保治疗机接地线。

2．患者治疗时应避免触碰其他导电物品，电极和电缆下应垫上橡胶布或棉垫。

3．治疗过程中，两电缆禁止打圈或交叉，防止短路。

4．治疗前检查皮肤状态，避免在皮肤感觉障碍处使用，以免过热烫伤。非必要情况，慎用大剂量。

5．汗液、尿液需擦干，保持治疗部位干燥，防止皮肤灼伤。

6．避免在睾丸、心脏、眼、神经节及神经丛及小儿骨骺等对超短波较为敏感的部位进行大剂量超短波治疗。妇女经期和妊娠期禁止在下腹部进行治疗。

7．头部、老人及小儿的心前区避免进行大剂量治疗。单极法不宜用于大功率超短波治疗，小功率的超短波单极法也慎用。

8．慢性炎症、伤口及粘连患者不宜采用超短波进行过长疗程的治疗，以免引起粘连加重，影响疾病的恢复。

四、临床应用

（一）适应证

1. 炎症 软组织、五官和内脏器官的急性、亚急性和慢性炎症等。

2. 疼痛 坐骨神经痛、肌痛、偏头痛和神经痛等。

3. 血管和自主神经功能紊乱 闭塞性脉管炎、血栓性脉管炎和雷诺病等。

4. 胃肠道疾病 慢性溃疡性结肠炎、胃肠功能低下、胃肠痉挛和消化性溃疡等。

5. 肌肉骨骼关节疾病 颈椎病、腰椎间盘突出、软组织扭挫伤、肩关节周围炎、关节积液、肌肉劳损、骨折延期愈合等。

6. 其他 急性肾衰竭、烧伤、冻伤、胃及十二指肠溃疡、痛经、外周神经损伤、神经炎等。

（二）禁忌证

植入心脏起搏器者、恶性肿瘤（一般剂量时）、颅内压增高、妊娠、有出血倾向、活动性结核、严重心肺功能不全、青光眼、治疗局部有金属异物等。对于结缔组织增生性疾病，超短波尤其慎用，如软组织粘连、瘢痕增生、内脏粘连等。

▶知识拓展

静电疗法

静电疗法是指利用静电场对人体进行治疗的方法，具有镇静和调节神经、促进新陈代谢、增强血液组织营养、杀菌及消除疲劳等多种治疗效果。主要分为高压静电疗法和低压静电疗法两种。

一、高压静电疗法

高压静电疗法采用的是高压直流电场，两个输出电极间的电压范围为50 ~ 60kV，电流不超过1.5mA。除高压直流电场的作用外，空气负离子流、二氧化氮和臭氧也起到一定的辅助治疗作用。高压静电疗法又可分为全身疗法和局部疗法。

1. 全身疗法　患者脱鞋坐在木椅上，帽状电极悬于头顶上方10 ~ 15cm处并连接阴极，并配合足部平板电极形成回路。

2. 局部疗法　患者需暴露治疗部位，在病变部位上方8 ~ 10cm处悬挂适当大小的方形刷状或球状电极并连接阴极，治疗肢体则放置在绝缘方形电极上并连接阳极。

二、低压静电疗法

低压静电疗法所使用的静电场电压通常不超过500V，电流小于1mA。该疗法主要依赖静电场的作用。低压静电疗法又可分为全身疗法和局部疗法。

1. 全身疗法　患者采取仰卧位，双眼微闭，双手自然放在身体两侧，保持安静放松状态，电极放置在腰背部。

2. 局部疗法　先做好治疗部位的清洁，再将电极置于患处，并固定好。

第四节　微波疗法

应用波长1～100cm、频率300～30 000MHz的特高频电流即微波电流作用于人体以治疗疾病的方法，称微波疗法（microwave therapy），又称为特高频疗法。根据波长不同，可以将微波分为三个波段：分米波（波长10～100cm，频率300～3000MHz）、厘米波（波长1～10cm，频率3000～30 000MHz）和毫米波（波长0.1～1.0cm，频率30～300GHz）。

微波疗法常用的波长（频率）：分米波疗法为69cm（频率433.9MHz）、33cm（频率915MHz）和厘米波疗法为12.25cm（频率2450MHz），分米波常用于射频治疗，厘米波为康复医学科常用。医学上通用的厘米波波长已超过厘米波波段的范围，实际为分米波波段，两者的生物学效应相似，故通常将分米波疗法与厘米波疗法统称为微波疗法。有资料显示，微波疗法中还包括毫米波，为极高频电磁波。因毫米波疗法应用较少，故本章节仅讨论医学上常用的微波疗法。

一、微波的物理特性

微波是一种特高频电磁波，位于电磁波谱的红外线与超短波之间，兼具无线电波与光波的物理特性。它呈单向束状传播，具有弥散性，在不同介质中会产生反射、折射、散射和吸收等现象。但微波的产生、传输及测量等，均与无线电波和光波不同。

微波疗法是通过辐射器中的天线，利用反射罩或直接辐射的方式，将微波能量作用于人体，因此也称微波辐射治疗。当微波照射人体时，部分能量被吸收，部分被反射。富含水分的组织，如血液、淋巴液和肌肉等，能有效吸收微波能量并转化为热能，使组织温度升高；而脂肪和骨组织则对微波能量吸收较少。微波穿透人体组织的深度与其频率密切相关，频率越高，穿透能力越弱。具体来说，分米波能有效作用于7～9cm深的组织，厘米波为3～5cm。

二、治疗原理及治疗作用

（一）治疗原理

1. 对神经肌肉的影响　短时间中小剂量的微波能兴奋神经系统，而大剂量的微波则会产生抑制作用，且任何剂量微波都可能改变脑电图。长期小剂量微波接触可致神经系统功能紊乱，包括头痛、头晕、疲劳、记忆力减退、睡眠障碍及心血管问题等，且脑电图会显示抑制现象，但停止接触后可缓解。微波还有镇痛作用，能降低周围神经痛阈，缓解肌肉痉挛并降低肌张力。

2. 对心血管系统的影响　小剂量的微波辐射有益于改善冠状动脉的供血状况，并能改善心肌梗死时的血液循环。然而，大剂量辐射会对心脏会造成损伤。在治疗剂量下，微波能够提升组织温度，促进血液循环，增加血流量。对人体进行10～15分钟的微热量微波照射，有助于降低高血压患者的血压。

3. 对消化系统的影响　治疗剂量的微波能有效缓解胃肠痉挛，减少胃酸分泌和胃肠蠕动，调节胃肠道分泌与排空功能，尤其在亢进状态下效果显著。但胃肠道等空腔器官调节功能弱且对热敏感，大剂量微波治疗可能引发损伤。对肝脏而言，小剂量微波可致充血，而大剂量微波则可能导致肝细胞肿胀、变性，严重时会引发空泡和坏死。因此，在使用微波治疗时需严格控制剂量，避免过量造成脏器损伤。

4. 对内分泌系统的影响　小剂量的微波能够增强内分泌腺的功能。微波作用于肾上腺区时，可以显著兴奋肾上腺的交感部分。同样，微波作用于胸腺和甲状腺区域时，能够改善胸腺及甲状腺的功能，并表现出免疫刺激。然而，大剂量的微波则会抑制内分泌腺合成和分泌激素。

5. 对血液及免疫系统的影响　小剂量微波对血小板数量和凝血时间没有显著影响；中小剂量微波会导致淋巴细胞数量减少，同时中性粒细胞数量增多；而大剂量微波则会使红细胞脆性增加，中性粒细胞数量减少，并且延长凝血时间。

6. 对呼吸系统的影响　中小剂量微波作用于肺部时，可降低呼吸频率、缓解支气管痉挛、提高肺通气量。病理改变表现为使肺组织轻度充血、肺泡间隙出现少量白细胞浸润。

7. 对眼的影响 小剂量的微波对眼睛有治疗作用。此外，眼球是富含水分的具有多层界面的组织，眼睛对微波非常敏感，其吸收微波能量多，血液循环差，没有足够的血管进行散热。因此，应用大功率照射眼睛时容易因过热而使晶状体浑浊，形成微波白内障。

8. 对生殖系统的影响 由于睾丸的血液循环相对较差，因此对微波辐射特别敏感。当受到较大剂量的微波辐射时，曲细精管可能会发生退行性变、萎缩，甚至发生局灶性坏死。因此，在进行微波辐射治疗其附近部位时，应对睾丸采取屏蔽防护措施。

9. 对炎症过程的影响 微波因其非热效应和热效应而具备抗炎作用，适用于急性、亚急性及慢性炎症的治疗。当机体受到微波辐射时，局部血管扩张，血流速度加快，从而提升组织对炎症介质的吸收能力。在急性炎症期，病灶部位炎症介质增多，微血管功能出现紊乱，管壁和组织通透性增加。此时，小剂量微波辐射能够降低病灶中炎症介质的含量。然而，若采用中等以上剂量（温热量）的微波辐射急性炎症病灶，会导致炎症介质含量进一步升高，加剧炎症症状。当进入炎症的亚急性及慢性阶段时，中等剂量（温热量）的微波辐射则能加快炎症产物的吸收和组织修复进程。

（二）治疗作用

分米波和厘米波作用于人体时会产生温热作用。小剂量微波可以促进局部血液循环、改善组织代谢和营养状况、促进组织再生修复、解痉镇痛、消炎、脱敏、调节神经功能、调节内分泌腺功能和调节内脏器官的功能；大剂量微波可有抑制和灭杀肿瘤细胞的功能。微波疗法作用类似短波、超短波疗法，但作用深度不同，其中分米波作用较深，可至深层肌肉，厘米波作用仅达皮下脂肪组织和浅层肌肉。采用微波组织凝固治疗时，厘米波可直接在肿瘤或病灶处进行高热凝固，使坏死组织脱落。

三、治疗技术

（一）治疗设备

1. 治疗仪 国内微波治疗仪频率多为2450MHz，波长12.24cm；频率915MHz，波长22.78cm，最大输出功率为200W（图5-8）。

2. 微波辐射器 分为非接触式和接触式辐射器。

（1）非接触式辐射器：微波治疗时，辐射器不直接接触皮肤，因此微波会在空间中发生较大的反射和散射（也称漏能）。为适应不同治疗需求，辐射器设计有多种形状，具体如下。①马鞍形辐射器：适用于治疗面积较大且表面凹凸不平的部位，如胸、腰、腹部及膝部。使用时，辐射器需紧贴治疗部位。②半球形、圆柱形辐射器：主要用于体表治疗，辐射器与治疗部位保持约10cm的距离。③矩形辐射器：适用于脊柱和肢体部位的治疗。④凹槽形辐射器：适用于大面积部位的治疗，是分米波疗法的专用辐射器。

（2）接触式辐射器：具体如下。①体腔辐射器：适用于直肠、前列腺、阴道、宫颈、外耳道等体腔部位疾病的治疗，通常为各种直径的长圆柱形。微波辐射方式包括轴向辐射、半径向辐射或全

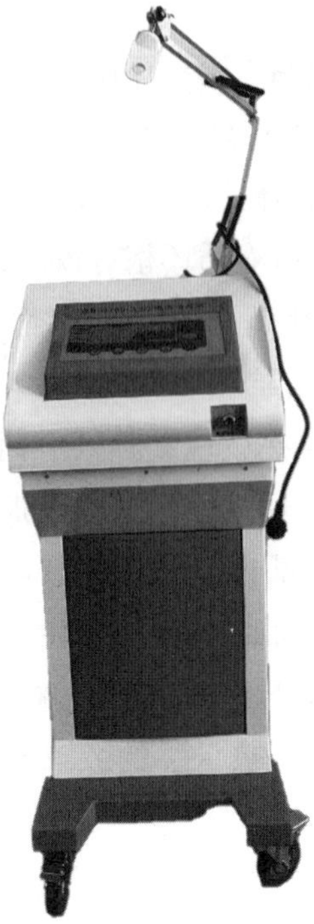

图5-8 微波治疗仪

径向辐射。②聚焦辐射器：是一种在治疗时与皮肤接触的辐射器，其漏能较小。它的特点是将微波辐射集中作用于一个非常小的范围内，常见的直径有1.0cm、1.5cm、4.0cm三种。聚焦辐射器内部采用陶瓷作为媒质，以替代非接触辐射器中的空气媒质，从而减少微波的反射。在治疗过程中，聚焦辐射器和体腔辐射器均可以与人体皮肤直接接触。由于反射消耗较少，这类辐射器使用时所需的功率仅为圆形或长形辐射器的10%～15%。

（二）治疗方法

1. 常用治疗方法

（1）体表非接触式辐射法：如采用圆形、矩形及圆柱形辐射器，照射时辐射器与人体体表保持一定距离，辐射器中心对准患处，辐射距离一般为7～10cm（图5-9）。

（2）体表接触式辐射法：适用于接触式体表辐射器。可采用凹槽形、马鞍形或聚焦辐射器，贴

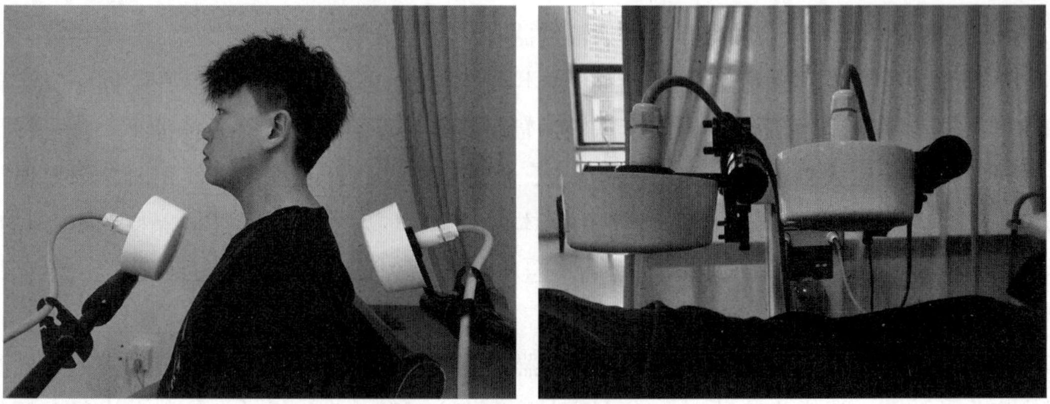

图5-9 体表非接触式辐射法

近患者患处进行治疗，聚焦辐射使用时（在取下辐射器罩盖的情况下），由患者自行握住手柄操作。接触式治疗能减少电磁波向周围空间的辐射。聚焦辐射器虽范围较小但治疗作用集中，凹槽形辐射器的治疗作用较深且均匀。

（3）体表隔沙辐射法：是一种非接触式辐射的治疗方法，治疗时使用沙子来替代辐射器与皮肤之间的空气媒质。使用时，在体表不平整的治疗部位上放置一个4～7cm厚的细沙袋，然后在沙袋上压上体表辐射器进行治疗。由于沙子的介电常数特性，微波在穿过沙层时更易集中成束，从而显著减少散射，增强传入人体的电磁波能量，并降低向周围空间发散的辐射。因此，在使用体表隔沙辐射法时，人体吸收的微波功率是使用体表非接触式辐射法的一倍。所以，采用这种方法进行治疗时，治疗剂量通常应减少一半。河沙、海沙或沙漠沙在冲洗干净并干燥后均可用于此疗法的治疗中，且沙粒宜细小、均匀。

（4）体腔辐射法：此法适用于阴道、直肠腔内的治疗。患者取截石位或侧卧位，先在辐射器外套上一个已经消毒的耐热乳胶套，然后在乳胶套外涂抹少量的消毒液体石蜡或凡士林等作为润滑剂，之后将辐射器伸入阴道或直肠内，用沙袋将辐射器尾端及电缆固定好，治疗结束后将乳胶套扔掉，以减少消毒程序。用体腔辐射器时，其接触面积较少，反射消耗也低，因此使用功率应在10W以下。同样，当采用耳辐射器进行治疗时，也应为辐射器套上乳胶套。

（5）微波体腔内辐射器加温疗法：该疗法可用于多种疾病的治疗，如脑瘤（结合加温与手术切除）、子宫出血、慢性前列腺增生、肝癌（微波刀切除手术）、腔内及口腔血管瘤、食管肿瘤、声带息肉、内痔及胃息肉等。以慢性前列腺增生的微波体腔内辐射器加温疗法为例，该疗法使用直径约0.7cm的单极同轴微波天线（即辐射头），治疗时，患者需进行低位腰麻并采取膀胱截石位以便尿道扩张，随后，医生插入膀胱镜冲洗膀胱，并通过镜鞘将微波辐射极放置到精阜近端。根据前列腺的具体大小，调整输出功率在50～100W，并进行60～90秒的照射。照射次数根据后尿道的长度决定，通常为1～3次，术后患者需要留置导尿管7～10天。

2. 治疗剂量、时间与疗程

（1）治疗剂量：由患者的病情来确定。急性期选择小剂量，慢性期可适当增加剂量，微波疗法的治疗剂量分级标准与短波、超短波疗法一致，剂量的调整需结合患者的主观温热感和按辐射面积计算功率密度。此外，治疗剂量与辐射器的类型、辐射距离、输出功率和治疗时间有关。

1）根据患者主观温热感分级：可将微波的治疗剂量分为四级，Ⅰ、Ⅱ级属小剂量，Ⅱ、Ⅳ级属大剂量，具体分级见短波疗法。

2）根据不同功率进行分级：对于矩形、马蹄形、直径17cm的圆形辐射器，在距离10cm左右的情况下可分为4级。①无热量为＜50W。②微热量为50～100W。③温热量为100～150W。④热量＞150W。采用经沙辐射治疗时治疗剂量仅为上述剂量的1/2，在应用耳内、聚焦、体腔等小型辐射器时不能采用上述剂量标准，阴道、直肠辐射器治疗时一般为10～20W，耳内辐射器治疗时不应超过10W。对于直径8cm的圆柱辐射器，最大治疗功率不应超过25W。

（2）时间和疗程：根据患者病情而定，急性病一个疗程一般为3～6次，慢性病一个疗程则需10～20次。每次治疗5～20分钟，每日或隔日治疗1次。

3. 操作程序

视频：微波治疗操作流程

（1）在治疗前需去除患者身上所有金属物品。

（2）患者采取舒适体位，依据治疗区域来确定辐射器，并准确调整辐射器与身体表面之间的间距。

（3）治疗前要确认输出调节是否处于“0”位，接着接通电源，让治疗机预热1分钟。

（4）启动治疗开关后，按照治疗需求调整输出至恰当的电压值，并将定时器设定到预定的时间。

（5）治疗结束后，先关闭仪器并切断电源，再将辐射器移开，最后患者起身离开。

（三）操作注意事项

1．在开启设备前，必须确保电缆的所有接头均已牢固拧紧，否则可能引发无输出、接头过热甚至磁控管损坏等问题。

2．进行体表治疗时，患者需将治疗部位暴露；在进行直接辐射治疗时，可着单层薄棉织物。同时，需移除湿敷料、潮湿且易燃的衣物及局部涂抹的油性药膏等，以防止烫伤。

3．治疗时不应仅依赖患者的主观感觉来调整剂量，还要降低感觉或血液循环障碍部位的治疗剂量，以确保安全。

4．在治疗过程中，工作人员和患者都应佩戴微波专用防护眼镜，以保护眼部免受微波直接辐射或由金属物间接反射的伤害，预防微波白内障。

5．金属物品应避免放置在治疗区域及其周围。如患者体内有金属植入物（如固定钉、片等）且必须进行治疗时，应采用较低剂量进行治疗。

6．治疗时应避免直接照射头面部、儿童骨骺区域及男性会阴部位。若需在这些区域附近进行治疗，必须采取防护措施，如使用防护镜或防护罩等，以保护眼睛和睾丸免受伤害。

7．老年人和儿童在接受治疗时需特别谨慎。老年人因血管弹性减弱且脆性增加，治疗时需严格控制治疗强度和时间；儿童则因对热感知能力较弱，易发生烫伤，因此在治疗过程中需密切监测并调整治疗参数。

8．在进行腹部大剂量治疗前，患者应排便并避免饱餐，以防止胃肠道因过热而糜烂或穿孔。

9．必须严格遵守各辐射器的距离和剂量要求，切勿过量使用。

四、临床应用

（一）适应证

1．炎症性疾病

（1）结缔组织及软组织炎症：肌炎、纤维组织炎、滑膜炎等。

（2）关节及周围组织炎症：肩周炎、关节炎等。

（3）呼吸道及相关器官炎症：胸膜炎、鼻炎、支气管肺炎、喉炎等。

（4）消化系统炎症：胆囊炎、肝炎、结肠炎等。

（5）泌尿生殖系统炎症：肾盂肾炎、膀胱炎、盆腔炎、前列腺炎等。

（6）血管及外周循环系统炎症：四肢血栓性脉管炎等。

（7）神经系统炎症：神经炎、神经根炎、脊髓炎等。

（8）五官及其他局部炎症：中耳炎、乳腺炎、疖、痈等。

2. 疼痛性疾病 神经痛、肌痛、腰腿痛等。

3. 创伤及损伤性疾病 扭挫伤、血肿、外周神经损伤等。

4. 神经系统及相关功能障碍性疾病 多发性硬化等。

5. 其他 伤口愈合迟缓、消化性溃疡、支气管哮喘、术后粘连等。

（二）禁忌证

禁用于植入心脏起搏器者、妊娠期妇女，以及有严重心肺功能不全、恶性肿瘤（常规剂量下）、结核病（非控制期）、局部金属异物、有出血倾向等症状或疾病者。此外，在眼及睾丸附近治疗时应采取屏蔽措施进行保护。

（三）常用三种高频电疗法特点比较

高频电疗法中的短波、超短波和微波疗法均采用高频高压电磁波来治疗疾病。具有一定的共同点和区别点，关于每种疗法的特点见表5-4。

表5-4 常用三种高频电疗法特点比较

特点	短波	超短波	微波
波长	10 ～ 100m	1 ～ 10m	0.01 ～ 1.00m
频率	3 ～ 30MHz	30 ～ 300MHz	300 ～ 30 000MHz
输出元件	电缆	电容电极	辐射器
电流种类	涡电流为主	位移电流为主	定向性电磁波
作用深度	稍深，可达皮下与浅层肌肉	较深，可达肌肉、内脏、骨	分米波：较深，可达7 ～ 9cm 厘米波：较表浅，可达3 ～ 5cm
电力线分布	较深透均匀	深透均匀	较浅，局限
非热效应	较明显	明显	明显
作用原理	涡电流，欧姆损耗	位移电流介质损耗为主	特高频振荡
治疗技术	电缆法为主	电容法为主	辐射法
剂量分级	主要依据患者感觉	主要依据患者感觉	可依据患者感觉或根据输出功率
主要适应证	慢性、亚急性炎症	急性、亚急性和慢性炎症	急性和慢性炎症

▶知识拓展

高频电热疗法

应用高频电流的热效应来治疗恶性肿瘤的电疗法称为高频电热疗法。

一、高频电疗法的分类

高频电热疗法根据使用频率的不同分为射频电热疗法和微波电热疗法。其中，射频电热疗法包括中波、短波和超短波；微波电热则常用分米波和厘米波。

1.射频电热疗法 ①电容场电热法：将肿瘤置于高频电容场中，适用于深部内脏器官肿瘤的治疗。常用频率为8MHz、13.56MHz的短波和40.68MHz的超短波。②电感电热法：将肿瘤被置于有短波通过的线圈或金属环内，适用于浅表肿瘤，常用频率为27.12MHz的短波。③组织间电热法：通过金属针插入瘤内进行治疗，适用于浅表肿瘤，常用频率为500kHz ~ 10MHz的短波。

2.微波电热疗法 ①体表辐射法：适用于体表或浅部肿瘤的治疗。②体腔内辐射法：适用于食管癌、直肠癌、宫颈癌等，常用频率为915MHz、2450MHz，功率小于50W。③组织间电热法：用于术中电热疗法，适用于肿瘤及内脏肿瘤。

二、治疗剂量和时间

目前高频电热疗法的治疗剂量指标是电热温度和持续时间，采用热量级（Ⅳ级）治疗剂量时，需确保肿瘤温度达到43℃（或42.5℃）及以上。每次治疗30 ~ 60分钟，尽可能在电热疗法开始10 ~ 15分钟内迅速达到有效温度。治疗频率为每周1 ~ 3次，5 ~ 15次为1个疗程。当电热疗法与放疗或化疗结合时，可根据相关疗程灵活调整。

三、治疗作用

高频电热疗法的主要治疗作用主要为杀灭肿瘤细胞，其与放疗、化疗具有协同作用，可用于大部分表浅肿瘤以及深部肿瘤。

四、禁忌证

值得注意的是，以下情况应禁止使用。植入心脏起搏器、高热、昏迷并严重肝肾功能不全、身体局部有金属异物等。

此外，治疗区域内应避免存在金属物品、心脏起搏器，电极植入患者及妊娠期妇女应远离相关设备，且使用过程中避免眼部和睾丸照射。在热疗过程中，必须确保肿瘤局部温度在几分钟内迅速升至42.5℃，并严密监控治疗过程，以避免皮肤烫伤。

考试知识点总结

本章小结

协和云课堂…… 拓展练习及参考答案

（张　萍）

教学课件

第六章 光疗法

学习目标

素质目标

（1）具备基本的医疗思维与素养，能规范地开展光疗的各项诊疗活动。

（2）开展健康教育，培养与患者及家属进行沟通的能力以及应对突发状况的应急措施。

知识目标

（1）掌握：光疗法的概念、分类、治疗作用及临床应用。

（2）熟悉：光疗法的操作注意事项。

（3）了解：光的物理特性，治疗原理。

能力目标

（1）能开展光疗各项诊疗活动，开展健康教育。

（2）能安全使用仪器并合理安排与管理医疗康复环境。

（3）能具备与患者及家属进行沟通及应对突发状况的应急处理。

案例导入

【案例】

患者，男，56岁，农民，一直从事体力劳动获得收入。7年前出现腰痛症状，劳累后、阴天及寒冷时加重，经CT、红细胞沉降率、类风湿因子、尿常规等检查后未见异常。口服布洛芬等药可暂时镇痛，近日因天气转冷，腰痛加重就诊，诊断为腰肌劳损。

【问题】

1．如何为该患者设定康复治疗目标？

2．应对该患者进行哪些康复治疗？

·核心知识拆解·

光谱是电磁谱的一部分，包括可见光和不可见光。不可见光包括红外线和紫外线，可见光经三棱镜分光后，成为一条由红、橙、黄、绿、蓝、靛、紫七种颜色组成的光带，这条光带称为可见光光谱，波长在400～760nm。其中红光波长最长，紫光波长最短，其他各色光的波长则依次介于其间。波长长于红光（＞760nm）且位于红光之外的不可见光称为红外线，波长短于紫光（＜400nm），位于紫光之外的不可见光称为紫外线。光疗法作为一种非侵入性的治疗手段，通过特定波长的光线来调节人体的生物钟、改善心理状态及促进组织愈合，已经广泛应用于多个医疗领域。

第一节 概 述

一、概念

光疗法（phototherapy）是利用人工光源（红外线治疗仪、可见光治疗仪、紫外线治疗仪等）或自然光源（阳光）防治疾病和促进机体康复的治疗方法。

临床常用的光源可分为两类，第一类是热光源，又称热辐射光源，发光时伴随着强烈的发热，发光时除了大量可见光，还有大量的不可见光产生，发光效率低，如远红外线治疗仪、烤灯和白炽灯等；第二类是冷光源，发光时不会伴有强烈的发热，没有红外线产生，发光效率高，如紫外线灯、激光治疗仪等。

二、光的物理特性

（一）光的性质

1. 波粒二象性 光具有电磁波和粒子的双重特性，称为波粒二象性。光可看成是频率在某一范围的电磁波，有传播、干涉、衍射等特性。光具有粒子特性，遇到平面会发生反弹，具有动能和势能，会发生光电效应。

2. 光具有能量 光能量的大小和光的频率与波长有关。光的传播速度（C）为其波长和频率的乘积，即$C=\lambda f$。因此，波长和频率成反比，即光的频率越高，波长越短。光的波长很短，常用微米（μm）和纳米（nm）来计量，1μm＝1000nm。光的频率越高，波长越短，光能（E）越大。光能的常用单位为瓦（W）、毫瓦（mW）。如红外线频率低，波长长，则能量小，多表现为温热作用。紫外线频率高，波长短，能量大，可杀菌。

3. 光的照射强度 光作用于人体的照射剂量不仅与光子的能量有关，还与照射距离、照射角度有关。物体单位面积上所接受的光能，称为照度。光的照射强度遵循光的照射平方反比定律，即照射强度与距离平方成反比。例如，当光的照射距离增加1倍时，照射强度变为原来照射强度的1/4。照射强度与照射角（照射光线与法线的夹角）的余弦成正比，因此垂直入射的照射强度最大，如照射的垂直距离不变，照射角度为60°，则照射强度减小为原来的1/2。

（二）光学频谱

光学频谱（spectrum）简称为光谱，是复色光经过三棱镜、光栅等色散系统分光后，被色散成的单色光，按波长（或频率）大小而依次排列的图案，全称为光学频谱。太阳光经过色散系统分光后形成按红、橙、黄、绿、蓝、靛、紫次序连续分布的彩色光谱。

（三）光的生物学作用

1. 光的热效应 当物质吸收波长较长的光线时，由于这部分光线的光子能量较小，不会产生光电效应和光化学效应，主要是使受照射物质的分子或原子核的运动速度加快，因而产生热效应。

2. 光化学效应 物质吸收光子后可发生各种光化学效应，多见于能量较大的紫外线和可见光。

3. 荧光和磷光 荧光是指外界光线停止照射后，该物质所发的光也随之消失的现象；磷光是指外界光线停止照射后，该物质所发射光还持续一定时间的现象。荧光和磷光主要是由短波光线如紫光、紫外线、X线等照射散发的。

4. 光的照射深度 皮肤作为体表最表浅层组织，是光作用的首要靶器官。皮肤各层对不同波长光线的吸收能力不同，光线被吸收的越多，其穿透皮肤的就越少。

三、分类

（一）红外线疗法

应用波长在760～400 000nm的红外线治疗疾病的方法称为红外线疗法。红外线主要产生湿热效应，可以改善局部循环，促进水肿吸收，减轻疼痛，修复组织，临床上常用来治疗软组织损伤、劳损、骨关节炎等。

（二）可见光疗法

应用波长在400～760nm的可见光治疗疾病的方法称为可见光疗法。在可见光中，红光可提高神经系统的兴奋性，有兴奋作用；蓝光、绿光可降低神经系统的兴奋性，有镇静作用；蓝紫光对新生儿高胆红素血症有显著疗效，其作用机制主要是热效应和光化学效应。

（三）紫外线疗法

应用波长在180～400nm的紫外线治疗疾病的方法称为紫外线疗法。紫外线会产生化学反应，作用在人体有消炎、镇痛、抗佝偻病的功效，临床上常用于治疗皮肤化脓性炎症、银屑病及玫瑰糠疹等皮肤病，以及各种疼痛性疾病和软骨病等，其作用机制主要是光化学效应。

（四）激光疗法

激光是指通过受激辐射产生的光，应用各种形式的激光治疗疾病的方法称为激光疗法。激光具有高方向性、高亮度、单色性、相干性等物理特性。激光也会产生热效应、压力效应、光化学效应、电磁效应等。根据激光的能量大小不同，其所产生的作用也不同。低能量的激光主要有抗炎和促进上皮生长的作用，高能量激光时由于具有组织破坏的能力，可用于组织切割、烧灼或焊接，因此又有“光针”之称。

第二节 红外线疗法

红外线是不可见光中的一种，在1800年由英国科学家弗里德里希·威廉·赫胥尔（F.W.Herschel）发现，又被称为红外热辐射。Herschel测量将太阳光用三棱镜色散开，在不同颜色的色带位置上分别放置了温度计，以测量各种颜色光的热效应。结果表明，位于红光外面的温度计温度最高。因此他得出结论，在太阳光谱中，红光外面一定有我们看不见的光线，因此，这部分光线称为红外线。在临床上，波长在760～400 000nm的红外线可以用来防治疾病和促进机体康复，这种治疗方法被称为红外线疗法（infrared radiation therapy）。

一、红外线的物理特性

红外线分为两种分别是近红外线与远红外线，二者物理特性显著不同。远红外线照射时，绝大部分光线被反射，其热量大、干燥作用强，但穿透皮肤的深度仅为0.05～2.00mm，只能作用于皮肤的浅层；而近红外线穿透皮肤的深度可达5～10mm，能直接作用于血管、淋巴管、神经末梢等组织。

二、治疗原理及治疗作用

（一）治疗原理

1. 红外线的红斑反应 大剂量的红外线照射皮肤时，皮肤会发红，会出现红外线红斑，红斑颜色为浅红色或鲜红色，形状呈斑纹状或网状，与未照射区没有明显界限。停止照射5～10分钟后红斑会消失。大剂量红外线多次照射皮肤时，可产生褐色大理石样色素沉着，这与温热效应加强了血管壁基底细胞层中黑色素细胞的色素形成有关。

2. 人体对红外线的反射和吸收 红外线照射皮肤后，其中一部分被反射，另一部分被皮肤吸收。皮肤对红外线的反射程度与色素沉着量有关，研究表明，用波长0.9μm的红外线照射时，无色素沉着的皮肤反射约60%的能量，但是有色素沉着的皮肤反射约40%的能量。

3. 温热效应 红外线的光子能量小，作用于人体的只能引起细胞分子运动加速，因此只能产生温热效应，而不会产生光电效应和光化学作用。在红外线作用下，皮肤内的热感受器及血管壁的自主神经末梢受刺激，通过神经反射途径引起血管扩张。强烈的热刺激可引起组织蛋白变性，释放组胺类物质，也可使血管扩张，引发主动性充血反应，使皮肤温度升高。

4. 器官系统的变化 长时间的红外线作用下，可使心率、呼吸加速，排汗能力增强，还可以改善肾脏的血液循环，增加尿量。同时，全身体温也会升高，对心血管系统、神经系统有一定的调节作用。

（二）治疗作用

红外线治疗后，可以产生温热效应，这是产生其他治疗作用的基础。具体机制为湿热作用可使血管反射性扩张充血，血流加快，改善血液循环，增强物质代谢，提高免疫功能。

1. 缓解肌肉痉挛 红外线产生的温热效应可以使骨骼肌肌梭中的γ传出纤维兴奋性降低，牵张反射减弱，从而使肌张力降低，达到缓解痉挛的目的。同时，红外线照射腹壁浅层时，产生的温热效应可以有效使胃肠道平滑肌松弛、蠕动速度减慢。

2. 镇痛 引起疼痛的原因有很多，红外线对于多种原因引起的疼痛具有有一定的镇痛作用。温热效应是其发挥镇痛作用的基础，如对于组织张力增高导致肿胀引发的疼痛，红外线可通过促进局部渗出物吸收、减轻肿胀而镇痛；对于肌痉挛性或缺血性疼痛，可以通过缓解肌肉痉挛、改善局部血液循环、降低肌张力而镇痛；对于神经痛，可以通过降低感觉神经兴奋性、提高痛阈和耐痛阈而起到镇痛的作用。

3. 改善局部血液循环 红外线产生治疗作用的基础是温热效应，当红外线作用于人体组织时，细胞分子运动加快，局部组织温度升高，进而使血管平滑肌松弛，并通过轴突反射使毛细血管扩张、充血，血流加速，血液循环速度提高。这一过程可促进局部渗出物的吸收改善，提高吞噬细胞的吞噬功能，提高人体免疫的功能，从而发挥消炎、消肿的治疗作用。另外，血液循环的速度加快，还可以改善局部组织营养状态，从而提高组织再生能力，使纤维细胞和成纤维细胞的再生能力提高，促进肉芽组织和上皮细胞的生长，增强局部组织的修复功能，从而加速伤口、溃疡的愈合，也可以改变组织缺血、缺氧状态，改善缺血性疼痛。但是应用大剂量红外线治疗可使心率、呼吸加速，排汗能力提高。全身光照可改善肾的血液循环。

4. 促进组织的再生 红外线作用于人体皮肤时，能够改善血液循环，提高营养供应，促进肉芽组织和上皮细胞的生长，提高组织的修复和再生能力，加速伤口愈合。

5. 减少术后粘连，软化瘢痕 红外线治疗后能有效减少伤口的渗出、减轻术后粘连、促进瘢痕软化、减轻瘢痕挛缩，另外也能促进肿胀和血肿的消散。

6. 消肿 血液循环的速度提高有利于加快渗出液的回流，从而加快消肿，但是需特别注意，在病灶的急性渗出期不宜使用红外线疗法，以防止加重渗出。

三、治疗技术

微课：
光疗法

（一）治疗设备

1. 红外线辐射器 任何产热的设备都会应用红外线，医用的红外线灯是将电阻丝缠在瓷棒上或板内，通电后电阻丝产热，瓷棒的温度升高，通过热辐射产生红外线。红外线辐射器有落地式和手提式两种类型，落地式红外线辐射器的功率可达600～1000W或更大。临床上常用的有周林频谱仪、桥式远红外线等（图6-1）。

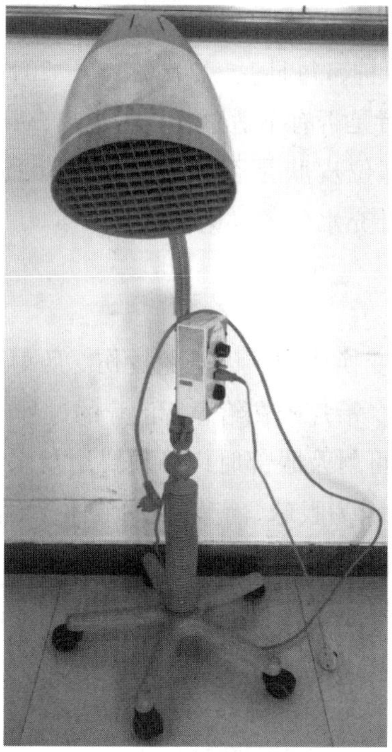

图6-1 红外线辐射器

2. 白炽灯 白炽灯由钨丝和灯泡制成，灯泡内的钨丝通电后温度可达2000～2500℃，其发出的光中95%为红外线，且主要以短波红外线为主。白炽灯用于治疗时有以下几种形式。①落地式白炽灯：通常称为太阳灯，采用功率为250～1000W的白炽灯泡，在反射罩内加装金属网作为防护装置。②手提式白炽灯：采用功率多为200W以下的白炽灯泡，安装于小型反射罩内，反射罩固定在小型支架上。

3. 光浴箱 在光浴箱内，根据不同箱体的大小安装6～30盏不同数量的红外线灯，灯的功率一般为40～60W，适用于躯干、双下肢和全身的治疗。

（二）治疗方法

视频：红外线治疗操作流程

红外线治疗多采用直接照射法，将红外线直接照射于病灶。例如慢性胃炎可直接照射于皮肤表面的胃部投影区，腰肌劳损可直接照射于相应部位。治疗剂量的调节根据病变的特点、部位、患者年龄及身体素质等多个方面而定。

1. 检查螺丝的松紧、灯头的稳定性，提前开启仪器，预热10～20分钟。

2. 患者取舒适体位，暴露照射部位，治疗之前应该仔细询问病史，检查照射部位对温度的反应，如果患者存在感觉障碍，应在治疗时减少照射的剂量，以免烫伤。检查照射部位皮肤是否破损，如有破损，要通过增加照射距离来较少照射剂量或者停止治疗。治疗师需告知患者不可直视光源，不可随意变换体位。

3. 将灯头垂直照射病灶，根据功率调整照射距离：功率500W以上，灯距应在60cm以上；功率250～300W，灯距在30～40cm；功率200W以下，灯距在20cm左右。具体以患者的感觉为准。

4. 病灶小的部位选择小功率（＜300W）辐射器，病灶大的部位选择大功率（＞500W）辐射器。

5. 病灶较深的选短波红外线，病灶较浅的选长波红外线。

6. 每次照射时间在15～30分钟，每日1～2次，15～20次为1个疗程。

7. 治疗过程中要经常询问患者是否有不适感，是否过热，并观察皮肤，以免发生烫伤。

8. 治疗结束后，观察照射部位皮肤是否异常，将患者照射部位的汗液擦干，在室内休息10～15分钟后方可离开，可适当补充水分，以免着凉。

（三）注意事项

1. 治疗时叮嘱患者不能随意变换体位，以避免烫伤。照射过程中若过热、心悸、头晕、大量排汗等时，需要立即告知工作人员。治疗师在给患者治疗的过程中要不时询问患者的感受。

2. 照射部位接近眼部或光线可射及眼部时，必须要用盐水纱布遮盖双眼。治疗时叮嘱患者不可直视光源，以免损伤眼睛。这是因为眼球含有较多的液体，对红外线吸收较强，所以一定强度的红外线直接照射眼睛时可引起白内障。

3. 患者存在意识障碍或有温热感觉障碍时，要减小剂量，并随时观察局部反应，以防止发生烫伤。

4. 对于急性扭挫伤的早期一般不用红外线照射，而是冷敷10～15分钟。注意冷敷超过20分钟也可引起继发性血管扩张，组织渗出增多，肿胀加剧。

5. 治疗时可先于治疗部位涂抹活血化瘀的中药（云南白药、红花油、当归），随后进行红外线照射，以提高治疗效果。

四、临床应用

（一）适应证

1. 亚急性和慢性损伤 扭挫伤后期、损伤性滑囊炎、肌肉劳损等，尤其在软组织扭挫伤恢复期疗效明显。

2. 炎症吸收期 疖、痈、外阴炎、子宫颈炎、盆腔炎、胸膜炎、慢性淋巴结炎、蜂窝织炎、慢性支气管炎、丹毒、慢性胃炎、慢性肠炎等炎症吸收期。

3. 各种慢性关节炎和关节病 老年性骨关节炎、类风湿关节炎。

4. 神经系统疾病 神经性皮炎、神经根炎、外周神经损伤、多发性末梢神经炎、痉挛性或弛缓性麻痹等。

5. 外科系统疾病 术后粘连、注射后硬结、瘢痕挛缩、慢性静脉炎、皮肤溃疡、外伤感染的创面、烧伤、冻伤、慢性不愈的伤口、压疮、湿疹等。

6. 其他 产后缺乳、肌痉挛、肠胃道平滑肌痉挛等。

（二）禁忌证

重度动脉硬化、闭塞性脉管炎、有出血倾向、高热、活动性肺结核、肿瘤所致的体质消耗、炎症的急性期、烧伤后的瘢痕、系统性红斑狼疮等。

第三节　可见光疗法

可见光是肉眼看得见的电磁波，波长范围在400～760nm。可见光经三棱镜等色散系统分光后，可以分成红、橙、黄、绿、蓝、靛、紫七种颜色的光带，这条光带称为可见光光谱。可见光疗法（visible light therapy）是指利用波长范围在400～760nm的光防治疾病和促进机体康复的治疗方法。

一、可见光的物理特性

由于不同波长可见光的光子能量不同，故治疗作用也有差异。在光谱中，可见光中红光波长最长，频率最小，但穿透力最强，其他的可见光随其波长缩短穿透能力依次减弱，紫光作用更加表浅，仅能被表皮吸收。可见光的光谱位于红外线和紫外线之间，由于其波长接近红外线和紫外线，所以其生物学作用既有红外线的温热效应，又有紫外线的光化学效应。

二、治疗原理及治疗作用

（一）治疗原理

1. 对代谢的影响　人体细胞中线粒体对红光的吸收最多，红光照射可增加线粒体过氧化氢酶活性，促进细胞新陈代谢，从而使糖原、蛋白合成增加及三磷酸腺苷分解增加。同时可见光可通过影响代谢过程，加强机体对氧的吸收和二氧化碳的排出。此外，胆红素对蓝紫光吸收最佳，能加快人体胆红素的代谢，可以用于治疗新生儿高胆红素血症。

2. 对神经系统的影响　可见光能调节神经系统的兴奋性，紫光和蓝光照射可降低神经的兴奋性，红光可提高神经的兴奋性，黄光和绿光则没有明显的影响。研究发现，高血压患者在昏暗的房间内独处1小时后可见血压下降，心率减慢。舞蹈症患儿居于昏暗的房间内，其不自主运动明显减少。

3. 各种慢性关节炎和关节病　如老年性骨关节炎、类风湿关节炎。

4. 神经系统疾病　神经性皮炎、神经根炎、外周神经损伤、多发性末梢神经炎、痉挛性或弛缓性麻痹等。

5. 对循环系统的影响　可见光作用后会产生温热效应，从而能使组织充血、增强血液循环。

（二）治疗作用

1. 温热效应　由于红光的波长接近红外线，所以其治疗作用以温热效应为主，可以使深部组织血管扩张，组织充血，血液循环增快，组织营养改善，从而具有促进炎症吸收、缓解肌肉痉挛、促进组织愈合和外周神经再生的作用。

2. 光化学效应　蓝紫光的波长接近紫外线，所以其治疗作用以光化学作用为主。蓝紫光作用于人体后，浅层血管扩张，血液中的胆红素主要对波长范围在420～460nm的蓝紫光吸收程度最强。胆红素在光与氧的作用下发生一系列光化学效应，逐渐转变为水溶性的、低分子量的、易于排泄的无毒胆绿素。该物质可经胆汁排泄到肠道，部分再经尿液排出体外，从而增加胆红素的代谢。临床上常采用蓝光或白光照射新生儿皮肤，用于治疗新生儿高胆红素血症。

三、治疗技术

（一）治疗设备

最常用的人工可见光线的光源是白炽灯，加上不同颜色的滤光片后就可以得到各色的可见光。同时也可以利用不同荧光物质制成的荧光灯，从而发出不同颜色的可见光，国内比较常用的为红光治疗仪，蓝紫光治疗仪和颜色光光子治疗仪颜色光光子治疗仪。

1. 红光治疗仪 基本原理是通过加入特殊的滤光片，从而获得波长以600～700nm为主的红色可见光波段，此波段对人体组织穿透力较强，疗效显著。红光治疗仪整机输出功率高，光斑面积大，光输出设“强”和“弱”两档以适应不同体质的患者。在白炽灯前加红色滤过板制成功率为200W的红光荧光灯，适用于小部位病症治疗。此外，另有一种量子光能治疗系统，采用620～760nm的红光功率为200W的波段，通过对人体进行全身照射，以增强细胞新陈代谢，改善全身血液循环，降低血液黏稠度。

2. 蓝、紫光治疗仪 将10支20W的蓝光荧光灯悬挂在距治疗床70cm的高度，呈半月形摆放，使灯管长轴与床的长轴平行。蓝、紫光治疗仪用于治疗新生儿高胆红素脑病。

3. 颜色光光子治疗仪 可根据不同病种和病情需要选用输出红、橙、黄、绿、蓝、紫六种颜色的光，将单一波段的光子能量照射在病变部位或穴位上，以达到治疗的目的。

（二）治疗方法

1. 红光疗法 因为治疗作用一样，所以局部照射和红外线疗法操作技术相同。

2. 蓝、紫光疗法 将患儿置于蓝紫光的照射区域，照射可分为四区。①以患儿胸骨柄为中心。②双膝关节前部为中心。③背部为中心。④双膝关节窝为中心进行照射。照射6～12小时，停照2～4小时，灯管的总功率不得超过200W。照射时应保护患儿眼睛，并每小时给患儿翻身一次。使身体前后交替照射，总照射时间为24～48小时。

3. 颜色光光子疗法 将病变部位放于光疗覆盖的范围内，根据患者的疾病类型，选择相应颜色的光，从而达到治疗目的的方法。

（三）注意事项

（1）照射部位接近眼部或光线可射及眼部时，应用盐水纱布遮盖双眼。避免由于眼球含有较多的液体，对可见光吸收较强，引起白内障。建议治疗师和患者在治疗过程中佩戴防护镜，以避免眼部损伤。

（2）急性扭挫伤的早期不用红光照射，而应采用冷敷10～15分钟。

（3）蓝、紫光治疗过程中注意观察患儿的情况，如体温（保持在37.5～37.7℃）、呼吸、皮肤、大小便状况等；治疗过程中注意骶尾部及臀部的皮肤护理；照射过程中要注意经常给患儿翻身；箱内温度保持在30℃左右，每4小时给患儿测量1次体温；若照射24小时后，血胆红素不下降，症状无缓解，需考虑其他治疗方法。

四、临床应用

（一）适应证

1. 红光疗法 用于软组织扭挫伤、软组织炎症浸润吸收期、术后伤口浸润、术后伤口愈合不良、溃疡、注射后硬结、面神经炎、胃炎、盆腔炎性疾病等。

2. 蓝、紫光疗法 用于新生儿高胆红素血症。

3. 颜色光光子疗法 用于软组织损伤、带状疱疹、结节性红斑、静脉炎、疖肿、毛囊炎、慢性溃疡、术后切口感染等。

（二）禁忌证

有出血倾向、高热、肿瘤所致的体质消耗、炎症的急性期、严重的免疫系统疾病（如红斑狼疮、血管闭塞性脉管炎）等。

▶知识拓展

血管闭塞性脉管炎

血管闭塞性脉管炎是由于小动脉痉挛和血栓形成造成血管闭塞，致使局部缺血。本病在青壮年多见，多发生于下肢。患肢常出现一过性或持续性苍白、发绀、有灼热及刺痛。患肢下垂时皮色变红，上举时变白，继之足趾麻木，小腿肌肉疼痛，行走时激发，休息时可消失，且小腿部常发生浅表性静脉炎和水肿，检查时可发现足背动脉搏动减弱或消失。随着病情发展，可能会出现间歇性跛行、雷诺现象、夜间疼痛加剧、足趾疼痛剧烈，进而引发趾端溃疡或坏疽而发黑，并逐渐向近心端蔓延。根据患肢有发作性疼痛、间歇性跛行、足背动脉搏动减弱或消失，伴游走性表浅静脉炎即可诊断。

第四节 紫外线疗法

紫外线的发现可以追溯到1801年，德国物理学家里特（Ritter）在实验中发现。将一张浸泡在氯化银溶液中的纸片，放在三棱镜可见光谱的紫光区域附近时，紫光外部区域的纸片会变黑，这说明这一部分受到了一种看不见的射线照射。里特将这种不可见光命名为“去氧射线”，后称紫外线。紫外线因波长短、能量大、光化学作用强，成为各种生物维持正常新陈代谢不可缺少的重要因子。临床上将波长为180～400nm的紫外线用于防治疾病和促进机体康复的治疗方法称为紫外线疗法（ultraviolet radiation therapy）。

一、紫外线的物理特性

（一）长波紫外线

长波紫外线（Ultraviolet A，UVA），波长为320～400nm，生物学作用较弱，有明显的色素沉着作用，又称晒黑段。但UVA色素沉着有效性低，引起红斑反应的作用较弱，可引起一些物质（荧光素钠、四环素、硫酸奎宁等）产生荧光反应，还可引起光毒反应和光变态反应等。穿透深度可达到真皮深处，穿透力强，可透过玻璃。

（二）中波紫外线

中波紫外线（Ultraviolet B，UVB），波长为280～320nm，是紫外线生物学效应最活跃的部分，红斑反应强，又称晒伤（红）段，是应重点防护的紫外线波段。能使维生素D原转化为维生素D，促进上皮细胞生长和黑色素生成，抑制变态反应等。穿透皮肤的深度在0.1～1.0mm，主要发生在角质层和棘细胞层，穿透力中等，不可透过玻璃。

（三）短波紫外线

短波紫外线（Ultraviolet C，UVC），波长为180～280nm，红斑反应明显，主要引起蛋白质和核酸结构的变化，对细菌和病毒有明显杀灭和抑制作用。穿透皮肤的深度较浅，在0.01～0.10mm，主要发生在角质层，穿透力差，仅可进行表面消毒杀菌。杀菌作用最强的部分波长为250～260nm。

中、短波紫外线主要引起表皮变化，长波紫外线可引起真皮明显变化，只有大剂量紫外线才可能引起对结缔组织的作用。

二、治疗原理及治疗作用

（一）治疗原理

紫外线的光子能量较大，能使某些化学键断开，所以能引起一系列的光学反应，如光分解效应、光化合效应等，从而产生复杂的生物学效应。

1. 对代谢的影响 当紫外线照射达到一定剂量时，可能会引起蛋白质发生光解或者核酸变性，细胞损伤后会影响溶酶体的稳定性，释放溶酶体酶，产生组胺、血管活性肽等因子，通过神经反射与神经体液调节机制，引起全身的一系列代谢变化。紫外线可以促进肠道对钙、磷的吸收，增加钙在骨基质中沉积，并可与体内调节钙代谢的其他因子协同作用，使钙、磷在体内保持正常水平。

2. 产生红斑反应 紫外线照射后，经4～6小时的潜伏期，照射区域的皮肤或黏膜出现反应，12～24小时达到高峰，局部会出现界限清晰的红斑。紫外线红斑是一种非特异性急性炎症反应，因为照射剂量不同，所以红斑反应强度也不相同，弱红斑可以持续十余小时，强红斑可持续数日。红斑消退后，皮肤可出现脱屑和色素沉着。紫外线红斑分级见表6-1。

表6-1 皮肤紫外线红斑的分级

红斑等级	生物剂量	红斑颜色及其持续时间	自觉症状	皮肤脱屑	色素沉着	治疗作用
亚红斑	＜1	无红斑反应	无	无	无	维生素D形成，配合光敏剂
阈红斑	1	微红，12小时内消退	较大面积照射时可有轻微灼热感	无	无	促上皮生长，加快血液循环
弱红斑（1级红斑）	2～4	淡红，界限明显，24小时左右消退	灼热感、痒感，偶有微痛	轻微	无，或多次照射时可微有	轻度抗炎，增强白细胞吞噬能力，治疗慢性炎症
中度红斑（2级红斑）	5～6	鲜红，界限明显，伴皮肤微肿，3天内可消退	刺痛、明显灼热感	轻度	轻度	抗炎、镇痛、脱敏、杀菌，清除无生命力组织
强红斑（3级红斑）	7～10	暗红，伴皮肤水肿，4～5天后逐渐消退	较重度的刺痛和明显灼热感	全身性明显脱屑	明显	皮下有显著纤维组织增生、毛细血管新生，表皮变性损伤
超强红斑（4级红斑）	＞10级	暗红，伴有皮肤水疱，5～7天后逐渐消退	重度刺痛及灼热感，伴全身反应	大片脱屑	明显	破坏力强，多用于无表皮的皮肤溃疡或伤口

（1）紫外线红斑反应的机制：紫外线照射人体后，大部分被表皮吸收，进而发生一系列光化学反应，引起蛋白质分子变性分解，从而产生多种活性递质，包括组胺、血管舒缓素和激肽等。

（2）影响红斑强度的因素

1）部位：人体皮肤的不同位置对紫外线的敏感程度不同，基本规律是躯干＞上肢＞下肢，屈侧＞伸侧，四肢近端＞远端。所以胸腹部对紫外线最敏感，而手背、脚背部皮肤对紫外线最不敏感，故手背、脚背等区域需大剂量的紫外线照射才能引起红斑反应。

2）生理因素：具体如下。①年龄：新生儿和老年人对紫外线的敏感度较低，2岁以内的幼儿和处于青春期的青年对紫外线的敏感度较高。②性别：男性较女性对紫外线更敏感，妇女在经期、经前期或妊娠期对紫外线的敏感度升高，经后期则敏感性降低。③皮肤颜色：黑皮肤的患者耐受紫外线的能力比较强，所以黑皮肤的人对紫外线敏感度低。皮肤经常受到日光照射的人对紫外线的敏感度低。

3）病理因素：不同的病症患者皮肤对紫外线的敏感性不同，如甲状腺功能亢进、高血压、血中胆红素升高、风湿性关节炎急性期等病症患者的皮肤对紫外线的敏感性升高。糙皮病、表皮硬化症、重症冻伤、丹毒、气性坏疽、广泛的软组织损伤、慢性溃疡、慢性化脓性伤口等病症的患者皮肤对紫外线的敏感性降低。

4）药物：多西环素、灰黄霉素、保泰松、荧光素、异丙嗪、氯丙嗪、氯磺丙脲、吖啶、甲基多巴、氢氯噻嗪、磺脲降糖药、氟喹诺酮类等药物长期使用可以使皮肤对紫外线的敏感性升高；麻醉剂、钙制剂、胰岛素、硫代硫酸钠等药物可降低皮肤对紫外线的敏感性。

5）其他因素：在不同季节，人体对紫外线的敏感度不同，如春季最敏感，秋冬季次之，夏季最低。食用某些植物，如食用无花果、茴香、芹菜、芥菜、苋菜、萝卜叶、猪毛菜、洋槐花、灰菜等后进行紫外线照射可引起植物性日光性皮炎。物理治疗也会影响红斑反应，如超短波、红外线等物理因子治疗前进行紫外线治疗可提高皮肤对紫外线的敏感程度。

3. 色素沉着 紫外线大剂量照射后，可以使局部皮肤产生直接或间接色素沉着，使皮肤变黑。其中长波紫外线照射后色素沉着较快，但长波紫外线的色素沉着有效性弱，短波紫外线的色素沉着有效性强。

（1）直接色素沉着：皮肤在紫外线照射后数分钟内照射区域即呈现褐黑色，照射后1～2小时色素沉着最明显，之后慢慢消退，一般紫外线照射后6～8小时皮肤完全恢复正常。以波长340nm最有效，在阳光中含量多，可在无红斑情况下出现。其机制主要是光照引起处于还原状态的颜色较淡的黑色素，经氧化作用后转变为呈氧化状态的颜色较深的黑色素在角质细胞中的重新分配所引起的。

（2）间接色素沉着：照射后大约1天内出现，3～4天色素沉着最为明显，2～3周内逐渐消退，主要由波长254nm紫外线引起。其机制主要是光照引起黑色素细胞体积增大，树状突延长，黑色素小体和黑色素增多，且照射剂量必须达到阈红斑量才能引起色素沉着。

4. 促进维生素D生成 太阳中的中波紫外线能促进人体皮肤基底层内的7-脱氢胆固醇经光化学反应转化为维生素D_3，其被吸收入血后再经肝和肾中的羟化酶的作用转化成活性维生素D，进而促进钙、磷吸收。中波紫外线穿透力差，因而隔着玻璃晒太阳，起不到促进钙吸收的作用。

5. 对细胞的影响 细胞内的核糖核酸（ribonucleic acid，RNA）和脱氧核糖核酸（deoxyribonucleic acid，DNA）对波长250～260nm（属于短波范畴）的紫外线有强烈的吸收作用，尤其是DNA吸收更多。因此，紫外线会影响细胞的生命活动。小剂量的紫外线照射会刺激细胞的DNA和RNA的合成，从而促进细胞的生长繁殖；用较大剂量的紫外线照射可使细胞的DNA和RNA发生改变，导致细胞的生长繁殖呈现先抑制后兴奋的过程；大剂量紫外线照射可使细胞的DNA和RNA破坏，蛋白质变性及酶灭活，导致细胞死亡，这便是紫外线杀菌的作用机制。

6. 对免疫功能的影响 紫外线照射后，皮肤及皮下组织会离子平衡发生改变，从而使蛋白质变性，能提高吞噬细胞的功能使防御机制得到加强。研究表明，紫外线照射皮肤后，可以激活人体T细胞的免疫功能，且白细胞介素-1的含量明显增多，这是一种重要的细胞因子，在免疫反应和炎症反应中起着传递信息、促进细胞生长分化等作用。

7. 抑制变态反应 红斑量紫外线有抑制Ⅰ、Ⅳ型变态反应的作用。Ⅰ型变态反应与肥大细胞和嗜碱性粒细胞脱粒释放大量组胺等活性递质有关系。红斑量紫外线照射在皮肤内出现的组胺会同细胞膜上H_2和H_1受体发生特异性结合，使细胞膜上的腺苷酸环化酶被激活、鸟苷酸环化酶活性被抑制，因而胞浆环磷酸腺苷（cyclic adenosine monophosphate，cAMP）含量增加和环磷酸鸟苷（cyclic guanosine monophosphate，cGMP）含量会降低，肥大细胞和嗜碱性粒细胞的胞膜和胞质趋于平稳，嗜碱颗粒同脱失而减少，组胺等物质的释放也减少。前列腺素、肾上腺素和氨茶碱都是刺激腺苷酸环化酶活性的物质，能使cAMP浓度升高。前列腺素和免疫应答反应有密切关系，其中特别是前列腺素E_2（ProstaglandinE_2，PGE_2）具有明显的免疫调节作用。所以，紫外线的脱敏作用，可能还同紫外线照射皮肤内多种前列腺素含量升高有关。

8. 光敏反应

（1）光毒反应：指的是机体接受了超常规照射剂量，导致皮肤表面发生急性损伤性反应。喹诺酮类、布洛芬和汞制剂等药物与紫外线照射同时发生作用，可以提高机体对紫外线的敏感性，产生比较强的皮肤反应，临床上可以用来提高紫外线治疗某些皮肤病的疗效。例如银屑病患者口服8-甲氧基补骨脂素后1～2小时，用长波紫外线照射，可使表皮细胞DNA复制被抑制，从而增强细胞增殖周期。

（2）光变态反应：引起光变态反应的抗原可以是由光的照射而发生变化的皮肤蛋白或核酸，也可以是由于外源光敏剂吸收光能后发生变化，并同蛋白载体一起形成的复合物。引起光变态反应的光波主要位于长波紫外线波段范围。

9. 荧光反应 大部分荧光物在紫外线的照射下会产生一定颜色的可见光，临床上常利用荧光反应诊断疾病。例如，血卟啉在UVA照射下会产生橘红色荧光，花斑癣会呈金黄色荧光，发癣呈鲜明的蓝绿色荧光，四环素会呈黄色荧光等。因此，临床上可以利用荧光反应检测肿瘤组织和某些皮肤疾病。

10. 对器官系统的影响

（1）对循环系统的影响：红斑量的紫外线照射皮肤后，心率、心搏出量增加，冠状血管的痉挛缓解；高血压的患者经紫外线照射后收缩压呈现一过性升高，然后暂时性下降，继而稳定性降低的变化规律。

（2）对消化系统的影响：合适剂量的紫外线照射胰腺投影区可增强胰腺的功能，大剂量则抑制其功能。

（3）对内分泌系统的影响：研究表明，用4个生物剂量（MED）照射大鼠的肾上腺投影区，可使皮质激素分泌增加，若小于4MED则无此作用。红斑量紫外线照射可以增强甲状腺的功能，同时抑制甲状旁腺的功能。

（4）对血液的影响：对于继发性贫血的患者，小剂量紫外线照射后可加快红细胞的生成，使红细胞数量增加；大剂量紫外线照射后作用则相反。

（5）对物质代谢的影响：红斑量紫外线局部照射后，可以使糖尿病患者血糖降低，酮症患者的血乳酸和尿酮体水平降低，而大剂量紫外线照射时，会促进蛋白质分解，氮、磷、硫排除增加、脂肪分解增加，血脂降低。

（二）治疗作用

1. 消炎 红斑量紫外线局部照射可以治疗炎症性疾病，例如咽炎、扁桃体炎等，特别对急、慢性化脓性炎症疗效显著。

2. 镇痛 红斑量紫外线照射对炎症和非炎症性疼痛均有良好的镇痛作用。应用红斑量紫外线照射后，可以使照射区域的痛阈值升高，感觉时值延长，从而抑制痛觉的传入。同时红斑量紫外线照射还可促进血液循环，加快致痛物质清除。

3. 杀菌 短波紫外线杀菌作用较强，大剂量照射后可引起DNA、RNA严重受损，并发生结构改变，同时蛋白质分解变性，最终导致细菌死亡。紫外线能杀灭各种细菌或病毒，主要是因为细菌或病毒的蛋白质和核酸能强烈吸收相应波长的紫外线，进而使蛋白质发生变性解离，DNA结构和功能受损，最终导致细菌和病毒死亡。

4. 促进伤口愈合 紫外线有促进细胞生长、分裂和增殖的作用，并能改善血液循环、改善组织细胞营养和再生条件等，这些作用均有利于伤口的愈合。大剂量紫外线对DNA的合成有很强的破坏作用，可促使细胞死亡，促进坏死组织大片脱落，临床上可用于治疗各种感染性创面。

5. 脱敏 红斑量紫外线照射具有全身和局部脱敏作用，其中中波紫外线脱敏作用较好。多次小剂量紫外线照射可使组织中的少量蛋白质分解产生组胺，刺激组胺酶生成，分解血液内过多的组胺，从而起到脱敏作用。此外，紫外线照射后维生素D合成增加，钙的吸收增多，钙离子可显著降低神经系统兴奋性和血管通透性，减轻变态反应。因此，紫外线可用于荨麻疹、支气管哮喘、风湿病等Ⅰ、Ⅳ型变应性疾病的治疗。

6. 抗佝偻病和骨软化症 人体皮肤基底层内的7-脱氢胆固醇经紫外线照射后会转化为维生素D_3，进而促进钙吸收，因此紫外线可用于治疗佝偻病、骨软化症和骨质疏松等疾病。临床上常用全身照射或多孔照射法进行治疗。

7. 加强药物作用 红斑量紫外线照射风湿性关节炎患者，可以促进抗风湿药物水杨酸钠的分解，提高药物疗效。此外，照射区域血液循环改善亦有利于药物吸收。

8. 改善局部血液循环 经红斑量紫外线照射后，可以使照射区血管扩张，供血量增加，血液循环加快，代谢加强，营养供应改善，同时促进代谢产物和病理产物排出。

9. 光敏作用 又称光动力学作用。采用8-甲氧基补骨脂素（8-methoxypsoralen，8-MOP）为光敏剂，经长波紫外线照射后，能抑制病灶区表皮细胞内DNA的复制，从而抑制上皮细胞生长，临床上常用于治疗银屑病；同时激活休止期黑色素细胞，促进皮肤细胞合成黑色素，可用于治疗白癜风。

10. 调节机体免疫功能 紫外线照射提高人体免疫功能，表现为吞噬细胞数量增多，吞噬能力提升，人体体液免疫功能增强，也可以使补体、凝集素、调理素等增加。

三、治疗技术

（一）治疗设备

1. 高压水银石英灯 又称高压汞灯，工作时灯管内温度可达500℃，用于局部与全身体表照射，主要发射中、长波紫外线，并伴有少量短波紫外线。常用的有落地式（功率为300～500W）、手提式（功率为200～300W）和水冷式三种。落地式适用于大范围或全身体表照射；手提式适用于局部小范围照射；水冷式灯管外罩内有冷水流动，适宜贴在皮肤上照射或借助石英导子进行体腔照射（图6-2）。

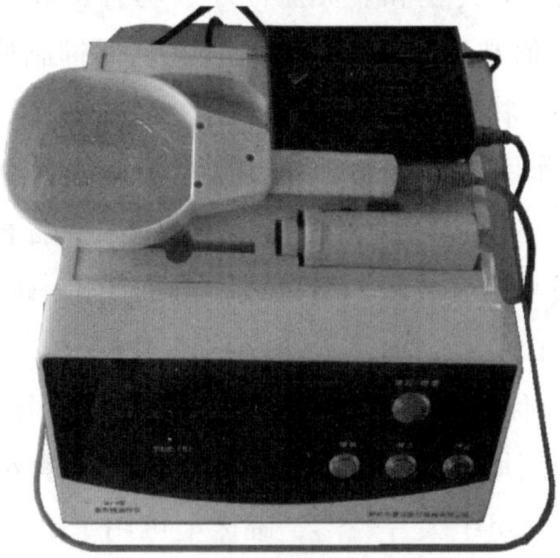

图6-2 手提式高压水银石英灯

2. 低压水银石英灯 又称低压汞灯，工作时灯管内温度在30～40℃，用于体表和体腔照射，主要发射短波紫外线，其中约85%为波长254nm的紫外线。可分为立式（功率为30W，多用于大面积照射）、手提式（功率为10～15W，多用于小、大面积照射，易携带）、体腔式（可以直接照射，也可以通过配有的各种形状的石英导子用于体腔、伤口和窦道照射）、荧光灯、黑光灯。荧光灯有较强的红斑反应、色素沉着及促进维生素D形成的作用，常用于光敏疗法治疗白癜风、银屑病。黑光灯又称低压汞荧光灯，辐射出波长为300～400nm的紫外线，临床上主要用于光敏疗法治疗白癜风、银屑病。

（二）治疗方法

1. 测定生物剂量 由于不同的个体对紫外线敏感度不同，且存在明显差异，因此采用生物剂量作为紫外线照射治疗的剂量单位。剂量单位是指一个生物剂量，即最小红斑量（minimum erythemal dose，MED）；生物剂量是指紫外线灯管在一定距离内（高压水银石英灯常用距离为50cm，手提式低压水银石英灯常用距离为2～5cm），垂直照射下引起最弱红斑反应，即阈红斑反应，所需要的照射时间。患者初次进行紫外线治疗前应先测定生物剂量。

（1）生物剂量测定器：一般可以选用长方形不透光的硬布料做成的带状盲袋，中间挖8个长方形的小孔，小孔的规格为2.0cm×0.5cm，孔距为1cm，盲袋里面放一个可以将各孔遮盖及暴露的活动板。测量时，将其放在对紫外线较敏感的部位上，并用布巾遮盖周围皮肤。

（2）测定部位：多选择皮肤对紫外线较敏感的腹部两侧、胸部两侧、上臂内侧或大腿内侧。

（3）测定方法：①将生物剂量测定器固定在裸露的下腹部皮肤上，并将活动板推上以遮盖全部小孔和周围皮肤。②预热紫外线灯源，稳定后移动紫外线灯，使灯管中心垂直对准测定的部位，高压汞灯的灯距为50cm，低压汞灯可贴近测定部位（灯源表面不可接触皮肤或距离为2～5cm）。③操作者一手持秒表，一手缓慢拉动测定器上的活动板，高压汞灯以每隔5秒暴露一个窗孔的速度从上而下依次暴露6个窗孔，6个窗孔照射时间依次为30秒、25秒、20秒、15秒、10秒及5秒，结束后将灯移开。若用低压汞灯照射，可以每隔1～2秒暴露一个窗孔。④在测定的整个过程中，不宜做任何热、冷治疗，不宜洗澡。

（4）阈红斑反应的观察：成人照射后6～8小时观察测定结果，儿童照射后4～6小时观察测定结果。观察最弱红斑反应（红斑颜色最弱，但边界清楚）出现在第几个窗孔，则该窗孔的照射时间为1个生物剂量，如第5个窗孔出现最弱红斑，则1MED＝10秒，如果照射后6个孔均未出现红斑反应或全部出现红斑反应，则应缩短或延长照射时间重新测定。

2. 局部照射法

（1）病变部照射：照射面积较小时，可照射病变区及其周围5～6cm范围的健康皮肤，一般首次照射从8～10MED开始，可根据照射部位状况增减照射剂量，每日或隔日照射1次，6～8次为1个疗程。例如，急性乳腺炎，首次照射选用3～5MED，每日或隔日照射，每次可酌情增加1～2MED，直至加至6～8MED，6～8次为1个疗程。若照射面积超过800cm^2，则可分区照射，根据照射部位的大小将治疗部位分成数区（如2区或4区），依次进行照射。如丹毒患者在照射时可将小腿平均分成4区，首次照射选用3级红斑量（8～10MED），每日或隔日照射1次，每次可酌情增加1～2MED，6～8次为1个疗程。

（2）节段照射法：照射躯体的相应节段，反射性地引起该节段支配的某些内脏器官功能的变化，如领区照射可以用于调节中枢神经系统的功能，并治疗脑、眼、耳、鼻、喉的疾病；照射乳腺区可反射性治疗盆腔疾病等；照射脊柱区可治疗风湿性脊柱炎等；照射心区可治疗心脏疾病；照射肾上腺及下背部可治疗胃及肝胆疾病等。一般照射从2～3MED开始，此后根据病情斟酌增减剂量，每日或隔日照射1次，10～15次为1个疗程。此外，带状疱疹的治疗除病变区的照射外，还要照射相应节段的脊神经根处。

（3）分区照射法：将治疗部位分成多个区域，依次进行照射，一般常在照射面积超过800cm^{2}或病变部位可分为若干面时采用此法。如坐骨神经痛治疗时，用紫外线照射腰丛、骶丛分布区时，分四区照射，第一区为全部腰骶区，从6～8MED开始；第二区照射区为臀部区，从8～10MED开始；第三区为大腿后部区，从8～10MED开始，第四区为小腿后部区，从8～12MED开始。此后根据病情斟酌增减剂量，每日或者隔日照射1次，10～15次为1个疗程。

甲沟炎照射可选用小的体表照射头，将炎症区分成上、下、左、右四个区照射，首次照射选用8～10MED，每日或隔日照射1次，每次可酌情增加2～3MED，直至增至15～20MED。

急性支气管炎治疗时，将胸廓分为颈前、颈后两区照射，首次照射选用1～2MED，每次可酌情增加0.5～1.0MED，直到增至5～6MED，每日照射1次，3～4次为1个疗程。

慢性支气管炎治疗时，将胸口分为前部两区，后部两区，两侧各一区，首次照射4～6MED，每次可酌情增加1～2MED，每日或隔日照射1次，8～10次为1个疗程。

（4）中心叠加照射法：是指应用大剂量紫外线（一般用超红斑量）照射病灶局部，随后应用适当红斑量的剂量照射病灶周围5～10cm范围的健康皮肤。当创面感染得到控制后，可减少紫外线的照射剂量。此法多用于病变面积较小的疖、痈及难治愈的压疮和慢性溃疡。治疗时可先用大孔方巾暴露病灶及病灶周围5～10cm的健康皮肤，再将小孔方巾重叠放置于大孔方巾上，使小孔充分暴露病变区域，开始照射时选用超过照射病灶周围区的剂量，然后取下小孔方巾照射未完成的照射剂量，即为中心叠加照射法。如痈的照射，在炎症中心用小孔方巾照射6～8MED，取下小孔方巾后照射2～3MED。

（5）筛网照射法：又称多孔照射法，选用900cm^{2}的白布，剪成150～200个面积为1cm^{2}的圆孔、孔间距离为1cm的筛网状多孔巾（儿童用的多孔巾面积、孔数、孔径要适当缩减）。照射时将多孔巾置于局部，一般常选胸、腰、背、腹等平坦区域，成人自4～6MED开始，儿童自3～4MED开始，可每日或隔1～2天照射1次，此后根据病情酌情增减剂量。当再次照射时，要更换照孔部位，共照射10～15次。临床常用来治疗带状疱疹后遗症、佝偻病、贫血、大面积肌筋膜炎、小儿营养不良等病症。

（6）穴位照射法：需要准备孔洞直径约为1.5cm的孔巾，孔的位置及数目要根据照射病情设计，成人从4～6MED开始，儿童可以酌情减少，每日或者隔日照射1次，每穴可照射4～6次。如急性支气管炎照射需根据症状选择穴位，咳嗽时可选列缺、天突和大椎等穴位。

（7）体腔照射法：通常采用低压水银石英灯照射，根据照射的部位选择合适的体腔石英导子。在开始照射前，先用生理盐水将石英导子上的消毒液冲洗干净，再用纱布擦干光导电极上的清洁液，然后将石英导子缓慢插入体腔或伤口窦道内进行照射。紫外线通过石英导子后照射强度减弱，石英导子的粗细、长短、弯曲程度均会影响照射剂量，因此照射前应测定紫外线通过石英导子的生物剂量。此外，黏膜对紫外线的敏感性较皮肤低，因此照射剂量应加大，其生物剂量一般是皮肤的1.5～2.0倍。注意照射时导子需直接接触体腔表面，如窦道过深需后退2～3cm再次照射，直至窦口。治疗完毕，将石英导子自患者体腔取出，冲洗干净后将其浸泡在75%乙醇溶液中消毒。如急性扁桃体炎，将导子直接伸入口腔中，于扁桃体上照射，首次照射成人6～8MED，儿童4～6MED，如有渗出或脓肿需酌情增加剂量，每日或隔日1次，每次可酌情增加1～2MED，直到增至12～16MED，6～8次为1个疗程。

（8）分期照射法：软组织炎症感染的不同时期有不同的生理表现，应选取不同的治疗方案。如炎症浸润期治疗目的是防止炎症进一步发展，可采用中心重叠照射法，中心区域选用强红斑量照射，首次照射一般8～10MED，周围皮肤照射3～5MED，每次可酌情增加1～2MED，3～5次炎症即可控制。炎症化脓期若开放性伤口则用超强红斑量进行照射，首次可选20～25MED，每次可酌情增加3～4MED，以促进坏死组织的脱落。炎症化脓期若是非开放性伤口，首次可选10～20MED，每次可酌情增加2～3MED，以促进炎症吸收。肉芽生长期，若正常新生肉芽首次可选5～10MED，水肿肉芽首次可选10～15MED，坏死肉芽首次可选15～20MED，以促进肉芽的生长。上皮组织生长期，可选2～4MED以促进上皮的生长。

3. 全身照射法 采用落地式大功率紫外线灯，高压水银石英灯预热10～15分钟，低压水银石英灯需预热5～10分钟。灯距为50～100cm，要求患者全身裸露，也可仅穿着内衣，戴好防护目镜。成人分四区照射，患者取合适卧位，紫外线灯管中心依次对准双乳头之间、膝前部、背部中央、膝后上部四个区域，儿童分身体前后两区照射，灯头中心在胸腹间和腰背部。一般从1/8、1/6、1/4或1/2MED开始，每日1次，逐渐增加剂量至4～5MED（儿童2～3MED），10～20次为1个疗程，注意照射前必须先测定患者的生物剂量，全身照射时不应出现红斑。全身照射法主要用于营养不良、抵抗力低下、佝偻病等疾病的治疗。

4. 光敏照射法 实施光敏照射前需测定最小光毒量，口服8-MOP，2～3小时后按测定生物剂量的方法测定最小光毒量。24～48小时后观察测定结果，以出现最弱红斑反应时间为1MED。治疗全身银屑病时，口服8-MOP 20～30mg，2小时后用长波紫外线全身照射。治疗局限性银屑病、白癜风时，将0.15%～0.50%的8-MOP涂抹于患处，40分钟后用长波紫外线照射。照射剂量从3/4MED开始，每次增加1/4～1/2MED。治疗结束需避光4小时，每周2次，20～30次为1个疗程。

（三）注意事项

1．紫外线在工作过程中会使空气产生臭氧，因此治疗室要通风良好。当照射部位有药物时，应先清除药物，避免发生光敏反应；当照射创面有坏死组织和脓性分泌物时，应先清洁创面；当照射头部时，应把头发剃光。

2．患者在接受紫外线照射的过程中，要用同一灯管照射。患者应选择舒适的体位，并且充分暴露照射部位，将非照射部位用不透光的布巾遮盖，加以防护。

3．对于第一次接受治疗的患者，在治疗前应先说明照射后的反应，告知照射后局部可能会出现发红、瘙痒等症状，避免沾水和用手抓挠。

4．患者和操作者都要佩戴好防护眼镜或用盐水纱布遮盖患者眼部，以预防电光性眼炎。

5．治疗时尽量预约患者统一时间照射，以减少开闭灯管的次数。因为电压波动影响紫外线的强度和灯管的使用寿命，所以要配稳压器。

6．治疗师应注意保持灯管清洁，防止灰尘积存，切勿用手触摸灯管壁，以免污染管壁，影响紫外线透过，且每日使用前宜用95%乙醇棉签或干细绒布擦拭管壁一次。应经常检查水冷式体腔紫外线灯的水冷系统是否良好，如有故障禁止开灯。

7. 如果因紫外线照射剂量过大，使患者产生疼痛、瘙痒、兴奋不安等不良反应，应及时停止照射或让患者服用苯海拉明以减轻不良反应。

四、临床应用

（一）适应证

适用于各种类型的皮肤创伤、肋软骨炎、急性神经痛、局部化脓性感染、静脉炎、急性关节炎、伤口愈合不良、佝偻病、软骨病、免疫功能障碍性疾病、银屑病、白癜风、带状疱疹及后遗神经痛等。

（二）禁忌证

禁用于急性湿疹、光敏性疾病、恶性肿瘤、出血倾向、脏器衰竭、活动性肺结核、甲状腺功能亢进症、严重的动脉硬化、红斑狼疮、应用光敏药物。

第五节　激光疗法

1963年高曼（Goldman L）首次将红宝石激光应用于良性皮肤损害和纹身治疗并取得成功，开创了激光医学应用先河。1964年钱学森将其命名为“激光”。目前，激光在临床治疗范围很广，有汽化、凝固、烧灼、焊接、照射等多种治疗方式。临床上除利用激光治疗心血管疾病外，配合各种内镜进行腔内肿瘤的诊治技术也已日臻完善。在诊断和基础理论研究方面，涌现出许多新技术，如激光荧光显微检查、激光显微光谱分析、生物全息摄影及细胞或分子水平的激光检测等，充分显示了激光独特的性能。如果激光相关技术已应用于医学各学科的各个领域。临床上将应用激光技术防治疾病、促进机体康复的治疗方法称为激光疗法（laser therapy）。

一、激光的物理特性

激光也会受光的反射、折射、吸收、透射等物理规律的制约，但激光的产生形式和一般光线不同，普通光属自发辐射，而激光源于受激辐射。所以激光具备自身固有的特点。原子的能级结构是发光现象的物质基础，激光的产生需要经历激发、辐射、粒子数反转、激光的形成及光学共振腔几个步骤，其物理特性如下。

（一）高亮度性

激光是目前最亮的光源，高亮度性是指激光能量巨大。据测定，1mW氦-氖激光器的亮度约为太阳光的100倍，经过聚焦后，能产生强烈的温热效应，焦点附近能产生几千摄氏度或几万摄氏度的高温，这足以使细胞、病毒瞬间气化或炭化，因此临床上常用激光手术刀，对组织病变进行气化、切割等。医学上激光手术光刀可以用于切割组织、汽化表浅肿瘤及显微光谱分析等，这些新技术都是利用激光高亮度性所产生的高温效应。

（二）高方向性

日光灯、太阳光等普通光源发出的光向四面八方同时发射，可以照亮整个房间。激光发散角小，能量集中，仅向一个特定的方向发射，可以精准地射向远距离目标。

（三）高单色性

普通光源属自发辐射，频率多样，使人们感知到不同的颜色，而激光源于受激辐射。当光谱波长接近时，频率单一，其纯度接近单一波长的光线，因此具有良好的单色性。在激光的发光过程中，可以得到单一能级间所产生的辐射能，因此，这种光是同波长（或频率）的单色光。

（四）相干性好

相干是指某些波的幅度和起伏次序相关联。相干性好是指光波的频率相同、振动方向相同、波动步伐相同，是一切波动现象的属性。光有波动性，所以激光也有相干性。

二、治疗原理及治疗作用

（一）治疗原理

1. 光化学效应　是指当激光的强度未达到破坏生物组织的阈值时，生物分子与激光作用后被激活，产生受激原子、分子和自由基，并引起组织内一系列的化学反应，尤其是蓝、紫光激光的光化学效应最为显著。光化学效应可导致酶、氨基酸、蛋白质及核酸变性失活，分子的高级结构也会有不同程度的改变，从而产生相应的生物学效应，如杀菌作用、红斑效应、色素沉着、维生素D合成等。此外，光敏反应也是激光光化学效应的一种，如临床上局部涂以补骨脂酊后再用紫外线激光照射，可用于治疗牛皮癣或白癜风。

2. 热效应　激光产热主要有两种机制，一种是吸收生热，另一种是碰撞生热。红外激光照射生物组织时，由于红外光子能量较低，被吸收后光能只能转变为生物分子的振动能和转动能，而增加生物分子的热运动，此即为吸收生热。可见光和紫外线照射生物组织时，由于光子能量较大，被吸收后分子跃迁到激发态，并与周围分子发生碰撞，将能量转化为周围分子的动能，此即为碰撞生热。低能量激光的热效应可改善心脑缺氧缺血、加速伤口溃疡愈合、提高免疫力等；高能量激光瞬间温度可达1000℃以上，从而使蛋白质变性、凝固、炭化、气化。激光的温热作用要引起组织热致汽化，温度需达到5000℃以上，这是因为聚焦激光可以在微细的光束内集中极大的能量。例如，数十焦耳的红宝石激光聚焦于组织微区，可以在数毫秒内使该区产生数百度的高温，从而破坏该部位的蛋白质，造成烧伤或汽化，而数十焦耳的普通光则不具备此作用。

3. 压强效应　当物体受到辐射后，在物体上会产生辐射压力，因此激光比普通光的辐射压力强。当激光束照射活组织时，由于压强较大，组织上辐射的部分激光能量会转变为机械能，形成第一次压强。同时，组织因热膨胀在组织内形成压力及反冲并向其他部位传播，产生第二次压强。这一系列的反应均可造成组织损伤。普通光束照射人体时，压强较小，人体基本无压力感，但激光的能量密度高，所以产生的光压也较大。临床上常利用激光的压强效应进行打孔、碎石、穴位治疗等，如青光眼的虹膜打孔、击碎胆结石和肾结石等。

4. 电磁场效应 小剂量激光作用下，电磁场效应不明显，只有当激光强度较大时，电磁场效应才明显。将激光聚焦后，焦点外的光能量密度达$10^6W/cm^2$，此时电磁场效应可引起或改变生物组织分子及原子的量子化运动，能使体内的原子、分子、分子集团等产生激发、振荡、热效应、电离。对生化反应起催化作用，进而生成自由基、破坏细胞并改变组织的电化学特性等。激光照射后具体引起哪一种或哪几种反应，与其频率和剂量密切相关。

（二）治疗作用及激光手术

1. 激光的生物刺激和调节作用

（1）促进代谢和组织修复：①小剂量的激光照射会影响细胞膜的通透性，从而可以促进局部血液循环，加速代谢产物的排出。②促进蛋白合成和胶原纤维、成纤维细胞的形成。③增强酶的活性，促进组织代谢与生物合成，加速线粒体合成ATP，加速组织修复。④有利于伤口、溃疡的修复，同时可以促进毛发和断离神经再生，促进骨折愈合。

（2）抗炎：小剂量的激光照射虽然不能直接杀灭细菌，但可加强机体细胞和体液免疫功能，使白细胞吞噬能力提升，免疫球蛋白分量增加，补体效价增多，肾上腺皮质功能增强，机体免疫功能提升，局部抗感染能力提高，因此有明显的消炎作用。

（3）镇痛：小剂量的激光照射，可促进组织血液循环，加速代谢产物和致痛物质的排出。同时可降低末梢神经兴奋性，提高痛阈，达到镇痛效果。

（4）调节血液和内分泌功能：小剂量的激光在血管内照射，可使血液黏稠度降低，血脂降低等。小剂量激光照射甲状腺、肾上腺等可影响内分泌腺的功能，调节体内代谢，如激光照射产妇乳头可促进乳汁分泌。

（5）调节神经功能：小剂量的激光照射神经节段、交感神经节等不同部位，可在改善某些局部症状的同时，改善全身状况，如精神好转、食欲增加等。

（6）光针：小剂量的激光照射穴位时，能够通过调节经络，改善脏腑功能，从而起到治疗疾病的作用。

2. 激光手术 大功率的激光有热作用和破坏作用，破坏作用可以使组织烧灼、凝固，因而在临床上常用于激光手术。激光手术是用一束细而直的大能量激光束，经聚焦后，利用焦点的高能、高温、高压的电磁场作用和烧灼作用，对病变组织进行切割、黏合。若功率掌握适当（激光的功率需要在80W以上），软硬组织均可进行切割。激光手术具有出血量少、术后感染率低、组织损伤小、疼痛较轻等优点。

三、治疗技术

（一）治疗设备

激光器的种类很多，可分为固体、气体、液体、半导体、染料、自由电子激光器、化学激光器、红外激光器、X射线激光器、准分子激光器、光纤导波激光器等多种类型，下面仅介绍临床上常用的激光器。

1. 氦-氖（He-Ne）激光器 以氦-氖气体为工作物质，输出波长为632.8nm的单色红光，光线纯度较高，可连续输出，输出功率可从1毫瓦到数十毫瓦。临床常用于局部照射、穴位照射、五官科疾病的腔内照射等，可促进神经组织的修复、改善血液循环、调节人体的免疫功能，进而治疗面神经炎、偏头痛、腮腺炎、鼻炎、咽炎、扁桃体炎、喉炎、耳聋、耳鸣等疾病。

2. 砷化镓（AsGa）和镓铝砷（Ga-Al-As）半导体激光器 砷化镓（AsGa）输出波长为904nm的红外激光，镓铝砷（Ga-Al-As）输出波长820nm、830nm的红外激光，但其单色性差，输出功率为数十毫瓦至数百毫瓦不等。可直接进行体表照射或通过光导纤维进行体表或体腔内照射，目前在康复科应用广泛。临床常用于局部照射，加速伤口的愈合、促进神经组织的修复，如治疗三叉神经痛、骨折、软组织损伤、宫颈炎、盆腔炎、面神经炎等。

3. 二氧化碳激光器 应用的是波长1060nm的单色远红外线激光，连续或脉冲输出，功率为10～100W。二氧化碳激光可用于散焦照射和烧灼治疗，散焦照射输出功率在10～30W，烧灼治疗输出功率在100～300W。二氧化碳激光器造价低，便于携带，在皮肤科应用较广，但止血效果差，污染较大。

4. 红宝石激光器 应用的是波长694.3nm的单色红光，脉冲式输出（焦耳级）或连续式输出（毫瓦级），主要用于治疗眼科疾病。

5. 氮分子和氩离子激光器 氮分子激光系波长为337.1nm的单色长波紫外光，输出功率为0.1～2.0mJ；氩离子激光为波长488nm、514nm与514.5nm的蓝、青、绿光，连续输出，应用功率为1～2W。可用于较表浅局限的化脓性炎症和眼底血管出血的治疗。此外，氮分子激光还可作为荧光检查的光源，用于诊断早期肿瘤。

6. 掺钕钇铝石榴石激光器 应用波长为1060nm的近红外光，脉冲输出或连续输出，应用功率数百焦耳的掺钕钇铝石榴石激光，可做烧灼治疗。连续输出主要用于凝固、汽化治疗，脉冲输出主要用于口腔科疾病的治疗。

7. 氦镉激光器 应用波长441.6nm和325nm的紫光和长波紫外光，连续式输出功率为3～16mW。可用于体表照射。将输出功率15～20mW的氦镉激光经光导纤维导入体腔内，借助荧光显示的特点，可做肿瘤的早期诊断。

（二）治疗方法

1. 低、中能量激光疗法 主要有氦-氖激光器、砷化镓半导体激光器与镓铝砷半导体激光器。以上三种激光器的功率均为毫瓦级，可以直接治疗，每次治疗10～20分钟，穴位或伤口照射时每部位照射3～5分钟，10～15次为1个疗程。目前已在康复科广泛应用。

2. 高能量激光疗法 主要包括二氧化碳激光器、掺钕钇铝石榴石激光器、输出红外激光。进行激光手术治疗时，将聚集光束对准病患部位，可以瞬间产生组织凝固、碳化，较小病灶可一次消除，较大病灶可分次处理，也可以通过内镜进行体腔内治疗。

3. 光敏疗法 光敏疗法要同时具备以下三个条件，分别是光源、光敏剂、靶组织。光源常用可见光、紫外线及激光三种。光敏剂指的是可吸收一定波长的光并能被其所激活的物质。常用的有8-MOP、卟啉类、煤焦油、呋喃香豆素、光敏药物、酞菁化合物类等。靶组织包括皮肤、血液、骨髓、肿瘤和其他组织。

（三）注意事项

1．光导纤维不能挤压、弯曲，防止折断。

2．当照射伤口部位时，应先用生理盐水或3%硼酸水清除表面分泌物和坏死组织。在治疗过程中，要不时询问患者感觉，以舒适感觉为度，并且根据患者感觉随时调整照射距离。患者不得随意变换体位。治疗师每3～6个月定时检测激光器的输出强度。

3．激光治疗室要用黑色颜料粉刷四壁，以最大限度地吸收射向四周的各色激光。激光器要放在合适位置，避免激光束射向人员走动频繁的区域，在激光辐射的发散方向上应安置必要的遮光板或屏风。

4．室内灯光要充分明亮。光线较暗时瞳孔散大，受激光照射进入眼内的光能增多，同时眼球的高倍聚光作用，会使眼的损伤程度加重。因此无关人员不得进入激光室，更不得直视激光束。

5．激光在手术烧灼治疗时会产生异味，所以治疗室应安装通风、抽气设备，以防止污染的空气对人员造成伤害。

6．门窗玻璃也需要用黑色幕布遮蔽。治疗师须穿白色工作服，戴白色工作帽。

7．光敏治疗者在注射药物一个月内要居住在暗室，严禁日光直晒，避免引起全身性光敏反应。

四、临床应用

（一）适应证

低、中能量激光治疗器主要包括氦-氖（He-Ne）激光器、半导体激光器、砷化镓（AsGa）与镓铝砷（Ga-Al-As）氮分子激光器、氩离子激光器、氦镉激光器等，具体临床适应证如下。

1. 内科疾病 低血压、哮喘、肺炎、支气管炎、原发性高血压、胃肠功能失调、肝炎、类风湿关节炎、放疗或化疗反应、神经根炎、脊髓空洞症、面神经炎、三叉神经痛、小儿脑性瘫痪、遗尿症等。

2. 外科疾病 烧伤疮面、甲沟炎、疖、痈、淋巴结炎、静脉炎、慢性伤口、慢性溃疡、压疮、血管闭塞性脉管炎、腱鞘炎、肱骨外上髁炎，软组织挫伤、扭伤，瘘管、前列腺炎等。

3. 妇科疾病 臀位转胎、外阴炎、阴道炎、痛经、附件炎、卵巢功能紊乱等。

4. 皮肤科疾病 湿疹、斑秃、带状疱疹、皮炎、皮肤瘙痒症、单纯疱疹等。

5. 口腔科疾病 颞颌关节功能紊乱综合征、慢性唇炎、舌乳头剥脱、创伤性口腔溃疡、复发性口疮、药物过敏性口炎、疱疹性口炎等。

6.眼、耳鼻喉科疾病 过敏性鼻炎、萎缩性鼻炎、耳软骨膜炎、慢性鼻炎、咽炎、睑腺炎、病毒性角膜炎、中心性浆液性脉络膜视网膜病变（中心性视网膜炎）、扁桃体炎、喉炎、耳聋、耳鸣等。

（二）禁忌证

恶性肿瘤（光敏治疗除外）、活动性出血、肾衰竭、皮肤结核、癫痫病、糖尿病、有出血倾向、严重的心脏病、高血压、妊娠皮肤癌、瘢痕体质、皮肤急性炎症、光敏性皮肤或正在服用光敏性药物、凝血功能障碍或服用抗凝剂。

—• 考试知识点总结 •—

—• 本章小结 •—

—• 协和云课堂…… 拓展练习及参考答案 •—

（刘 春）

第七章　超声波疗法

教学课件

微课：超声波疗法

学习目标

素质目标

（1）具有较强的逻辑思维，能用发展、整体的观点学习超声波疗法。

（2）树立关心、爱护、尊重患者的态度，能用解剖学、生理学、骨科学等学科知识，准确诊断肌骨、神经方面的适应证，正确指导患者进行超声波治疗。

知识目标

（1）掌握：超声波疗法的适应证、禁忌证和注意事项。

（2）熟悉：超声波疗法常规治疗剂量和治疗技术。

（3）了解：超声波疗法的基本治疗原理。

能力目标

（1）能够根据疾病情况合理选择常规剂量治疗技术，熟练掌握超声波疗法的操作流程。

（2）能够根据患者的不良反应，有针对性地进行处理。

案例导入

【案例】

患者，男，19岁，学生。因“腕关节疼痛，活动部分受限1月余”到医院就诊。患者自诉平时喜欢打游戏、玩手机、经常使用鼠标，近期拇指根部及手腕处有明显酸痛感，手指灵活度下降。查体：右侧腕关节拇指根部有明显压痛，局部肿胀，屈指不便，手指弯曲时感到吃力。

【问题】

1．罗同学出现上述症状的原因可能是什么？

2．该患者的症状是否属于超声波疗法的适应证？

3．进行超声波治疗时应该选用的治疗参数是什么？

·核心知识拆解·

第一节　概　　述

一、概念

超声波疗法（ultrasound therapy）是指应用超声波作用于人体以达到治疗疾病、促进身体健康的一种物理治疗方法。目前物理治疗常用的超声波治疗频率为800～1000kHz，声强常在2.5W/cm^{2}以下。

二、超声波的物理特性

（一）超声波的产生

将具有压电效应性质的晶体作为声源，当受到压缩或拉伸时，在其受力面上就会产生数量相等的正负电荷，此现象称为压电效应。反之，在这些晶体表面施加高频交变电场，则可引起晶体机械性形变，使得晶体产生有规律的机械振动，这种现象称为逆压电效应（图7-1）。医用超声波的产生原理便是基于逆压电效应。

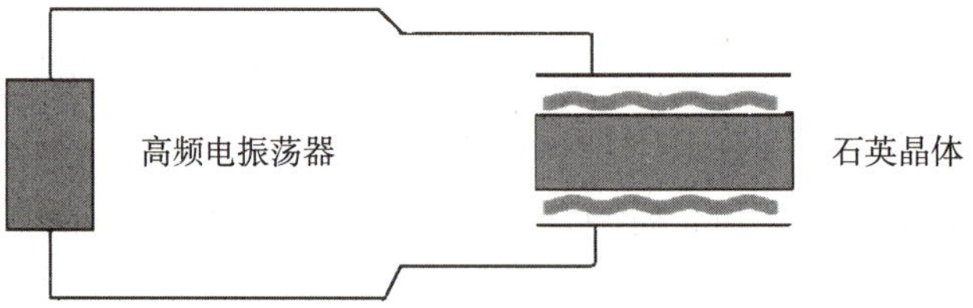

图7-1　逆压电效应

（二）超声波的传播

1. 传播介质　超声波传播需要依赖介质，固体、液体、气体均可以作为传播介质，但超声波不能在真空中传播。超声波在介质中传播时，会成束状直线播散，所以超声波是一种弹性纵波。

2. 传播速度　指单位时间内超声波在媒介中传播距离的大小，单位为m/s。超声波传播必须依赖介质，而超声波的传播速度与超声波的频率并无关联，但是传播介质的弹性、密度和温度与超声波的传播速度有关。超声波在空气中的传播速度与声音在空气中的传播速度接近，约为340m/s，而其在人体软组织中的传播速度则比声音大得多，约为1540m/s，超声波在骨骼中的传播速度较快，约为3360m/s。超声波在其他介质中的传播速度见表7-1。

表7-1 超声波在不同介质中的传播速度

介质	传播速度（m/s）	介质	传播速度（m/s）
空气	340	脂肪	1476
水	1480	肌肉	1568
液体石蜡	1420	骨骼	3360

3. 散射和束射 超声波在传播时，会向四周进行散射，其强度会随传播的距离增加而逐渐减弱。医用超声波的声头直径最小，常为超声波波长的6倍以上，所以声头上接近中心部位的声强最强并能够成束射。

4. 传播距离 超声波在同一介质中的传播距离与超声波的频率有关，频率越高传播距离越近，频率越低则传播距离越远。除此之外，超声波的传播距离又与介质的特性密切相关，相同频率的超声波作用于不同的介质之中，其穿透深度会有明显不同，如频率为1MHz的超声波能穿透水的深度为300cm，而穿透脂肪的深度只有8cm。

5. 反射与折射 超声波从一种介质传播到另一种介质的过程中，在两种界面处会有部分能量反射回第一种介质之中，这称为超声波的反射；其余部分的超声波则透过界面进入第二种介质之中，由于超声波在两种介质中的传播速度存在一定的差异，因此会导致传播方向发生明显的偏转，这称为超声波的折射。超声波在两种介质界面处的反射情况取决于两种介质的声阻抗，声阻抗差值越大，反射就越强。因此，在进行治疗时，声头需与人体通过耦合剂（如凡士林或液体石蜡等）紧密贴合，以避免存在空气层产生较大的声波反射。

（三）超声波的声场

超声波在介质中传播空间范围的大小，即介质受到超声振动能作用的范围称为超声波的声场。物理因子治疗中，主要以声压和声强来作为声场的物理参量。

1. 声压 是指声能的压力，常用介质中超声波传播时的压强与没有超声波传播时的静压强之间的压差表示。

2. 声强 是指单位时间内声所产生的强度，以在每秒内垂直通过传播介质中1cm^{2}面积所产生的能量表示。超声波治疗时产生的能量即总功率，单位为W（瓦特），用W/cm^2（瓦每平方厘米）作为治疗剂量单位。声强与声压的平方成正比，声强也与频率的平方、振幅的平方及介质密度的乘积成正比。因此声波频率越快，相同介质中传播所产生的声能就越强。

（四）超声波的吸收

超声波的吸收水平与介质的特性及超声波的频率有关。一般超声波在固体中吸收最少，在液体中吸收相对较多，气体中吸收比例最多。超声波在空气传播过程中剧烈衰减，其在空气中吸收系数是在水中的吸收系数的1000倍，所以在应用超声波治疗时，应避免声头下有小的空气泡，以影响超声波的吸收。

半吸收层，也叫半价层，是指超声波在某种介质中传播时能量衰减到原来一半时的厚度，其通常用来表明不同介质对超声波的吸收能力。如将10W/cm^{2}强度的超声波通过3.6cm厚的肌肉后超声波会衰减为5W/cm^2，那么3.6cm就是肌肉组织的半价层。然而不同生物组织的半吸收层厚度差异较大，具体见表7-2。

表7-2 不同生物组织的半吸收层厚度

频率（MHz）	组织	半吸收层厚度（cm）
0.09	结缔组织	10
0.8	肌肉	3.6
0.8	脂肪	6.8
0.8	脂肪+肌肉	4.9
2.4	脂肪+肌肉	1.5
2.5	肌肉	0.5

（五）超声波的穿透

同一人体组织对不同频率的超声波吸收水平不同，其吸收系数常与超声波频率的平方成正比，即超声波的频率越高，其在同一人体组织中的吸收就越多。此外，半吸收层越小，穿透能力就越小。较高频率的超声波穿透能力相对低，所以用在人体较深部位治疗时的剂量较小；而较低频率的超声波穿透能力较强，因此治疗时，表浅部位吸收的声能较少，不产生明显的治疗作用。基于上述原因，目前常用于物理治疗的超声波频率为800～1000kHz，治疗深度可达5cm。

▶知识拓展

超声波的发现

超声波的发现源于一种动物——蝙蝠。人们曾对于蝙蝠能在夜间准确飞行感到疑惑，后来意大利生物学家拉扎罗·史帕兰扎尼开始专注于研究蝙蝠夜间飞行的秘密。他发现在遮蔽蝙蝠眼睛后，蝙蝠依然可以在夜间准确飞行。随后他又将蝙蝠全身涂满油漆、遮挡蝙蝠的鼻子，然而这些都没有影响蝙蝠正常飞行。最后他遮住了蝙蝠的耳朵，发现蝙蝠开始跌跌撞撞地飞行，甚至会撞到墙上。此后史帕兰扎尼得出结论：蝙蝠是靠耳朵的听力实现准确飞行的，但他并不清楚具体原理。直到19世纪，人们发现了压电效应，发现了超声波的存在，终于了解到蝙蝠发出的尖叫是一种超声波，它也可以通过耳朵接收返回声音的时间差，来判断前方是否有物体存在和距离。这便是超声波的发现历程。

第二节　治疗原理及治疗作用

一、治疗原理

超声波主要的治疗原理包涵三方面：机械作用、温热作用、理化作用。超声波是机械波，机械作用是最基本的作用，温热作用、理化作用都是由机械作用产生的。

（一）机械作用

超声波机械作用的产生主要表现为两种形式。一种为行波场中的机械作用，另一种为驻波场中的机械效应。这两种机械作用皆由超声在人体内诱发的压力差与速度差所引发。其中，压力差促使组织细胞的容积及运动状态发生改变，引发较为强烈的细胞质运动，同时刺激半透膜的弥散，上述现象被称为超声波对组织的“微细按摩”。两种机械作用是超声波治疗疾病最根本的原理，对于刺激组织细胞功能、松解组织粘连及软化瘢痕均有重大意义。

（二）温热作用

1. 生物体吸收超声波后转变热能的原理　超声波产生热的形式与冲击波相近，均是一种组织内生热的过程，是一种声的机械能和热能之间的转换过程。超声波产热主要原理包括：①超声波通过不同组织时，能被各种组织吸收，并将机械能转变成为热能。②超声波通过不同组织时，会在界面之间因波的反射、干涉、驻波等物理反应形成而产生热量。因此两种不同组织的交界处产热较多，如皮下组织与肌肉交界处、肌肉与骨交界处等。超声波在液体中传播时，会因空化作用释放出较多的热量。

2. 影响因素　超声波的产热因素与超声剂量、频率、介质性质等相关，同时也受治疗方式、方法的影响。①超声波的声强越大，产热越多。因此临床治疗时需不时移动声头辐射位置，避免因局部作用时间过长、剂量过大导致温度过高。②频率越高，穿透深度越浅，组织吸收越多，产热也越多。③介质不同，产热也不同。介质半价层越小，吸收热量越多，机体产热越多。④同等治疗剂量下，固定法因声头不移动，容易聚集热量，产热较多。而移动法，热量易消散，产热较少。

3. 作用特点　超声波与超短波疗法、红光疗法、红外线疗法及其传导热疗法相比，超声波的产热有以下特点。

（1）产热不均：超声波在两种介质界面间会发生反射，因此在两种不同组织的界面上会产生较多的热量。如在肌腱、韧带、关节的软骨面等处产热较多。

（2）血液循环对产热的影响：超声波治疗时，产生的热量会有79% ～ 82%经血液循环释放，18% ～ 21%的热量经其他方式传导或辐射消散。因此当超声波作用于血液循环相对较差的组织，如玻璃体、眼角膜、睾丸等时，则应严格控制治疗强度，避免发生过热损害。

（三）理化作用

超声波的理化效应是指超声波进入人体内产生的一系列物理或化学变化。

1. 空化作用　是指超声波在液体中引起产生细小空气泡的物理现象。当超声波在液体中传播时，基于其机械特性，液体会承受交变声压。当这种拉力超出介质的内聚力时，液体内部便会形成许多小空隙。随着压力改变，这些空腔会闭合、破裂，即为超声空化效应。

2. pH的变化 炎症组织pH常常呈现酸性，超声波可使pH增大，从而减轻症状，修复炎症损伤。

3. 对酶活性的影响 超声波能增强许多酶的活性。例如超声波能使水解酶活性增强，增强酶的化学作用。

二、治疗作用

超声波作用于人体组织时，会产生机械作用、温热作用及理化作用。这些作用促使人体局部组织出现一系列变化：血流加速，血液循环改善；血管壁蠕动增强，细胞膜通透性升高，离子重新分布，新陈代谢旺盛。在此过程中，组织中的氢离子浓度降低，pH升高，酶活性增强，进而组织再生和修复能力强化，肌张力下降，肌肉放松，疼痛减轻或缓解。

在超声波的治疗机制方面，神经系统的反应与调节起着主导作用。其中，低强度、中小剂量（$0.1 \sim 2.5W/cm^2$）的超声波主要发挥刺激、调节功能；而高强度、大剂量（$>2.5W/cm^2$）的超声波则起到抑制、破坏效果，甚至能够导致组织形态和结构出现不可逆性的改变。

（一）对神经系统的作用

神经系统对超声波的敏感性很强，其中中枢神经的敏感性远超周围神经且神经元的敏感性比神经纤维和胶质细胞的敏感性更强。所以当使用小剂量超声波治疗时，周围神经的传导速度会减慢，而中枢神经传导速度会增强。因此将超声波作用于脑组织周围时，易造成脑组织不可逆的损伤。鉴于此，在脑部疾病的治疗过程中，若考虑使用超声波疗法必须谨慎。此外，超声波对自主神经的作用也有较明显的影响，临床上可以利用超声波对自主神经异常引起的疾病进行治疗。

（二）对循环系统的作用

小剂量超声波能够使心脏周围的毛细血管充血，具有扩张动脉管腔，促进血液循环及缓解血管痉挛的作用。然而，大剂量超声波则会对心脏带来诸多风险，它可使心率减慢，情况严重时甚至会引发心律失常，最终导致心搏骤停。所以，在对心区周围进行治疗时，必须谨慎使用大剂量超声波，以防出现严重后果。

（三）对骨骼的作用

骨骼声阻抗较大，且其对超声波吸收能力强于其他组织，因此在超声波治疗时，骨膜会因界面反射产生较大能量，当治疗剂量过高时，可能会引起骨膜明显疼痛。小剂量超声波有促进骨骼生长及骨痂形成的作用；但中等剂量（$1 \sim 2W/cm^2$）却对骨发育产生不良影响，故儿童骨骺处严禁使用超声波疗法，以免导致发育异常。在移动法超声波治疗中，超过$3.25W/cm^2$的剂量被视作存在危险，可能造成骨折愈合延迟，甚至损害骨髓功能。

（四）对肌肉组织的作用

横纹肌对超声波的敏感性较强，采用合理的超声波剂量治疗，能够降低肌肉的张力，缓解肌肉痉挛。

（五）对皮肤的作用

人体不同部位的皮肤对超声波的敏感性有明显差异，具体表现为：面部皮肤＞腹部皮肤＞四肢皮肤。倘若采用固定法施加超声波，或是运用较大剂量时，皮肤会产生明显的热感甚至灼痛，这是治疗剂量偏大的一种体现。严重情况下，甚至会引发表皮及真皮组织坏死。疼痛是超声波治疗剂量超出阈值的显著标志，对于那些存在皮肤感觉障碍的人群，在治疗过程中更应密切观察，以防皮肤灼伤情况的发生。

（六）对消化系统的作用

超声波作用于消化系统时能够起到增强胃酸分泌和促进胃肠蠕动的作用，这对消化系统的正常运作有一定辅助功效。然而，当超声波剂量过大时，情况则截然不同。大剂量超声会给胃肠道带来严重损伤，造成胃肠道淤血、水肿，甚至引发出血、坏死，极端情况下还可能出现胃肠道穿孔等危及生命的状况。

第三节　治疗技术

一、治疗设备

视频：超声波治疗仪操作流程

（一）超声波治疗仪

1. 主要结构原理　超声波治疗仪（图7-2）主要由主机和声头两大部分构成。其中，主机涵盖了电源电路、高频振荡器、调制器、定时器这四个关键部分，当把上述四个部件精准装配完成后，将其安置于箱体内，便组成了超声波治疗仪的主机。

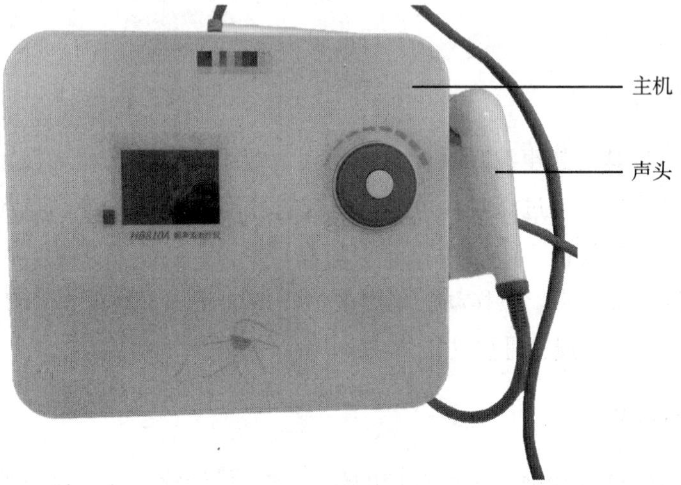

图7-2　超声波治疗仪

超声波治疗仪的面板上通常设置有一系列操控组件，如电源开关，用于控制仪器的通电与断电；输出调节器，可对超声波的输出功率等参数进行灵活调整；强度输出表，能够直观呈现当前超声波的输出强度；脉冲调节钮，方便使用者依据需求调节脉冲频率；时间指示表，清晰展示治疗时间的进程。声头具备独特的能量转换功能，能够将机械能高效转换成声能，所以又被称为换能器。在实际应用中，其常用频率为0.8MHz、1.0MHz、3.2MHz等，声头直径有1cm、2cm、5cm等多种规格，以满足不同治疗场景与部位的治疗需求。

2. 输出形式

（1）连续超声波：连续发射强度恒定不变的等幅波，这种超声波作用均匀，热效应明显。

（2）脉冲超声波：有规律、间断地发射超声波的一种波形，这种超声波产热效应小，既可减少在较大强度超声辐射下所引起的组织过热，又可充分发挥超声波的机械作用。

（二）耦合剂

耦合剂又称接触剂，治疗时涂于治疗部位的皮肤以填充声头与皮肤间的空隙，防止因空气反射造成声能的衰减，有利于声能通过。常用的耦合剂有沸水、液体石蜡、甘油、凡士林、蓖麻油以及按一定比例配制的各种复合乳剂（水、油、胶的混合物）和液体凝胶等，以适应临床不同的用途。

（三）辅助设备

超声波治疗仪辅助设备是为超声波特殊治疗或操作方便而配置的附件，常用的有水槽、水袋、漏斗、反射器、声头接管等。

二、治疗方法

（一）常用治疗方法

1. 移动法　是临床超声波治疗最常用的治疗方式，适合皮肤平坦的区域，以进行回旋或往返移动。

（1）操作方法：首先，在治疗部位均匀涂上耦合剂，随后将声头轻轻压在皮肤上（图7-3），使其紧密接触。接着，接通仪器电源，根据患者的病情及治疗需求，调节治疗模式、频率并设定治疗时间。准备就绪后，缓慢移动声头，与此同时，仔细调节输出强度，直至达到所需的治疗剂量，然后在治疗部位以缓慢往返或回旋移动的方式移动，速度通常控制在2～3cm/s。

（2）常用治疗剂量：①小剂量，0.1～1.0W/cm²。②中等剂量，1～2W/cm²。③大剂量，2.0～2.5W/cm²。

（3）治疗时间：每次治疗时间为5～10分钟，不宜过长；当采用大面积移动法治疗时可适当延长至10～20分钟。

（4）治疗疗程：一般治疗5～10次为一个疗程，慢性病可延长至10～15次，每日1次，两个疗程之间需间隔1～2周。

2. 固定法　适用于痛点、穴位、神经根和病变较小部位。固定法较移动法产热多。

（1）操作方法：在治疗部位涂上耦合剂，声头以适当压力作用于治疗部位。接通电源后调节治

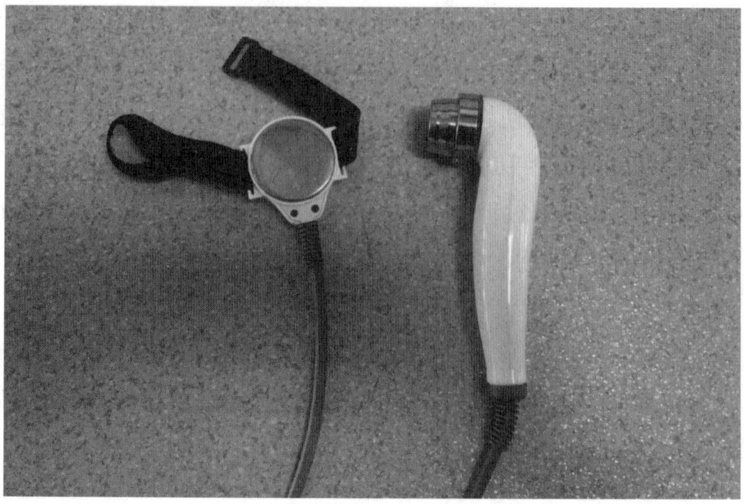

图7-3　固定治疗头与移动治疗头

疗参数。

（2）治疗时间：每次可治疗3～5分钟。

（3）治疗剂量：剂量宜小，常用强度约为移动法的1/3。

（4）治疗疗程：与“移动法”相同。

3. 间接治疗法　超声波治疗时，声头借助水、水袋等介质或辅助器具，间接作用于治疗部位，将超声传输至人体组织内，可分为水下法与辅助器治疗法两类。

（二）治疗参数

1. 治疗时间的选择　移动法每次治疗时间一般为5～10分钟，根据治疗部位大小调整时间，可适当延长至10～15分钟；固定法每次治疗时间为3～5分钟。

2. 治疗模式的选择　治疗模式包括脉冲超声波和连续超声波两种。脉冲超声波产热较小，适用于急性期病症；连续超声波产热效应明显，适用于慢性期病症。

3. 超声频率的选择　超声波常用频率有0.8MHz、1.0MHz、3.2MHz。一般机体平均半吸收层厚度1MHz为4cm、3MHz为2cm，所以深层病变宜选用0.8～1.0MHz，浅层病变宜选用3.2MHz。

（三）治疗注意事项

1. 声头不可空载，需放置好声头后再开始治疗，声头空载对仪器损害较大。

2. 当机器和声头过热时，需短时暂停一段时间后再继续治疗。

3. 治疗时和平时应注意导线不得明显卷曲或扭转，声头需保持洁净和平整，切勿碰撞，否则会影响超声的传输。

4. 耦合剂使用时应均匀涂抹在皮肤上，声头和皮肤之间不得有间隙，避免反射。

5. 当患者出现明显生热合疼痛感觉时，应立即停止治疗或降低治疗强度，避免高强度治疗。

6. 患者治疗部位存在感觉功能障碍时应特别注意，应采用低一级强度或禁止治疗。

第四节　临床应用

一、适应证

1. 肩关节周围炎、软组织损伤、腱鞘疾病（狭窄或囊肿）、组织劳损或软组织扭挫伤、瘢痕增生等。

2. 急性乳腺炎、脊髓炎等急性炎症；肱骨外上髁炎、内上髁炎等慢性炎症。

3. 不同部位疼痛、血液循环障碍引起的疾病，以及肾结石、胆结石等结石（需大剂量治疗）。

二、禁忌证

1. 严重支气管扩张、血栓性静脉炎、败血症、化脓性炎症、持续性高热、活动性肺结核、出血倾向、恶性肿瘤（超声治癌技术除外）、消化道大面积溃疡等全身症状。

2. 睾丸部、心脏病患者心区周围、安装心脏起搏器和血管支架、儿童骨骺部、孕妇的腹部和腰骶部、局部有出血倾向、皮肤破溃等。

—• 考试知识点总结 •—

—• 本章小结 •—

—• 协和云课堂……　拓展练习及参考答案 •—

（罗　凯）

教学课件

第八章　冲击波疗法

学习目标

素质目标

（1）具备严谨扎实的工作态度，正确运用冲击波疗法对患者进行治疗。

（2）具备不断探索的科学精神，保持对冲击波疗法新进展的关注，不断更新自己的知识和技能，以适应医学技术的快速发展。

知识目标

（1）掌握：冲击波疗法的概念、治疗方法及临床应用。

（2）熟悉：冲击波疗法的治疗作用。

（3）了解：冲击波疗法的物理特性及治疗原理。

能力目标

（1）能规范地开展冲击波疗法的各项诊疗活动。

（2）能根据具体康复对象的疾病特点、治疗目标制定冲击波治疗处方。

（3）能使用、管理冲击波疗法的常用仪器、设备。

（4）能合理安排与管理医疗与康复环境，以保证医疗活动科学、安全。

案例导入

【案例】

患者，女，40岁。因“右肘部不适3月余，加重5天”来诊，症状反复发作，休息后有所缓解，近5天右肘部疼痛加重，活动受限明显。查体：右肘部无明显红肿、局部皮温不高，肱骨外上髁压痛明显，肘关节伸直时疼痛加重。诊断为“肱骨外上髁炎”，即“网球肘”。

【问题】

1．对该患者进行冲击波疗法时，应如何选择治疗参数？

2．该患者在治疗时有哪些注意事项？

· 核心知识拆解 ·

冲击波疗法是一种非侵入性物理治疗技术，通过设备产生高能压力波作用于人体病灶区域，实现治疗目的。其核心机制是利用冲击波的机械应力效应、空化效应及生物学效应，刺激局部组织血液循环，激活成骨细胞与结缔组织再生，抑制炎症因子释放，从而缓解疼痛、促进组织修复。近年来，冲击波疗法因其高效、费用低廉、易于被患者接受等优势，已成为治疗多种疾病的重要手段。在临床应用中，其广泛用于治疗多种疾病，如慢性肌腱末端病、骨折延迟愈合或不愈合、软组织损伤等。

临床研究表明，冲击波疗法短期疼痛缓解率可达70%～80%。目前，冲击波疗法已经成为足底筋膜炎、肱骨外上髁炎、跟腱病等疾病康复治疗的首选策略。并且，随着科学技术的不断进步，冲击波疗法的应用范围和研究领域也在不断拓展。

第一节　概　　述

一、概念

冲击波（shockwave，SW）是在介质中传播的具有声、光、力学特性的机械波。冲击波是一种通过振动、高速运动等导致介质极度压缩，进而聚集产生的不连续峰，可引起介质的压强、温度、密度等物理性质发生跳跃式改变。当波的运动速度超过了波的传播速度时，即可称为冲击波，所有的爆炸都伴有冲击波。体外冲击波在极短的时间内（约10毫秒）高峰压就能达到500bar，具有周期短（10毫秒）、频谱广［(16～2)×10^8Hz］的特性。应用冲击波作用于人体以治疗疾病的方法称为冲击波疗法。近年来，体外冲击波疗法（extracorporeal shock wave therapy，ESWT）逐渐应用于临床治疗中。

二、冲击波的物理特性

（一）冲击波波源产生的原理

根据发生原理不同，冲击波源可分为液电式、压电式、电磁式和气压弹道式。

1. 液电式冲击波源　高压电容在水中2个相对电极之间产生放电现象。在这一过程中产生的热能能迅速使周围的水分子转化为气体形成气泡。这些气泡的突然扩张及随后的爆裂便形成了冲击波。

2. 电磁式冲击波源　高电压线圈被供电后可产生脉冲磁场，这个磁场驱动金属薄膜在水环境中振荡，从而形成冲击波。当这些冲击波通过声透镜聚焦时，其能量得以高度浓缩。

3. 压电式冲击波源　其原理是在半球形物体的内部安置大量的压电陶瓷晶体，一旦施加高频高压电源到这些晶体上，它们将展现出显著的伸缩效应，从而形成冲击波。

4. 气压弹道式冲击波源　其工作原理是通过压缩空气来推动抛射物体，从而实现高速运动，这种技术的运行速度范围为5～25m/s。当抛射物体与目标碰撞时，会引发一系列脉冲式的冲击反应。

治疗时将弹性碰撞体与患者体表直接接触，碰撞体的动能转移到接触点的组织上，产生了扩散传播的“发散式”压力波。其能量密度随着传播距离的增加而快速减小，所以碰撞体接触点处效应最强。

（二）冲击波的波形

冲击波在传播过程中形成压缩区和稀疏区。压缩区内压力大大超过大气压（超压），而稀疏区内压力下降，甚至低于大气压（负压）。冲击波压力变化时间极短，但变化幅度和速度极高，破坏力较大。

（三）冲击波的传播

冲击波治疗仪辐射的声波必须由表及里，经过皮肤、脂肪、肌肉等各种介质逐层向深部推进。冲击波行进中遇到声阻抗不同的两种介质的界面时，将发生反射、折射、透射、吸收等效应。医用冲击波最佳传递介质是水，临床上常用耦合剂代替水作为传播介质。而皮肤、脂肪、肌肉等组织的声阻抗与水接近，冲击波进入人体时几乎没有能量损失，冲击波穿透以上组织引起的创伤也极小。介质的冲击波传播参数见表8-1。

表8-1　介质的冲击波传播参数

介质	密度p（g/cm^3）	传播速度c（m/s）	声阻抗Z（10^5 rayls）
空气	0.001 18	334.8	0.000 395
生理盐水（37℃）	1.002	1534	1.537
血液	1.055	1570	1.656
蓖麻油（20℃）	0.960	1530	1.469
血液	1.055	1570	1.656
脂肪	0.955	1476	1.410
肌肉（平均值）	1.074	1568	1.684
大脑	1.038	1540	1.599
肝	1.050	1570	1.648
颅骨	1.658	3860	6.400
骨	1.38～1.81	2700～4100	4.30～7.38
石膏模型骨	1.1	2400	2.6
肾石	1.9～2.4	4000～6000	5.6～14.4
皮肤		1720±45	1.590

（四）冲击波的吸收

冲击波经过组织时部分能量被吸收，包括黏滞吸收、热传导吸收、分子弛豫吸收。穿透中冲击波的能量衰减与距离的3次方成正比。各种组织吸收的半价层（cm）：脑6.0、心2.7、肾3.5、肝4.4、肌腱0.63、睾丸10.1。含水分少的肌腱吸收最强，而含水分较多的软组织吸收则较少。但是由于活组织的结构层次多，各结构的黏滞性和吸收性不同，再加上各界面的反射，而这些都是非线性参数，导致冲击波疗法的准确计量十分困难。

第二节 治疗原理及治疗作用

一、治疗原理

1. 机械作用 冲击波进入人体后，会接触到不同介质，如脂肪、肌腱、韧带等软组织，以及骨骼、结石、钙化部位等硬性组织。在不同组织的界面处，因声阻抗存在差异，故而产生的机械作用不同。这种机械振动作用能够引发组织细胞内细胞质的运动，致使细胞质颗粒产生振荡，发挥出细微的按摩功效；同时，其还可刺激细胞膜的弥散，促进新陈代谢，改善局部淋巴循环与血液循环，优化组织营养供给，提升组织再生。

2. 空化作用 冲击波波形在波谷时的负压可在介质中产生强的拉力，从而产生气泡。气泡中携带巨大的能量，当气泡破裂时这些能量就被释放出来，从而对结石或组织产生作用，这被称为空化作用。冲击波治疗的空化是指在流动的液体中，因为压力差导致气泡短时间内产生与消减的物理现象，属于不稳定的空化。液体介质中存在许多100μm以下的气泡核或裂隙，称为空化核，常态下泡内外的压力相等。当外部压力变小时，空泡核膨胀至一定体积，而后外部压力迅速增加，气泡收缩并吸收能量。此能量足够大时，气泡向内爆炸而坍塌，产生的微射流具有较高的能量和穿透力，进而产生很强的应力变化，不仅可以侵蚀结石的坚硬界面，还能穿透小的血管壁，疏通闭塞的微细血管，促进微循环。

3. 压电作用 生物电主要表现为在机械性应力作用下所产生的压电效应及电荷现象。骨基质中胶原和蛋白多糖等具有非对称性的物质，在压力施加时会发生形变，其表面原本处于静止状态的正、负电荷将发生极化，进而在物质两端形成电位差，此即为压电效应。一般而言，在应力作用下产生的生物电在压力侧表现为负电荷，在张力侧表现为正电荷。负电荷能够激活成骨细胞，同时抑制破骨细胞的活性，从而促进骨形成。正电荷则可激活破骨细胞，推动骨吸收进程。这种压电效应对骨组织所产生的影响程度，与冲击波的能量量级密切相关。动物实验表明，高能量冲击波能够致使动物骨骼发生骨折，而低能量冲击波则可刺激骨生成。

4. 代谢激活作用 冲击波所产生的代谢激活作用，极有可能是由其直接的机械效应所引发的间接效应。冲击波能够改变细胞膜的通透性，加快膜内外离子的交换进程，并且能够加快代谢分解产物的清除与吸收，从而对组织的修复和再生过程起到促进作用。

5. 镇痛作用 冲击波作用于人体后，可以促进人体P物质、内啡肽等镇痛物质的释放，从而起到镇痛作用。冲击波还可以通过激活无髓鞘的C纤维和A-δ纤维能触发神经系统反应方式——“闸门控制”反应，减轻或消除疼痛。

6. 累积作用 冲击波治疗的最重要物理特征是有极强的能量密度输出。冲击波的生物学效应具有时间依赖性和累积效应，使用冲击波治疗骨骼肌肉系统疾病时，治疗时间越长效果越好，第一次治疗无效的患者给予第二次治疗之后，仍然可以表现出一定的疗效，这是冲击波具有的累积效应。

二、治疗作用

冲击波主要利用低、中、高能量产生的生物学效应治疗疾病，不同能级和能流密度产生不同的治疗作用。

1. 促进骨折愈合 冲击波可以导致骨不连处的骨膜发生血肿，冲击波的空化作用会诱导成骨细胞移行和新的骨组织形成。冲击波可以刺激骨折断端的细胞活性，加快细胞的矿化和代谢，促进炎症反应和骨的形成、分化。冲击波增强骨折端和软组织周围的血供，这是促进骨折愈合的一个重要因素，即通过增加骨折处附近毛细血管的血流，为骨折断端提供更多的营养。因此，冲击波疗法适用于骨折延迟愈合、骨折不连接、早期股骨头缺血性坏死等疾病。

2. 预防骨质疏松 冲击波治疗可减少骨量丢失，促进成骨细胞形成，增加骨密度，促进血管再生和改善骨组织的微结构，增强局部骨质，是预防骨质疏松的有效方法。

3. 改善局部血液循环 冲击波的空化作用可以疏通闭塞的微细血管，松解局部软组织的粘连。机械作用可以促进微循环，增加细胞摄氧，增加血管内皮生长因子的表达，调节局部血管内皮细胞的mRNA表达，诱导并促进治疗区域的血管新生。从而发挥扩张血管、改善局部血液循环、促进血管新生和局部新陈代谢的作用。

4. 镇痛 冲击波可以通过启动“闸门机制”、抑制去极化作用、促进组织释放更多的P物质等机制产生镇痛作用。

5. 促进伤口愈合 冲击波能够诱导局部组织发生微创伤，刺激机体产生愈合反应。愈合过程中可促进血管生成和增加局部营养供应，刺激修复过程，增加内皮一氧化氮合成酶含量、调节生长因子表达、促进毛细血管形成等，从而加速伤口愈合。

6. 抑制肿瘤生长 研究发现高能级冲击波（焦点能量＞35MPa）能杀死肿瘤细胞，抑制肿瘤生长，可用于肿瘤的治疗。

第三节 治疗技术

微课：冲击波疗法

一、治疗设备

体外冲击波治疗仪（图8-1）主要由冲击波源、耦合装置、治疗床、控制台和定位系统组成。冲击波治疗仪根据能量传播方式，体外冲击波治疗仪可分为聚焦式和发散式体外冲击波治疗仪两种。

1. 聚焦式体外冲击波治疗仪 包括液电式、电磁式和压电式。聚焦式冲击波具有光的传播特性，通过特定的半椭圆球反射将冲击波机械聚焦，经水囊内液体传递，作用于病灶局部。其优点是能量极高、集中，靶向性较强，在极短的时间内可以达到最大值；缺点是体积庞大，结构复杂且价格昂贵，同时治疗中需要采用X线片、肌骨超声来准确定位。目前多用于治疗骨组织病变，如骨不连、骨折延迟愈合及股骨头坏死等。

2. 发散式体外冲击波治疗仪　主要是气压弹道式，由于其产生的冲击波的传播方式是发散的、不聚焦的，所以衰减极快，在组织中有效治疗深度为20～60mm。通过空气压缩机压缩空气，经主机控制使压缩空气反复推动治疗手柄中的射弹，射弹再撞击手柄接触患者病灶区的冲击波探头（图8-2）。发散式冲击波体外治疗仪的输出波形较平缓，治疗时可根据患者的耐受程度调节冲击波的压力和频率。其优点是较聚焦式体外冲击波治疗仪作用面积大，不需要聚焦能量，治疗时探头可自由移动，不需要影像学的精确定位，不需要麻醉，费用较低；其缺点是穿透深度较差，能量密度低，对于深部组织和骨组织疾病效果欠佳。常用于治疗足底筋膜炎、跟腱炎、肩周炎、肱骨外上髁炎等浅表软组织损伤。

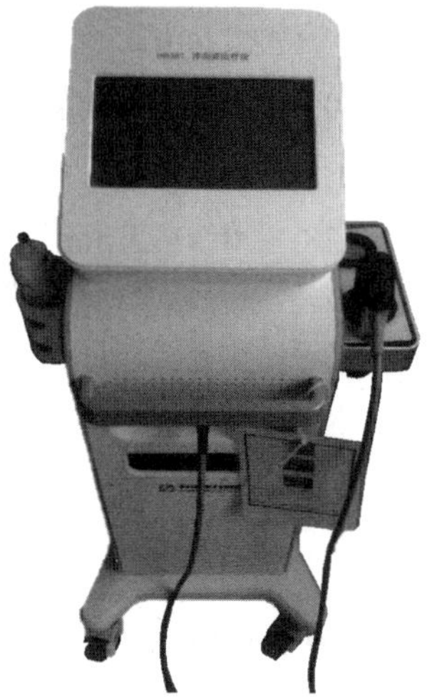

图8-1　冲击波治疗仪

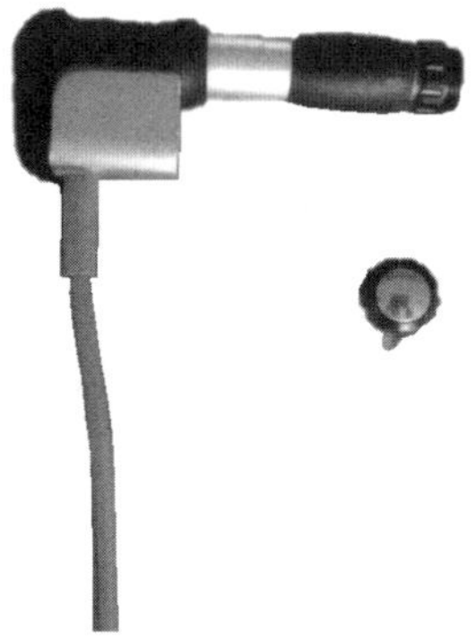

图8-2　冲击波探头

二、治疗方法

1. 明确诊断　根据患者病史、临床表现、体格检查和辅助检查结果明确诊断。排除存在禁忌证和不适合进行冲击波治疗的患者。

2. 选择合适的冲击波治疗仪　根据治疗疾病的不同，选择不同的治疗仪（聚焦式和发散式）。一般而言，发散式体外冲击波治疗仪治疗深度较浅，多用于治疗浅表性软组织损伤，如足底跖筋膜炎、跟腱炎、网球肘等。聚焦式体外冲击波治疗仪的治疗深度较深，多用于治疗骨不连、骨折延迟愈合、股骨头缺血性坏死等骨组织类疾病。但部分软组织疾病，当治疗部位较深、需要更精准地聚焦或靶向治疗时，也常采用聚焦式体外冲击波治疗仪，如坐骨结节滑囊炎、钙化性冈上肌腱炎等。

3. 选择合适的治疗体位　根据疾病及治疗部位的不同，患者治疗体位可选取坐位、仰卧位、俯卧位、侧卧位等，在保证患者舒适、放松的前提下，充分暴露治疗部位。

4. 准确定位　对治疗部位进行准确定位，以保证治疗效果。合理的定位应结合患者疾病部位、体位进行定位，并用记号笔进行标记。定位的方式主要有4种：体表解剖标志结合痛点定位、肌骨超声、X线片及MRI。目前软组织疾病多采用第一种方式进行定位，骨组织疾病多采用X线片进行准确定位。定位时，治疗点应避开脑、脊髓、大血管、重要的神经干、肺部等区域。在软组织疾病定位时，若对定位点不确定，可结合肌骨超声进行准确定位，当二者冲突时，以肌骨超声为准。骨组织疾病治疗时，对于有内固定装置的，冲击波焦点应避开内固定，同时避开重要血管、神经。准确定位才能把冲击波能量准确地作用于治疗部位，达到最佳治疗效果。

5. 耦合剂的使用 在确定治疗部位后，在要治疗的区域上均匀涂抹耦合剂（一般采用凡士林制剂），冲击波治疗探头与皮肤之间不能有空气存在，以免损坏探头、影响治疗效果。

6. 剂量的选择 冲击波的治疗剂量最重要的参数是能流密度，将剂量分为大、中、小三级。一般使用中、小剂量治疗软组织病变。大剂量有明显的破坏作用，应严格控制使用，且大剂量治疗时疼痛明显，需要麻醉。小剂量用于心肌梗死治疗时需要特殊的治疗和监护设备。临床操作中常见用法如下。

（1）骨折延迟愈合和骨不连：位置较深的骨不连多用聚焦式体外冲击波疗法，能流密度为0.25～0.39mJ/mm^2；位置较浅的骨不连也可采用发散式体外冲击波疗法，能流密度为0.25～0.39mJ/mm^2。一般选择2～4个冲击点，每个点冲击1000次，共冲击2000～4000次，每次治疗间隔1天，5～10次为1个疗程，治疗间隔3～5天。

（2）钙化性肌腱炎：发散式体外冲击波疗法能流密度为0.28～0.30mJ/mm^2，冲击1500～2000次，治疗3～5次，每次治疗间隔7天。

（3）肱骨外上髁炎：冲击能量由低到高微调，以患者能够忍受为宜，发散式体外冲击波疗法能流密度0.10～0.18mJ/mm^2，冲击1500～2000次，治疗3～5次，每次治疗间隔7天。

（4）足底筋膜炎：发散式体外冲击波疗法能流密度为0.12～0.20mJ/mm^2，冲击1500～3500次，治疗3～5次，每次治疗间隔7天。

（5）肩峰下滑囊炎：发散式体外冲击波疗法能流密度为0.12～0.16mJ/mm^2，每次冲击2000次，治疗3～5次，每次治疗间隔7天。

（6）肱二头肌长头肌腱炎：冲击能量由低到高微调，以患者能够忍受为宜，发散式体外冲击波疗法能流密度为0.10～0.14mJ/mm^2，冲击1000～2000次，治疗3～5次，每次治疗间隔5天。

（7）股骨头缺血性坏死：治疗应由低能级开始，聚焦式体外冲击波疗法能流密度为0.20～0.35mJ/mm^2，一般选择3个冲击点，每个点冲击1000次，治疗3次，每次治疗间隔3天。

有研究表明，通过增加低强度冲击波疗法的治疗次数，可能会达到与中、高强度冲击波疗法相同的疗效。实际使用的冲击波强度和冲击次数应当根据循证依据及患者的感受。

视频：冲击波疗法操作流程

7. 操作流程

（1）连接插线，检查仪器。

（2）了解患者病情，询问患者有无禁忌证。

（3）患者取舒适体位，充分暴露治疗部位。在治疗部位涂上耦合剂，选择合适的冲击波探头轻压接触身体。

（4）接通电源，调节治疗能流密度、频率、脉冲数量后，在治疗部位作缓慢往返、回旋移动或打圈移动进行治疗。

（5）治疗结束后，关闭电源，移开冲击波探头，做好治疗记录。

三、注意事项

1．治疗前应向患者说明治疗作用及治疗可能出现的感受，解除顾虑，鼓励患者积极参与、配合治疗。

2．患者接受治疗时应处于舒适的体位。

3．治疗应在患者清醒的状态下进行，接受治疗的部位应无感觉障碍。

4．治疗过程中应注意询问患者的感觉，根据情况及时调整治疗剂量。

5．治疗局部有破损创口时，应贴无菌的保鲜膜进行隔离。

6．治疗过程中若患者出现不适，应立即停止治疗。

第四节　临床应用

一、适应证

1．骨组织疾病　骨折延迟愈合及骨不连、成人股骨头坏死、膝骨关节炎。

2．慢性软组织损伤性疾病　钙化性冈上肌腱炎、肱骨外上髁炎、足底筋膜炎、跟腱炎、肱二头肌长头肌腱炎、股骨大转子疼痛综合征（图8-3、图8-4）。

3．其他　脑卒中后肌痉挛、皮肤溃疡等。

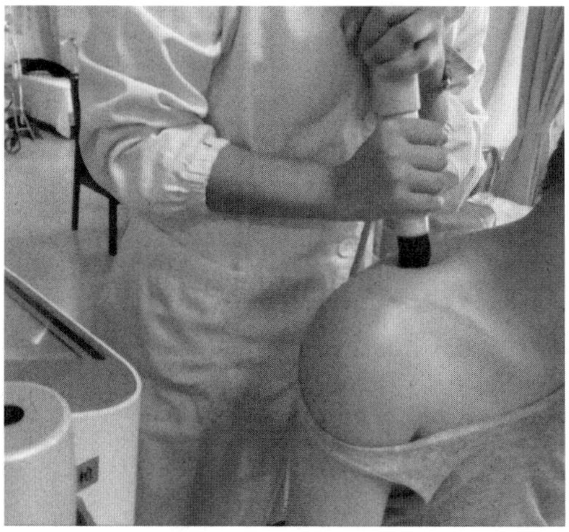

图8-3　冈上肌腱炎

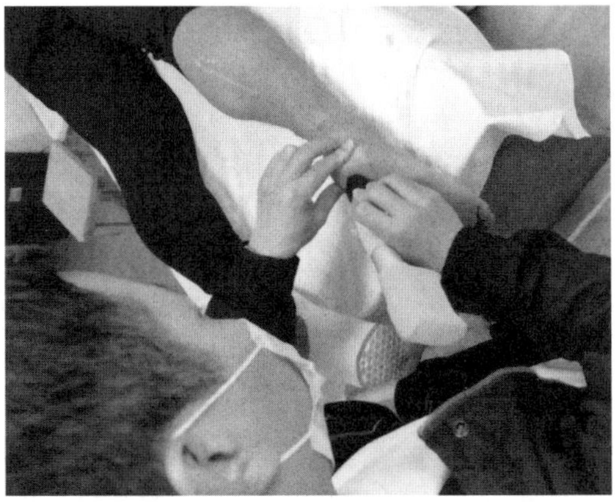

图8-4　足底筋膜炎

二、禁忌证

1．出血性疾病，如凝血功能障碍患者可能引起局部组织出血。

2．深静脉血栓形成禁止使用体外冲击波疗法，以免造成栓子脱落，引起严重的后果。

3. 生长痛患儿。

4. 严重认知障碍和精神疾病患者。

5. 妊娠妇女。

6. 严重肝肾功能不全、体质极度虚弱者。

7. 恶性肿瘤（应用高能级冲击波治疗时除外）。

8. 局部有神经干或大血管、靠近脊柱和头颅区、空腔脏器、感染灶、骺软骨区、植入心脏起搏器者。

▶知识拓展

发散式体外冲击波疗法在肌痉挛中的应用

研究发现，发散式体外冲击波疗法（Radial ESWT，rESWT）对改善脑卒中患者手腕和手指屈肌肉痉挛有效。20例脑卒中后上肢肌肉痉挛患者，前臂腕屈肌、桡侧腕屈肌和尺侧腕屈肌的肌腹分别接受1500次rESWT脉冲冲击，能量密度均为0.03mJ/mm^2，频率为4Hz。主要结局指标为改良Ashworth，结果显示，rESWT应用后即刻有效降低桡腕和手指关节痉挛水平，并且疗效可以持续24小时。也有研究发现，运用rESWT对脑卒中患者下肢痉挛进行治疗能改善肌张力及被动关节活动度。

El-Shamy用rESWT治疗15例儿童脑性偏瘫患者，能流密度为0.03mJ/mm^2，每周一次，每块肌肉1500次脉冲/次，结果显示，ESWT可以改善儿童脑性偏瘫患者的痉挛状态和步态。但冲击波缓解脑卒中或儿童脑性瘫痪肢体痉挛的机制尚不明确，其机制可能与ESWT诱导酶性和非酶性NO的合成有关，即冲击波可以调节NO合酶的活性，增加NO的产出。NO与神经突触的形成有关，可阻碍神经-肌肉接头神经递质的释放，参与周围神经肌肉突触的形成，从而干预反射介导的神经机制，降低肌张力。

—• 考试知识点总结 •—

—• 本章小结 •—

—• 协和云课堂……　拓展练习及参考答案 •—

（何　敏）

第九章　磁　疗　法

教学课件

学习目标

微课：磁疗法

素质目标

（1）树立知行合一的意识，综合运用所学知识，规范地开展磁疗法的各项诊疗活动。

（2）具备不断进取的精神与毅力，不断提升学习素养。

知识目标

（1）掌握：磁疗法分类及临床操作技术。

（2）熟悉：磁疗法的特性及治疗作用。

（3）了解：磁疗法的适应证、禁忌证及注意事项。

能力目标

（1）具备沟通与协作的能力，能够与患者及家属进行沟通。

（2）能够开展健康教育，指导患者进行康复锻炼。

（3）能够正确使用、管理常用器械仪器设备，对治疗中出现的问题能及时处理。

案例导入

【案例】

患者，女，30岁。以“双侧耳前区疼痛2年余”至门诊就诊。检查显示，双侧颞颌关节无明显器质性关节受损，咀嚼硬物、天气寒冷可诱发，下颌关节运动偶尔出现关节绞锁，耳前区钝痛，其他无异常。有较长的缓解期和轻微的弹响音。诊断为“颞下颌关节紊乱综合征”，VAS评分为4分。

【问题】

1. 该患者可选择的物理因子治疗是什么？

2. 如何对该患者进行康复治疗？

·核心知识拆解·

地球本身就是一个磁场，地球上的所有生物都受地磁场的影响，地磁场在人类生存中是不可缺少的。我国早在西汉时代就已利用磁石来治疗疾病。在国外，16世纪末已将各种磁疗器械用于临床治疗。近20年以来，全球对磁场生物学效应的研究日益加深，发明了多种磁疗方法，如交变磁场疗法、脉动磁场疗法、脉冲磁场疗法等。

第一节　概　　述

一、概念

磁疗法（magnetotherapy）简称磁疗，是利用磁场对人体进行治疗，以达到治疗疾病目的的物理因子疗法。

二、物理特性

（一）磁场的特性

1. 磁场　是一种看不见，而又摸不着的客观存在的特殊物质。磁铁对接触或一定距离内的磁性物质表现出相斥或相吸的作用，磁体这种作用所及的范围称为磁场。磁场的基本属性是能对运动电荷施加作用力。

2. 磁力线　是描述磁场分布情况的曲线，又称为磁感线。磁感线是闭合曲线，通常规定小磁针北极所指的方向为磁感线的方向。在磁体外部，磁感线从北极出发，通过空间进入南极；在磁体内部，磁感线从南极回到北极。磁场磁感线的疏密程度反映了磁场的强弱。磁场空间各处的磁场强度相等或大致相等的磁场称为均匀磁场，反之为非均匀磁场。距离磁极表面越远，磁场就越弱。

3. 磁场强度　真空磁场中，磁场的强弱用磁场强度（H）来表示。磁场中某点的磁场强度数值上等于该点上单位磁极所受的力，单位为安培每米（A/m）。

4. 磁通量　是指穿过某一面积磁感应线的数量，设在磁感应强度为B的均强磁场中，有一个面积为S且与磁场方向垂直的平面，磁感应强度B与面积S的乘积，即为磁通，用φ表示，单位为韦伯（Wb）。

5. 磁感应强度　是指单位面积的磁通量，单位为特斯拉（T），旧单位为高斯（Gs），1T＝10 000Gs，1T＝1000mT。

（二）磁体的特性

1. 磁体　物体能够吸引铁、钴、镍等物质的性质叫作磁性，具有磁性的物体叫作磁体。永磁体是能够长期保持磁性的磁体，不易失磁，也不易被磁化。

2. 磁极 磁体中磁性最强的部分称为磁极，一端称为南极（S极），一端称为北极（N极）。磁极之间具有同性相斥、异性相吸的特性。

3. 磁化 是指原来无磁性的物质获得磁性的过程。

（三）磁性材料

1. 磁导及磁阻 在磁路中阻止磁力线通过的力量称为磁阻，反之则称为磁导。

2. 磁导率 磁导率（μ）反映了不同物质的磁性大小，是用来衡量不同物质被磁化程度的物理量。真空时$\mu=1$。按磁导率大小的不同，可将不同物质分为三类。

（1）顺磁质：磁导率略大于真空，即$\mu>1$，如空气、锂、镁、铂、铝、氧等。

（2）反磁质：磁导率略小于真空，即$\mu<1$，如水、玻璃、水银、铍、铋、锑等。

（3）铁磁质：磁导率很大，在外加磁场的作用下极易被磁化，是良好的磁性材料，属恒磁质，如铁、镍、磁性合金等。

人体组织多属于反磁质，也有少数顺磁质物质，如自由基等。人体的磁导率接近于1，即$\mu\approx1$。

三、磁场的分类

根据磁场强度和方向的变化，可分为静磁场和动磁场两种。

（一）静磁场

磁场的大小和方向不随时间改变而变化的为静磁场，又称恒定磁场。

（二）动磁场

磁场的大小和方向随时间改变而变化的称为动磁场。常见的动磁场包括交变磁场、脉动磁场和脉冲磁场。

1. 交变磁场 磁场强度和方向随时间变化而交替变化的磁场，如工频磁疗仪和异极旋转磁疗器产生的磁场。

2. 脉动磁场 磁场强度有规律变化而磁场方向不改变的磁场，如同极旋转磁疗器、通过脉动直流电的磁铁产生的磁场。

3. 脉冲磁场 磁场强度间歇出现，是用脉冲电流通入电磁铁的线圈产生的。磁场的强度随时间变化突然发生、突然消失，两个脉冲之间有间歇的磁场称为脉冲磁场。

四、治疗原理及治疗作用

（一）治疗原理

1. 对神经系统的影响 磁场对中枢神经系统神经元有双向调节作用，其中抑制作用占主导地位。有学者采用动物实验研究磁场对脑电活动的影响，采用细胞外记录技术观察生物电活动，结果显示中枢神经系统中，尤其是丘脑下部和大脑皮质对磁场的作用最敏感。在静磁场的作用下，皮质及下丘脑的诱发电位的振幅增高，出现多相诱发电位，并且磁场强度越强，其作用越强；而动磁场可增加大脑半球神经元之间的协调性，主要用于治疗神经衰弱。

2. 对内分泌的影响 磁场可引起机体激素分泌变化。动物实验表明，在磁场作用下，动物某些激素分泌增加。如磁场可激活下丘脑-垂体-肾上腺素系统，使其分泌物的合成与释放增加，从而提高皮质醇浓度。此外，磁场还可以引起机体应激反应，除下丘脑-垂体-肾上腺系统外，胰岛、甲状腺、性腺等对磁场的作用均有感受性。

3. 对血液和血液流变学的影响 磁场可以降低血液黏度，改善血液流变学特性，促进血液循环，提高白细胞吞噬功能。高强度静磁场可使动物血液的凝固性升高，纤维蛋白活性增高；低强度磁场对凝血影响不大。

4. 对组织代谢的影响 在磁场的作用下，生物电流受到磁场力的作用，导致体内许多代谢过程和功能活动发生改变。另外，磁场还参与生物体内氧化与还原反应，影响生化反应，如脂质的过氧化反应和氧化还原反应。此外，磁场还能影响某些酶的活性、细胞器的功能活动、生物膜的通透性、内分泌功能及微循环等。

5. 对心血管系统的影响 磁脉冲治疗对心血管功能有一定的调节作用，同时它还可以改善血管张力，使血管扩张，血流加快，改善微循环。磁场还可以促进血管内皮细胞的增殖、迁移；促进内皮细胞分泌血管内皮细胞生长因子、成纤维细胞生长因子，从而促进内皮修复和血管再生；磁场还可以通过影响高脂血症患者的脂蛋白代谢，降低血脂水平，防止动脉粥样硬化和冠状动脉粥样硬化性心脏病的发生。

6. 对机体免疫功能的影响 据报道，一定强度的恒定磁场与交变磁场均能提高正常机体细胞免疫与非特异性免疫功能、E花环形成率、白细胞吞噬率和总补体水平。

7. 对肠胃功能的影响 磁场可以增加肠黏膜上皮细胞上ATP酶及胆碱酯酶活性，促进肠黏膜上皮细胞对水分、葡萄糖等物质的吸收。在胃肠道功能低下时，磁场可以增强胃肠道平滑肌电活动；在胃肠道功能亢进时，磁场可抑制胃肠道平滑肌电活动，故磁场对胃肠道功能有“双向”调节作用。

8. 对骨骼系统的影响 磁场能加速受损骨结构的恢复与愈合；磁场刺激可以促进骨生长因子的生成、成骨细胞的增殖及细胞外基质的成熟和矿化。实验表明，在磁场作用下，机体血管扩张，血流加快，从而改善局部血液循环，促进渗出物及水分的吸收，为骨折端愈合提供了必需的营养物质及细胞生长因子，并增强了运送代谢产物的功能，最终促进骨折愈合。

9. 对皮肤反应的影响 恒定磁场可降低变态反应强度，缓解过敏皮肤的异常反应；脉冲磁场可增强皮肤对化学刺激的敏感度，提升其对特定离子的通透性。

10. 经穴影响 经络穴位具有生物电特性，存在电活动现象。实验表明，磁场对穴位的刺激与针灸疗法对穴位的刺激有诸多相似效果。例如，磁片贴敷大椎、肺俞、膻中穴可治疗喘息性支气管炎；悬磁场刺激神阙穴，具有显著的止泻效果等。因此，磁场可以通过影响经络的电磁活动过程，发挥治疗疾病的作用。

11. 对肿瘤的影响 磁场对良性和恶性肿瘤都有一定的影响，可使良性肿瘤，如纤维瘤、脂肪瘤、毛细血管瘤等缩小或消失；磁场对恶性肿瘤也有缩小肿块及改善症状的作用；高磁场对癌性疼痛有较好的镇痛作用。

（二）治疗作用

1. 镇痛 磁场有明显的镇痛作用，常用于治疗各种疼痛，如软组织损伤引起的疼痛、神经痛、炎性疼痛、内脏器官疼痛和癌性疼痛等。其通过改善微循环、提高致痛物质水解酶活性、降低感觉神经兴奋性及促进产生吗啡类的内分泌素来镇痛。

2. 消炎消肿 磁场有一定的消炎作用，能通过促进血液循环、提高酶的活性来降低致炎性物质浓度和水肿程度，从而提高机体的非特异性免疫，而起到消炎消肿的作用。

3. 镇静 磁场可以改善睡眠状态、缓解肌肉痉挛、减轻面肌抽搐等，还可以缓解因紧张引起的焦虑，常用于神经症、睡眠障碍的治疗。

4. 止泻 磁场可减少肠黏膜的渗出，当肠黏膜血管的渗出减少时，肠内容物中的水分也会相应减少，从而有利于止泻。

5. 促进骨折愈合 磁场可以加速骨痂生长，消除骨折引起的肿胀及疼痛，促进骨折愈合。磁场通过改善血液循环，提高局部营养供应，促进骨组织细胞的新生，从而加速骨折愈合。低频脉冲电磁场不仅用于治疗骨不连或骨折延迟愈合等陈旧性骨折，也可以用于治疗新鲜骨折；它还能改善骨密度、骨生物力学性能和骨结构，因而对骨质疏松有明显的防治作用。

6. 软化瘢痕、促进创面愈合 磁场可使瘢痕原有的隆起逐渐平坦，瘢痕局部硬结逐渐柔软，从而促进瘢痕软化，减轻瘢痕引发的骚痒和疼痛感。磁场可以改善局部血液循环，促进渗出物的吸收与消散，为减少瘢痕形成创造条件；磁场的扩血管作用为创面提供了更多的血液，输送更多的营养物质和氧，有利于加速创面的愈合。在磁场作用下，成纤维细胞内水分和盐类物质增加，导致分泌前胶原蛋白功能障碍。同时，成纤维细胞内溶酶体数量增加，释放出更多的溶酶体以增强细胞吞噬作用，抑制组织瘢痕形成。

7. 降压 磁场有一定程度的降低作用，其机制为通过调节神经反射，改善大脑皮质功能，促使血管扩张、微循环改善，从而使血压下降。

8. 对良性肿瘤的作用 磁场可以使部分良性肿物变小或消失，其作用原理为：磁场通过其抗渗出及消炎作用，结合两块磁片异极贴敷产生的压力作用，使肿物缩小或消失；其次通过减少渗出、消炎消肿，使肿物缩小或消失；此外，磁场还可以使肿瘤内血管形成血栓，阻断肿瘤血液供应，从而使肿瘤缩小或消失。

第二节 静磁场疗法

静磁场疗法是指应用恒定磁场进行治疗的方法，包括磁片法、磁针法、耳磁法等。

一、治疗作用

1. 镇痛 磁场有明显的镇痛作用，常用于治疗各种疼痛，如软组织损伤引起的疼痛、神经痛、炎性疼痛、内脏器官疼痛和癌性疼痛等。

2. 镇静 磁场可以缓解因紧张引起的焦虑，常用于神经症、睡眠障碍的治疗。

3. 缩小良性肿瘤 磁场可以使一些良性肿物变小或消失。

4. 降压 磁场有一定程度的降低作用，其机制为通过调节神经反射，改善大脑皮质的功能，增强皮层下血管运动中枢的调节与控制，从而使血管扩张，改善微循环，发挥降血压的作用。

5. 加速创面愈合 静磁场具有促进小血管与毛细血管增生、加速表皮生长的作用，从而加速溃疡愈合。

二、治疗技术

（一）治疗设备

1. 磁片 磁片即永磁体，材料主要有稀土永磁体、永磁铁氧体、铝镍钴合金永磁体等。磁片的常用形状有圆形、方形、柱形和圆珠等。其中圆形磁片的应用最多，其直径多为1cm，厚度2～5mm。

2. 磁针 磁针多采用稀土合金永磁材料，其尖端的表面磁场强度较高，可达0.15～0.20T。

（二）常用治疗方法

1. 磁片直接贴敷法 是将磁片或磁珠直接贴敷于腧穴或痛点进行治疗的方法，是临床穴位磁场疗法中常用的一种方法。治疗前用75%乙醇清洁治疗区域，待干燥后放置磁体，再用大于磁体表面积的胶布予以固定。具体贴敷法有以下几种。

（1）单磁片法：适用于病变范围小且表浅的病变部位。

（2）双磁片法：适用于病变范围大且较深的部位，可采用并置贴敷和对置贴敷两种形式。根据治疗部位选择同极并置贴敷、异极并置贴敷或异极对置贴敷，如腕部的内、外关，肘关节的曲池与少海及在手足等两个相对应的组织较薄部位贴敷磁片。

（3）多磁片法：是应用多个磁片贴敷于局部的方法，多为3～6片。应用于病变范围较大、较浅的部位。磁片安置采用线形或者环形，线形即将磁片固定在同一平面上，磁片之间可以是同名极，也可以是异名极。而对肿物进行治疗时，磁片可采用环形安置，使肿物处在磁片的包围之中。

2. 磁片间接贴敷法 即将磁片缝缀在布料上，制成磁帽、磁衣、磁腰带等物品。磁片间接贴敷法可进行长时间的治疗，且对皮肤没有刺激，适用于治疗一些慢性病，如高血压、神经衰弱、慢性腰痛、乳腺增生等。

3. 磁针法 使用永磁体，操作者手持磁针，将磁针的尖端置于穴位或者痛点处，根据患者的耐受程度施加压力。与普通的针刺疗法不同，磁针法不刺破皮肤，属于无创性治疗，主要用于疼痛性疾病的治疗。

4. 耳穴贴磁法 在耳郭穴位上贴敷磁珠，磁场强度一般为0.15～0.20T，磁珠的直径在3～8mm，每次贴敷2～4个穴位，两侧耳穴交替敷贴，隔日一次。此疗法可治疗神经衰弱、高血压、荨麻疹和神经性皮炎等疾病。

三、临床应用

（一）适应证

1. 内科疾病 血压高、急慢性胃炎、慢性结肠炎、类风湿关节炎、三叉神经痛、神经衰弱等。

2. 外科疾病 急慢性软组织损伤、腱鞘囊肿、骨关节炎、血管瘤、滑囊炎、术后痛等。

3. 儿科疾病 婴幼儿单纯性腹泻、遗尿症等。

4. 妇科疾病 月经紊乱、痛经等。

5. 其他疾病 颞下颌关节紊乱综合征、皮肤溃疡、耳聋、耳鸣等。

（二）禁忌证

1. 体内植入心脏起搏器者。
2. 孕妇下腹部及女性经期者。
3. 有急性出血或者出血倾向者，心绞痛，高热患者等。

（三）注意事项

1. 不良反应比较少见，但治疗中或治疗后如出现血压波动、头晕、恶心、嗜睡或严重失眠，应立即停止治疗。治疗中发生的不良反应多为暂时性的，停止治疗、减少剂量或者改变方法后，这些不良反应一般可自行消失。

2. 皮肤局部有伤口、出血处不宜直接贴敷，应用纱布隔开后再贴敷。

3. 在操作前，应用75%乙醇消毒磁片。

4. 避免对磁片进行加热，防止磁性互相抵消而消失。

5. 不同的磁片要分类保管，防止损坏。

6. 严重的心、肺、肝脏疾病或血液病者，体质极度衰弱者慎用，这些患者容易有较明显的不良反应，治疗时应注意观察。

第三节 动磁场疗法

动磁场疗法是指利用动磁场进行治疗的方法。其主要有两种形式，一种是将高磁场强度的磁体安置在一个动力机械上，磁片随之转动而产生脉动磁场或交变磁场，称为旋磁疗法。另一种形式是采用铁芯线圈，通过通入交流电或者直流电分别产生交变磁场或脉动磁场，称为电磁疗法。

一、治疗作用

1. 改善骨质疏松症状 脉冲磁场对骨质疏松引起的疼痛、小腿痉挛等症状有明显的改善作用，并能有效增加骨密度。

2. 促进骨折愈合 磁场可以加速骨痂生长，促进骨折愈合，消除骨折引起的肿胀及疼痛。磁场通过改善血液循环，提高局部的营养供给，以促进骨细胞的新生，从而加速骨折愈合。

3. 消炎消肿 磁场与改善微循环、消肿、镇痛和促进免疫反应有关，从而对软组织损伤发挥消炎、消肿、镇痛的作用。

4. 软化疤痕、促进创面愈合 磁疗可使瘢痕原有的隆起逐渐平坦，瘢痕局部发硬逐渐柔软，从而促进瘢痕软化，减轻瘢痕引起的痒痛感。

二、治疗技术

（一）旋磁疗法

利用旋磁机产生脉动磁场或交变磁场进行治疗的方法为旋磁疗法。将旋磁机的机头，直接对准患区或穴位，穴位选取与贴敷法相同。强度根据治疗部位及患者情况设定，四肢及躯干远端宜用较高磁场强度，胸背部、上腹部、老人、儿童及体弱者宜用较低磁场强度。治疗时间为15～30分钟，百会穴不超过10分钟，每日1～2次，15～20次为一个疗程。

（二）低频交变磁疗法

低频交变磁疗法的磁场强度和方向会随时间变化而发生交替规律性变化，利用电磁感应原理产生5～100Hz的低频交变磁场，磁头表面的磁场强度可达0.1～0.2T。交变磁疗法根据治疗部位，选用合适的低频交变磁场磁头，并置入相应大小的布袋中。具体操作程序如下。

1. 患者取舒适体位，暴露治疗部位。根据患者治疗部位，选择合适的磁头。
2. 检查机器面板开关旋钮是否处于关闭状态，将磁头输出导线插入治疗仪的插口。
3. 根据治疗需要，将开关旋钮指向弱、中或强，接通电源，电流通过磁头线圈产生磁场。
4. 在治疗过程中，患者可有振动感及温热感。
5. 每次治疗时间为12～30分钟，每天治疗1次。
6. 治疗结束后，将开关旋钮旋至关闭的位置，并将磁头取下。

（三）脉冲磁疗法

视频：脉动磁疗仪操作流程

脉冲磁疗法是利用脉冲电流通入电磁铁的线圈产生的间歇性磁场。磁场的变化频率、波形和峰值可根据需要进行调节。一般脉冲频率为40～100次/分，磁场强度为1T以内，部分设备会结合振动和热疗。每次治疗时间为15～30分钟，每日治疗1次，15～20次为一个疗程。具体操作程序如下。

1. 检查患者有无低频脉冲磁疗的禁忌证。
2. 确保仪器电源线正确连接并接地，检查治疗仪面板各旋钮是否均处于规定位置上。
3. 启动设备，调节磁场强度至所需范围，磁场强度为0.6～20.0mT，频率为8～35Hz，每次治疗时间为15～30分钟，每天治疗1次。
4. 治疗结束后，按治疗的相反顺序关闭机器，旋回各钮，并取下磁头。

（四）脉动磁疗法

目前临床上应用较少，每次治疗时间20～30分钟或1小时，每天治疗1次。具体操作程序如下。

1．检查磁疗机运行是否正常，以及患者有无禁忌证，并将机头置于治疗部位。

2．患者取卧位，治疗部位置于两磁头之间，使磁力线垂直通过治疗部位。

3．调节上磁头的高度，使其降到距皮肤最近距离或接触皮肤（另一类型机器的磁头铁芯延长，其铁芯端已无温热感，故可接触皮肤）。

4．检查机器面板开关处于关闭状态，电流表指针应在“0”位。打开电源开关，接通电流，指示灯指示。

5．根据病情需要，调节电流调节钮，使患者受到一定强度的磁场作用。

6．治疗结束后，将电流强度调回到“0”位，关闭电源，升高上磁头并移开磁头。

三、临床应用

（一）适应证

同静磁场疗法适应证。

（二）禁忌证

同静磁场疗法禁忌证。

（三）注意事项

1．动磁场的剂量包括磁场强度、作用面积、场型、梯度、时间、脉冲频率等，其中以磁场强度最为重要。小剂量或地磁场强度＜0.1T，中剂量或中磁场强度为0.1～0.2T，大剂量或强磁场强度＞0.2T。

2．掌握好剂量，注意不良反应（同静磁场疗法），磁疗时禁止戴机械手表，以免损坏手表。

第四节 经颅磁刺激

一、概念

经颅磁刺激（transcranial magnetic stimulation，TMS）是一种借助高强度时变的脉冲磁场作用于中枢神经系统（主要是大脑），通过在大脑皮质内产生感应电流来调节皮质神经细胞动作电位，从而影响脑内代谢和神经电生理活动的一种磁刺激技术。其是一种非侵入性、无痛、安全的神经调控技术。

二、治疗原理及治疗作用

（一）治疗原理

1. 电磁感应 TMS是在一组高压大容量的电容器上充电，利用电子开关向磁场刺激圈放电，在不到1毫秒的时间内形成数千安培的脉冲电流。这一过程中产生的瞬时功率达数十兆瓦，刺激线圈表面产生的脉冲磁场强度可达1～4T。

2. 穿透性 如果将线圈放置在受试者的头部（图9-1），磁场在穿透脑外组织（如颅骨、头皮）的过程中经历很少的衰减，对脑组织几乎无影响，因此避免了疼痛感受器兴奋。

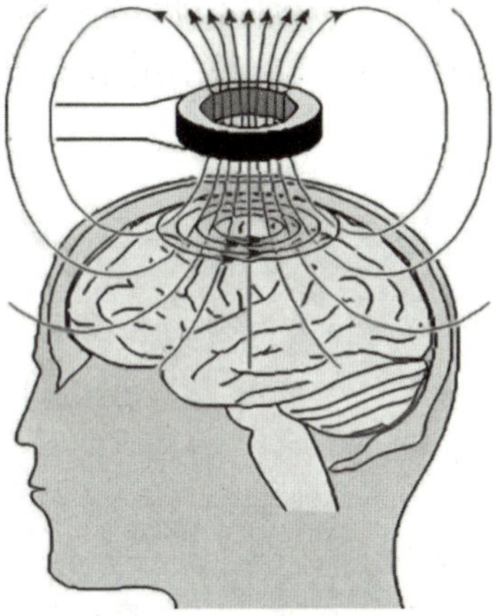

图9-1 经颅磁工作原理的示意图

3. 无痛机制 感应电流与组织的导电性成正比，由于皮肤、脂肪或骨骼的阻抗较高，感应电流通过时会显著减弱，因此几乎不会兴奋疼痛感受器。这使得磁刺激技术具备无痛机制。

4. 生理效用 感应电流能改变大脑皮质细胞膜电位，当超过兴奋阈值时，会引发神经细胞去极化并产生兴奋性动作电位，导致一系列生化反应。

（二）治疗作用

1. 影响神经可塑性 TMS可以通过影响大脑皮质的可塑性发挥作用。其中刺激强度可影响刺激部位的大小与刺激深度。TMS的刺激深度可达1～3cm，如果用120%的运动阈值（motor threshold，MT）刺激，其深度一般为2cm。目前普遍认为TMS的作用机制是通过影响神经元的突触兴奋、抑制和可塑性，进而调控神经系统对信息的处理过程。

2. 调控神经功能 通过利用TMS不同的刺激模式和作用脑区进行人为干预，可直接诱导长时程增强（long term potentiation，LTP）或长时程抑制（long term depression，LTD）的双向变化；从分子、突触、细胞、神经网络，甚至大脑控制的行为学等多个水平发挥神经可塑性调节作用。

3. 局部与远程效应 TMS不仅有局部皮质的刺激作用，还能影响远隔区域。大脑是基于广泛联系的功能整体，不同脑区通过神经网络相互作用、相互联系，其一脑区的激活会通过网络传导影响到与其相连的脑区甚至全脑。重复经颅磁刺激（repetitive transcranial magnetic stimulation，rTMS）刺激局部脑区后，可以通过大脑网络扩散到远隔区，甚至对对侧脑区也产生影响。当然，刺激不同的皮质区时，可以通过大脑皮质与深部核团的联系，引起脑血流量、神经递质、激素、脑源性神经影响因子，以及大脑基础活诱发的同步振荡频率、共振频率变化，进而通过多种机制调控大脑功能。

4. 诱发同步振荡 rTMS刺激特定的部位，能够像起搏器一样引起大脑皮质广泛的同步振荡，从而提供一个激发与创造大脑特定部位的同步振荡。

三、临床评估

经颅磁刺激临床评估主要有三种刺激模式。

1. 单脉冲经颅磁刺激（singe1-pulse TMS，STMS） STMS是一种手动控制无节律的脉冲输出，可激发多个刺激，但刺激间隔较长，多用于常规的生理检查。

2. 成对经颅磁刺激（paired pulse TMS，pTMS） pTMS以极短的时间间隔在一个刺激部位连续给予两个脉冲刺激，或者在两个部位各给予一个脉冲刺激，多用于研究大脑皮质内的抑制和易化作用，或者大脑两个半球内的相互作用。

3. rTMS 是经典的刺激模式，是以固定的刺激强度及频率（1～20Hz或更高频率）连续作用于某一脑部区域的一连串TMS脉冲。这种重复、连续、有规律的rTMS可以兴奋更多水平方向的神经元，从而调节大脑皮质的兴奋性。这种效应不仅仅发生在刺激的局部，还会影响到其他相邻的脑区或远隔区域，且能维持到刺激结束后一段时间，因此多用于临床治疗。

四、治疗技术

（一）治疗设备

TMS设备组成的基本电路由主电路和刺激线圈组成。

1. 主电路板 输出频率范围在1～100Hz，刺激线圈表面最大输出磁场强度为3.5T左右，电流的变化速率高达170A/μs，在大脑皮质产生的感应电场约为150V/m。

2. 刺激线圈 磁场刺激线圈是TMS的关键部件，因为它会影响磁场的强度、作用深度、作用范围、聚焦特性等。根据标准配置，目前最常用的刺激线圈为8字形线圈（图9-2）、圆形线圈，在

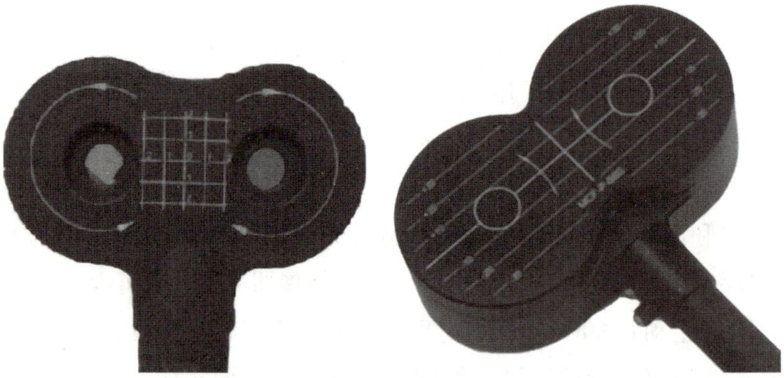

图9-2 8字形线圈

临床还可见双锥形线圈和深部刺激线圈。

（1）8字形线圈：是由两个相邻且电流方向相反的环形或D形线圈在同一平面上连接而成。这个结构使两个回路交叉处的磁场增强，形成一个锥体磁场，降低了磁场峰值强度。其特点是聚焦性好、刺激范围小、刺激深度比较浅，一般用于精准刺激、定位要求严格的功能区制图等。

（2）圆形线圈：由一圈或多圈低电阻的纯铜线缠绕在一个平面的环形结构上制成。其特点是刺激面积大、同等的输出刺激作用强且对定位的要求相对较低，适合于常规治疗。

（3）双锥形线圈：由两个电流方向相反的圆形线圈以大约90°的夹角靠在一起构成的，中间点的磁场向量叠加强度大于平面8字形线圈。线圈一般按人头颅大小与弧面设计，使其尽量与头型吻合。虽然局部刺激强度高，聚焦性不如8字形线圈，但其最大的特点是刺激深度大，因此适合于直接刺激支配盆底肌、下肢肌肉的运动皮质，也可用于脊髓手术的监控。

（4）深部刺激线圈（hesed coil）：又称H线圈，形似由粗导线编织的围绕整个头颅的头盔，与头颅的弧度相近，许多平行导线通过三维直角弯折形成线圈，让环绕导线的磁场向量在三维空间中向目标刺激的部位叠加。磁场向量的叠加可以是空间总和的单点聚焦，也可以沿神经走向设置几个聚焦点，还可以组合不同的刺激频率进行时间总和聚焦。目前，H线圈还处于评估阶段。

（二）定位方法

1. 参照国际标准脑电电极10-20导联系统定位　电极分布系统是以鼻根、枕骨粗隆和耳前凹等解剖标志为基础，在头皮表面确定两条线：一条为鼻根至枕骨粗隆的前后连线，另一条为双侧耳前凹之间的左右连线。两条连线在头顶的交点为Cz点，该点是许多TMS定位的重要参考点。通常，初级运动皮质（M1区）位于Cz点的前方或稍微偏侧的区域。目前，某些公司基于该系统已生产出专门的定位帽，以便于更精确和便捷地进行电极定位。

2. 根据功能反应定位　主要适用于运动皮质区的定位。具体操作方法见静息运动阈值（resting motor threshold，rMT）测定方法，确定M1区后，以M1区为参考点，沿着头皮向各方向进行进一步的定位，以确定其他治疗脑区。

3. 机器人导航系统　在一般MRI图像导航的基础上增加了机器人或机器臂系统。该系统可以利用空间定位算法将刺激靶点映射到头部对应位置，实现精准定位；也可以智能化机械臂保证刺激线圈全程跟随，确保治疗过程连续，减少操作的烦琐和误差。

视频：经颅磁治疗仪操作流程

（三）操作方法

1．治疗前，取下患者身上的铁磁物品，包括手表、手机、义齿等。

2．患者取坐位或半卧位，使用专门的定位椅，可以固定头部。

3．治疗前患者要先测定运动诱发电位（motor evoked potential，MEP），即：首先要求受试者采用舒适体位，采用银－氯化银杯状表面电极，以肌腹－肌腱的模式记录靶肌肉所检测的运动诱发电位；进而确定每个人的rMT和活动运动阈值（active motor threshold，aMT）。rMT是指在肌肉完全放松的状态下，刺激初级皮层M1区引发对侧手部肌肉（如拇短展肌）产生最小运动反应所需的最小刺激。aMT是指在目标肌肉轻微主动收缩时，刺激M1区引发对侧手部肌肉运动反应所需的最小刺激强度。

4．根据治疗需要，确定刺激的脑区，线圈与患者颅骨表面相切，并将线圈磁场强度最强的部分置于刺激部位，8字线圈需注意手柄的角度。

5. 设置好刺激参数后，点击磁刺激“开始”按键，开始治疗。

6. 刺激结束，关闭仪器，检查患者有无不适反应。

▶知识拓展

立体无框架光学跟踪MRI引导导航系统

立体无框架光学跟踪 MRI引导导航系统，采用高精度红外光学捕捉技术，在毫米级精度下实时追踪TMS线圈的位置与姿态。该系统能够将TMS线圈产生的刺激磁场可视化地叠加在个体MRI构建的三维脑解剖结构上，实现直观、个性化的刺激靶点定位。通过这种方式，显著提升了TMS治疗的精准性和可重复性，为临床神经调控治疗提供了高效、可靠的技术支持。

五、临床应用

（一）适应证

1. 脑脊髓损伤性疾病 颅脑损伤、中毒性脑损伤、脊髓损伤出血后、小儿脑瘫、癫痫、创伤性颅脑损伤、颅内肿瘤手术后。

2. 脑功能性疾病 帕金森病、抑郁症、阿尔茨海默病、精神障碍、神经衰弱、失眠、眩晕、神经性头痛、脑疲劳综合征、神经症、抑郁症、焦虑症、强迫症、恐惧症。

3. 其他 缺血性脑血管病。

（二）禁忌证

1. 全身及颅内出血性疾病的急性期。
2. 装有心脏金属瓣膜和心脏起搏器。
3. 有出血倾向，严重心脏病、严重高血压及严重的心、肝、肺、肾等脏器功能衰竭。
4. 颅内感染或颅内肿瘤。
5. 颅内血管金属支架植入。
6. 生命特征不稳定、发热。
7. 治疗部位开放性创口、感染；积液、活动性肺结核及恶性肿瘤。
8. 严重的精神病、癫痫。

（三）不良反应

1. 局部不适或头痛 rTMS约有千分之一的概率会引起局部不适、头痛。一般不需要特殊处理，可自然缓解，对于敏感者可服用温和镇痛药缓解症状。

2. 听觉不适 TMS本身对听觉无影响，但是线圈拍在工作中产生的啪啪声音，部分患者对此敏感，可以采取戴耳罩或在耳中填棉花等方式来减少噪声影响。

（四）注意事项

1. 磁疗法出现不良反应者禁止使用。
2. 治疗时出现血压、心率、呼吸明显变化者禁止使用。
3. 孕妇慎用。

—• 考试知识点总结 •—

—• 本章小结 •—

—• 协和云课堂…… 拓展练习及参考答案 •—

（金 星）

第十章　传导热疗法

教学课件

微课：传导热疗法

学习目标

素质目标

（1）具备临床诊疗素养，正确运用传导热疗法开展适宜的治疗活动。

（2）具备不断探索的科学精神，对患者及其家属开展健康教育。

知识目标

（1）掌握：石蜡疗法、湿热袋敷热疗法、蒸汽疗法及泥疗法的治疗技术、治疗作用及临床应用。

（2）熟悉：石蜡疗法其治疗原理。

（3）了解：其他传导热疗法的基本知识。

能力目标

（1）能规范化地开展传导热疗法的各项诊疗活动。

（2）能使用、管理常用的仪器设备。

（3）能合理安排和管理医疗环境。

（4）提升沟通与协作的能力，学会与患者及其家属沟通，开展健康教育等。

案例导入

【案例】

患者，女，75岁。因“腰部疼痛10年，加重伴双下肢乏力10天”就诊。诊断：腰椎间盘突出伴神经根病；双侧股骨大转子滑囊炎。现突出问题：双侧股骨大转子疼痛、行走乏力。

【问题】

1．该患者适用的传导热疗法是什么？

2．该患者进行传导热疗法治疗时，应如何设置参数？

·核心知识拆解·

传导热疗法源于古代多种疗法，经过现代医学的发展，现已成为一种应用广泛的物理因子治疗技术。在治疗方法上，传导热疗主要通过接触体表将热直接传输给机体，常用的热源包括热水、泥、石蜡、地蜡、砂、蒸汽及化学热袋等。这些传热介质不仅具有温热作用，某些介质如海泥、石蜡等还具有机械和化学刺激的综合作用。广泛应用于多种疾病的康复治疗。其适应证包括风湿性关节炎、软组织扭伤和挫伤、外伤性关节疾病、手术后粘连、瘢痕挛缩、新鲜创面、慢性炎症、溃疡、冻伤、神经炎、神经痛及慢性盆腔炎等。热疗主要通过改善局部血液循环、促进组织修复、缓解疼痛和炎症等机制发挥作用。然而，对于高热、化脓性炎症、结核性疾病、心肾功能不全及有出血倾向的患者，热疗可能会加重病情，因此上述患者禁忌使用传导热疗法。

通过本章节的学习，学习者应掌握传导热疗法的定义、物理特性、治疗原理、治疗作用、治疗方法及临床应用，以便在实际工作中根据患者的具体情况，合理选择和应用传导热疗法，并确保治疗的安全性和有效性。

第一节　概　　述

传导热疗法在国内、外有着悠久的应用历史。据《史记》记载："上古之时，医有俞跗，治病不以汤液醴酒，馋石桥引，案杌毒熨。"这里的"熨"实际上就是利用传导热进行的药熨疗法。而在国外，古埃及时期就开始使用涂泥的方式来治疗疾病。随后，意大利、法国和德国等国家也开始应用泥疗。在现代医学中，传导热疗法因介质来源广泛、操作方便、适应证多、疗效确切等优势仍然被广泛应用。常用的传热介质包括石蜡、地蜡、泥、热气流、酒、醋、中药、化学热袋及坎离砂等。这些介质通过热传导作用，将热量传递至人体组织，从而发挥改善血液循环、缓解疼痛、促进组织修复等治疗作用。

一、概念

传导热疗法（conductive heat therapy），又称温热疗法，是一种通过热源介质将热量直接传导至机体以治疗疾病的方法，包括石蜡疗法、湿热袋敷疗法、蒸汽疗法、泥疗法、地蜡疗法及沙疗法等。

1. 热与内能　热是物质内部微粒（如分子、原子、电子）无规则运动的表现，反映了物体内部分子的动能和势能的总和，即内能。当物体受热时，其内能增加；反之，则减少。加热物体实际上是通过传递热量来增加其内能。

2. 热量传递方式　①对流：依靠液体或气体的流动来传播内能。②传导：固体内部热量从高温向低温部分转移的过程。③辐射：物体以光速沿直线向外发射能量，实现能量的空间传递，例如太阳对地球的热量传递。

3. 热量单位　焦耳（J），用于衡量由温差引起的内能变化量。

4. 热容量与比热 热容量描述物体吸收或释放热量的能力，即升高1℃所需的热量。比热是指单位质量的物质在温度变化1℃时吸收或释放的热量，其常用单位为千卡每千克摄氏度［kcal/（kg・℃）］。

5. 热平衡 当不同温度的物体相互接触时，会发生热量交换直至达到相同的温度状态，此时高温物体失去的热量等于低温物体获得的热量，整体内能保持不变。

6. 熔解与凝固 固态变为液态称为熔解，液态变为固态称为凝固。两者发生在特定温度下，该温度分别称为熔点和凝固点。同种物质的熔点和凝固点相同。

7. 汽化与液化 液态变为气态称为汽化，气态变为液态称为液化。汽化过程中，液体表面发生的汽化称为蒸发，内部同时进行的称为沸腾。

二、生物学效应

传导热疗法对机体的生物学效应主要有以下几个方面。

1. 对皮肤及神经系统的影响 热刺激能够降低肌张力、减轻疼痛并改善神经传导速度。其机制在于热作用可影响局部自主神经纤维和躯体神经纤维的传导功能，进而调节脊髓及大脑皮质的中枢神经活动，缓解疼痛并促进神经功能的恢复。

2. 对血液循环的影响 传导热疗法能够扩张毛细血管，加速血流，促进局部血液及淋巴循环，从而改善组织营养供应，加速水肿吸收和组织再生。此外，热刺激还可增强心脏功能，进一步改善全身血液循环。

3. 对创面、瘢痕及挛缩的影响 温热刺激可促进创面愈合、软化瘢痕组织并松解关节挛缩。其作用机制包括：①刺激上皮组织再生，改善皮肤营养供应，促进创面愈合。②某些油性热介质（如石蜡）在冷却凝固时对皮肤产生压力和润滑作用，使皮肤保持柔软和弹性，防止过度松弛。③结合牵拉治疗，增强结缔组织的弹性和塑性，改善关节活动度。

4. 对组织代谢和炎症的影响 传导热疗法能够提升组织温度，增加组织摄氧量，促进组织代谢。研究表明，温度每升高1℃，组织氧化率可增加2.5倍，从而加速组织修复和愈合。此外，热对化学介质的影响显著：在急性炎症期，热可能加剧炎症反应；在慢性炎症期，热则具有明显的抗炎作用，可缓解疼痛并促进炎症吸收。

第二节 石蜡疗法

石蜡疗法（paraffin therapy）是利用加热熔解的石蜡作为传导热的介质将热能传至机体，以预防和治疗疾病的方法。

一、石蜡的物理特性

1. 石蜡是一种由高分子碳氢化合物构成的白色或淡黄色半透明固体，化学性质稳定，不易与酸、碱发生反应。微溶于乙醇，易溶于乙醚、汽油、苯、煤油和三氯甲烷等有机溶剂。石蜡是石油蒸馏的产物，其熔点为30～70℃，沸点为350～560℃。医用石蜡具有高纯度，含油量为0.8%～0.9%，治疗用石蜡的比重为0.9，熔点为50～56℃，沸点为110～120℃。需要注意的是，当石蜡加热至100℃以上并与氧气充分接触时，易氧化变质。

2. 石蜡的比热为0.50～0.78cal/（g·℃），热容量大，是一种优良的导热体。其导热系数较低（0.000 59），热量传递缓慢，容易被人体接受。石蜡不含水分且不透气，热量无法通过对流扩散，因此具有优异的蓄热性能。

3. 石蜡在熔解或凝固过程中会吸收或释放热量，平均熔解热或凝固热为39cal/kg。蜡层越厚，熔解温度越高，液态向固态转变的过程越缓慢，其保存温热的能力也越强。

4. 石蜡具有良好的可塑性、黏滞性和延展性。常温下为固体，加热至熔点时变为液体，冷却后则凝固成半固体。在蜡疗过程中，石蜡能够紧密贴合体表，使局部皮肤温度保持在40～45℃，并可根据治疗部位随意塑形，确保热量的均匀传递。

二、治疗原理及治疗作用

（一）治疗原理

1. 化学作用 石蜡的治疗效果与其矿物油含量和成分密切相关。医用高纯度石蜡含油量为0.8%～0.9%，能够润泽皮肤和瘢痕组织，使其柔软并增强弹性。

2. 热学作用 石蜡具有较大的热容量和优异的蓄热性能，同时导热性较低，这使得皮肤能够耐受较高温度（55～60℃）并维持较长时间。其温热作用可深入皮下0.2～1.0cm，治疗后局部温度可迅速升高8～12℃，并在30～60分钟内保持高温状态。

3. 机械作用 石蜡具有良好的可塑性和黏滞性，能够紧密贴合皮肤。冷却凝固时，石蜡体积缩小10%～20%，对组织产生轻微挤压，促使热量向深部组织传递。

（二）治疗作用

1. 改善血液循环，促进水肿和炎症消散 石蜡疗法的温热作用能够扩张毛细血管，加速血流，改善局部血液和淋巴循环，促进代谢产物排出和营养物质吸收，从而抑制炎症发展并加速伤口愈合。此外，石蜡冷却时的机械压迫作用可防止组织内液体渗出，减轻软组织肿胀，促进炎性浸润吸收，同时具有镇痛效果。

2. 促进创面愈合、软化瘢痕及改善肌腱挛缩 石蜡中的油质成分及其冷却时的压缩作用能够保持皮肤柔软和弹性，防止松弛和皱褶，提升皮肤紧张度。对于瘢痕和肌腱挛缩，石蜡疗法具有软化和松解作用，能够减轻疼痛。此外，石蜡疗法可增加局部皮肤代谢，改善组织营养供应。石蜡中的某些碳氢化合物能够刺激上皮生长，加速表皮再生和真皮结缔组织增生，促进创面愈合。对于新鲜创面，机械压迫作用具有止血效果，而长时间蜡敷则有助于溃疡愈合及骨痂形成。

三、治疗技术

视频：
石蜡疗法
操作流程

（一）设备和材料

1. 基本设备和材料 开展石蜡疗法需要以下设备和材料。

（1）医用石蜡：熔点为50～56℃的白色高纯度石蜡，pH中性，不含水溶性酸碱，含油量不超过0.9%，黏稠性良好。

（2）电热熔蜡槽：上层用于盛放蜡液，底层为水，通过电热法加热熔蜡；也可使用双层套锅（槽）隔水加热。

（3）辅助工具：耐高温塑料布、木盘、搪瓷盘、铝盘、搪瓷筒、铝勺、毛刷、保温棉垫、0～100℃温度计、刮蜡小铲刀和毛巾等。

（4）熔蜡室：室内需通风良好，地面为地砖或水泥，墙面刷防火漆，并配备防火设备，避免石蜡气味刺激患者。智能蜡疗机的使用使临床应用更加方便（图10-1）。

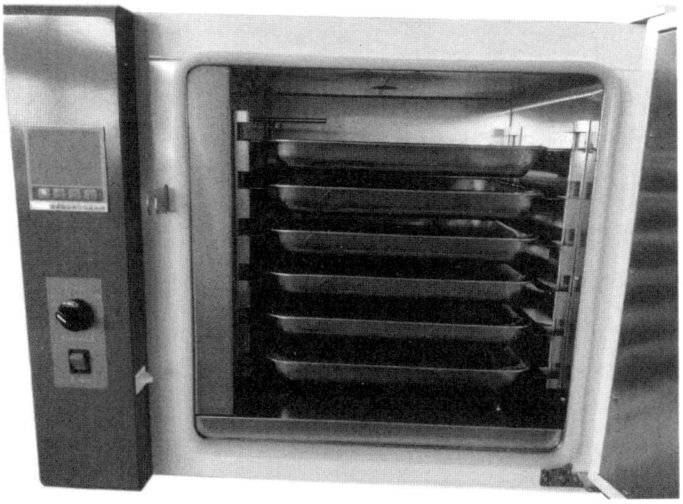

图10-1 智能蜡疗仪

2. 石蜡的选择 外观洁白无杂质，pH中性，不含水溶性酸碱。含油量不超过0.9%，以确保其黏稠性和润滑性。54～56℃的石蜡适用于蜡饼治疗，蜡浴用石蜡的熔点可略低。

3. 石蜡的加热

（1）熔蜡量：根据不同蜡疗方法和部位需求，每次熔解石蜡量一般为300～500g。

（2）加热方法：通常采用水浴加热法（如隔水加热法），将石蜡加热至60～65℃使其熔化。加热时需注意：避免温度超过100℃，以防石蜡氧化变质，刺激皮肤引发皮炎，并降低其可塑性与黏滞性；防止水浴锅中的水或蒸汽滴入蜡中，以免引起烫伤。可通过煮沸法去除水分，确保加热安全。

（3）防止石蜡变质燃烧：禁止将熔蜡锅直接放在炉上加热，以免石蜡氧化变性、烧焦变味，甚至引发燃烧。加热过程中需严格控制温度，确保石蜡的物理和化学性质稳定，以保证治疗的安全性和有效性。

4. 石蜡的重复使用 石蜡可重复使用，但每次蜡疗会损失总量的5%～10%，一般每1～3个月加入15% ～ 25%新石蜡，重复使用次数不超过5 ～ 7次。创面、溃疡面及体腔内的污染石蜡禁止重复使用。

5. 石蜡的清洁 反复使用的石蜡会混入汗液、皮屑、尘埃等杂质，从而降低热容量、导热性、可塑性及黏滞性，影响治疗效果。因此，必须定期清洁石蜡以维持疗效，一般每周或每半月清洁一次。常用的清洁方法有水煮清洁法、白陶土清洁、沉淀清洁法、清洗法和滑石粉清洁法等。

6. 石蜡的消毒 将石蜡加热至100℃，并维持15分钟，可有效杀灭石蜡中的微生物。

（二）治疗方法

1. 蜡饼法 将熔化的石蜡倒入铺有塑料布或橡胶布的容器中，厚度2 ～ 3cm。待其冷却至表面温度45 ～ 50℃后，取出敷于患处，并用塑料布和棉垫保温。每次治疗20 ～ 30分钟，每日或隔日一次，15 ～ 20次为一个疗程。适用于大面积部位的治疗，如大腿、脊柱等部位。

2. 蜡袋法 使用透明聚乙烯薄膜制成口袋，内装溶解石蜡并封口。加热至60℃，然后放置于患处。此法操作简便且易于携带，但无法充分利用石蜡的物理特性。

3. 刷蜡法 将熔化的石蜡保持在55 ～ 60℃，用毛刷蘸取后迅速均匀涂抹于皮肤表面形成保护层，随后覆盖热蜡饼并包裹保温。每次治疗20 ～ 30分钟，每日或隔日一次，10 ～ 20次为一疗程。适用于四肢损伤的治疗。

4. 浸蜡法 先在手足部分涂上一层蜡膜作为基础，随后将手足多次快速浸入蜡液中直至形成厚0.5 ～ 1cm的手套或袜套状结构，之后继续浸泡一段时间。该方法保温效果好，适合手脚部位的疾病处理。

5. 蜡垫法 结合了多种技术的一种综合疗法。首先将含有低温蜡的纱布垫置于患处，接着在其上方添加更高温（60 ～ 65℃）的石蜡纱布垫，最后用油布棉垫进行保温。这种方法可以提供持续且温和的热量传递。

四、临床应用

（一）适应证

1. 软组织与骨关节损伤 软组织扭伤、腱炎、滑囊炎、腰背肌筋膜炎、肩周炎、颈椎病、腰椎间盘突出症、慢性关节炎、外伤性关节疾病。

2. 术后及损伤修复相关 术后或烧伤、冻伤后的软组织粘连、瘢痕、关节挛缩、关节纤维性强直。

3. 消化系统疾病 慢性肝炎、慢性胆囊炎、慢性胃肠炎、胃或十二指肠溃疡。

4. 妇科疾病 盆腔炎。

5. 神经系统疾病 周围神经外伤、神经炎、神经痛、神经性皮炎。

（二）禁忌证

皮肤对蜡疗过敏、高热、急性化脓性炎症及厌氧菌感染、有出血倾向、甲状腺功能亢进、恶性肿瘤、结核病、心肾功能不全、温热感觉障碍患者及妊娠期妇女、1岁以下婴儿等。

（三）注意事项

1. 加热过程

（1）采用水浴加热，避免直接加热或温度超过100℃。

（2）注意防火，消毒石蜡并添加新蜡。

（3）保持治疗室通风。

2. 治疗过程

（1）治疗部位毛发可涂凡士林或剃除。

（2）严格控制蜡温，防止烫伤。

（3）患者治疗时禁止随意活动，避免蜡液流出。

（4）密切观察患者反应，过烫或过敏应立即停止并处理。

（5）皮肤感觉障碍或血液循环障碍部位，蜡温应稍低，骨突处垫胶布以防烫伤。

3. 其他

（1）治疗前后消毒石蜡，确保卫生。

（2）向患者说明注意事项，确保配合。

（3）定期检查设备，确保正常运行。

第三节 湿热袋热敷疗法

湿热袋热敷疗法是一种通过使用湿热袋释放热量和水蒸气来缓解疼痛和促进血液循环的治疗方法，也称热袋法。这种方法广泛应用于临床，对于缓解肌肉疼痛、关节炎症等症状有较好的效果。

一、物理特性

湿热袋中的填充物（如可塑性硅胶、皂黏土和亲水硅酸盐）具有吸水性。在水箱中加热时，这些材料会吸收大量热量和水分，并缓慢释放，从而提供持久的温热效果。

二、治疗原理及治疗作用

（一）治疗原理

湿热袋热敷疗法通过组织传导热使皮下组织温度升高，具有温热作用和保温作用。

（二）治疗作用

1. 扩张局部血管，改善血液循环，促进组织代谢，加速损伤修复。

2. 增加毛细血管通透性，促进渗出液吸收，消除局部组织水肿。

3. 降低末梢神经兴奋性，缓解肌肉紧张，减轻疼痛。
4. 软化瘢痕组织及挛缩肌腱，改善组织弹性，恢复功能。

三、治疗技术

（一）材料

需要准备湿热袋、热水、毛巾、塑料布或毛毯用于保温。

（二）治疗方法

1. 加热湿热袋 将湿热袋放入恒温水箱中，加热至80℃，保持恒温，加热时间为20～30分钟。

2. 应用热敷 患者取舒适体位，暴露治疗部位，铺数层毛巾（面积大于热袋）。从水箱中取出热袋，拧出多余水分，置于毛巾上，再盖毛毯保温。

3. 治疗时间 每次治疗20～30分钟，每日一次或隔日一次，根据病情及医生建议调整。

四、临床应用

（一）适应证

软组织损伤、骨关节损伤与术后粘连、关节僵直、肌腱和韧带扭伤恢复期、肌筋膜炎、慢性骨关节炎、腱鞘炎等。

（二）禁忌证

皮肤过敏、高热、急性化脓性炎症、厌氧菌感染、出血倾向、甲亢、恶性肿瘤、结核病、心肾功能不全、温热感觉障碍患者及妊娠期妇女、1岁以下婴儿。

（三）注意事项

1. 加热前检查水箱水量及热袋是否完好。
2. 加热后拧干热袋，避免滴水。
3. 老年人及感觉障碍者避免使用高温热袋。
4. 热袋勿压于身体下方，防止烫伤。

第四节　蒸汽疗法

蒸汽疗法是利用煎煮后所产生的蒸汽作用于身体，通过熏蒸机体达到防治疾病目的的一种物理因子疗法。包括全身蒸汽法、局部蒸汽法。

一、蒸汽的物理特性

1. 温度高 蒸汽的温度通常为40～100℃，可以产生温热效果，促进血液循环和新陈代谢。

2. 湿度大 蒸汽中水分含量高，可以增加皮肤和呼吸道的湿度，有助于软化皮肤和缓解呼吸道干燥。

3. 流动性强 蒸汽具有良好的流动性，可以均匀地覆盖身体的各个部位，以实现全身或局部的治疗。

二、治疗原理及治疗作用

（一）治疗原理

1. 热传导作用 热蒸汽迅速将热量传递至皮肤和皮下组织，从而扩张毛细血管，加速血液循环，增强细胞通透性，促进血肿吸收和水肿消散，提升新陈代谢。

2. 气流颗粒运动作用 蒸汽中的微小颗粒对皮肤和组织产生按摩、刺激和摩擦作用，从而软化瘢痕组织、松解挛缩肌腱、降低末梢神经兴奋性、缓解肌张力，具有解痉和镇痛作用。

3. 独特的药物治疗作用 根据病情选择药物配方，通过蒸汽使药物成分被皮肤吸收，达到消炎、消肿、镇痛等目的。

（二）治疗作用

1. 消炎 通过热传导和药物作用，促进血液循环和新陈代谢，并提升巨噬细胞吞噬能力，发挥消炎作用。

2. 缓解疼痛 热蒸汽能够扩张血管，降低神经末梢兴奋性，减轻疼痛感。

3. 促进血液循环 热蒸汽能够迅速提高局部温度，加速血液流动，缓解肌肉紧张和疼痛。

4. 软化瘢痕组织 通过气流颗粒运动作用，软化和松解瘢痕组织及挛缩肌腱。

5. 改善皮肤状况 增加皮肤的水分含量，软化角质层，促进皮肤新陈代谢，这有助于改善皮肤干燥、粗糙等问题。

6. 排毒养颜 通过排汗排出体内的毒素和废物，净化皮肤，使皮肤更加光滑细腻。

7. 缓解疲劳 促进血液循环和新陈代谢，有助于缓解全身疲劳。

8. 提高免疫力 帮助人体排出毒素，增强免疫功能。

知识扩展

蒸汽疗法

蒸汽疗法是一种古老的治疗方法，可以追溯到古代。在中医古籍中，有许多关于蒸汽疗法的记载，其中最著名的是《黄帝内经》和《伤寒杂病论》。《黄帝内经》中提到了蒸汽疗法的基本原理，即通过将草药煮沸产生的蒸汽用于熏蒸人体的特定部位或全身，以达到治疗和保健的目的。这种方法利用了中药的药性，通过温热刺激和药物渗透作用，促进血液循环，改善新陈代谢，缓解肌肉紧张和疼痛，从而起到舒筋活血、祛风除湿、杀菌止痒等作用。

三、治疗技术

（一）设备

需设立单独的蒸疗室，室内设备包括全身熏蒸仪，并配有洗浴室及休息室。

（二）治疗方法

1. 全身药蒸汽浴疗法

（1）药物准备：根据患者具体病情，常用的配方为鸡血藤210g、防风120g、射干120g、桑寄生120g、艾叶12g、菖蒲120g、青木香230g、荆芥120g、淫羊藿120g、桂枝120g、香樟12g，上述为2周剂量。药物可以根据需要适量加减。

（2）操作步骤：将药物放入熏蒸仪药槽中，加水煮沸30分钟。叮嘱患者暴露头部，仅穿内衣躺入熏蒸仪内。蒸熏温度从30～35℃开始，逐渐升至40～45℃，治疗15～30分钟。治疗后，建议患者在温暖、干燥的休息室休息1小时，并补充适量水分（如温果汁或淡盐水）。

（3）疗程：每日或隔日一次，10～15次为一个疗程，休息2周后可进行第二个疗程。

2. 局部熏疗法 局部熏疗法通过蒸汽或药物蒸汽作用于患部，兼具热疗和药物作用，效果优于单纯蒸汽疗法。

（1）蒸熏法

1）药物准备：将药物放入熏蒸仪药槽中，加水煮沸30分钟。

2）操作步骤：患者将患部直接置于蒸汽上熏，腰腿痛或行动不便者可卧位治疗。每次20～40分钟，每日一次。急性炎症、扭挫伤，3～7次为一疗程。慢性炎症、腰腿痛，15～20次为一疗程。

（2）喷熏法

1）药物准备：将药物煎取滤液，放入蒸汽发生器中。

2）操作步骤：加热后，将药物蒸汽直接喷熏患部。每次20分钟，每日一次，疗程同蒸熏法。

四、临床应用

（一）适应证

适用于风湿性关节炎、感冒、腰肌劳损、急性支气管炎、高血压1级和2级、神经衰弱、营养性水肿、皮肤瘙痒症、结节性红斑、荨麻疹、盆腔炎、扭挫伤及瘢痕挛缩等。

（二）禁忌证

1. 高热、癫痫、严重心血管疾病、恶性贫血、活动性肺结核患者及妊娠期和月经期妇女。
2. 年老体弱者慎用。
3. 急性炎症化脓期（以免扩散）、急性扭伤出血倾向（24小时后再治疗）不宜使用。

（三）注意事项

1. 温度控制　蒸汽温度应控制在40～50℃，避免过热导致烫伤。对于初次接受蒸汽疗法的患者，应从较低的温度开始，逐渐增加温度，以让身体适应。

2. 时间控制　每次蒸汽疗法的时间应控制在15～30分钟，避免过长时间导致身体不适。在蒸汽疗法过程中，可以间歇性地休息几分钟，让身体适应。

3. 环境选择　蒸汽疗法应在温暖、宽敞、干燥的环境中进行，避免在寒冷或潮湿的环境中进行。确保房间通风良好，避免蒸汽积聚过多导致呼吸困难。

4. 水分补充　蒸汽疗法后，患者应及时补充水分，以防止脱水。建议饮用温开水或淡盐水，避免饮用冷饮或食用冷食，以免对身体造成刺激。

5. 药物使用　如需配合药物使用，应遵医嘱进行，避免药物相互作用或不良反应。

6. 观察反应　在蒸汽疗法治疗过程中，应密切观察患者的反应，如出现不适或异常情况，应立即停止治疗并就医。

第五节　其他传导热疗法

一、泥疗法

泥疗法是一种将加热后的泥类物质敷于患处或全身，以达到治疗疾病目的的方法。

（一）治疗用泥的物理特性

1. 矿物质成分　占泥重量的49%～92%，主要物质为硅酸盐，并含有大量氧化物、磷酸、氯、氟、硫、氮、氨等无机物质。当直径大于0.25mm的泥颗粒重量超过10%时，会降低泥的可塑性与黏滞性。此外，含大颗粒的泥因导热性不均匀，可能导致皮肤损伤。

2. 微生物　有100多种微生物与治疗泥的形成有关，其中硫化氢弧菌、脱硫螺菌和各型白硫菌属等在治疗泥形成过程中起主要作用。

3. 胶体　占泥重的4%～20%，腐殖土中占80%，由各种无机盐物质和有机盐物质组成。

4. 泥浆　占泥重的35%～97%，主要由溶于泥浆中的矿物盐、胶体及氧、二氧化碳、氯氮等气体构成，其中盐类含量愈高，对皮肤的刺激愈强。

5. 其他　某些治疗泥中还含有维生素、激素、氨基酸、抗生素、噬菌体和放射性物质等。

（二）治疗原理及治疗作用

1. 治疗原理 通过泥的温热作用和机械压迫作用，改善局部血液循环，促进炎症消退和组织修复。

2. 治疗作用 具有镇痛、镇静、消炎、解痉等作用，适用于多种慢性炎症和疼痛性疾病。

（三）治疗技术

1. 设备

（1）基本设施：应设有专门的更衣室、治疗室（妇科治疗室）、冲洗室、泥加温室及储泥室。

（2）泥的选择：在治疗用泥的选择上，要求不含致病菌，且不具感染性，有良好的腐败分解度（50% ~ 60%）、可塑性及黏稠性。

（3）泥的加热：泥的加热方法主要有自然方法和人工方法两种，临床中常用人工加热方法。①天然加热法：利用日光将泥晒2 ~ 3小时，使泥的温度达到38 ~ 45℃。②人工加热法：将盛泥的铁桶放置于加热的水浴中，水浴内通60℃热水或蒸汽，加热过程中注意温度的变化，过高的温度会影响泥的胶体性能，并使泥中微生物死亡，同时需注意在加热过程中要随时搅拌。

2. 治疗方法

（1）全身泥疗法：分泥浴法、泥敷法。

1）泥浴法：将泥用热盐水或矿泉水稀释至适当稠度。嘱患者浸入泥浆中，液面达乳头平面为宜，头部外露，同时在前额和心区放置冷湿布。泥浴温度设置在34 ~ 43℃，每次15 ~ 20分钟，每日或隔日1次，10 ~ 15次为一疗程。

2）泥敷法：泥加热分为日光加热和人工加热两种方式。在床上铺4 ~ 8cm厚的泥饼，患者裸体躺于泥上，全身涂泥至胸部乳头高度，依次包裹布单、胶布、棉布或毛毯。泥敷温度37 ~ 42℃，每次15 ~ 20分钟，隔1 ~ 2天治疗1次，10 ~ 15次为一疗程。治疗后用温水洗净，卧床休息30 ~ 60分钟。

（2）局部泥疗法：包括局部泥疗法、泥浴法等。

1）局部泥疗法：根据治疗部位（如耳部、颈区、腰腹部、关节部等），将加热的泥搅拌成比所需温度高1℃的泥饼，敷于患处。

2）泥浴法：在特制木盆或瓷盆中，用水将泥调稀，将治疗部位（如手、前臂、足、小腿）浸入泥浆中。

（四）临床应用

1. 适应证 广泛应用于风湿性关节炎、腰肌劳损、扭挫伤等疾病的治疗。

2. 禁忌证 恶性肿瘤、活动性结核、出血倾向、体质虚弱及高热、心功能不全、甲状腺功能亢进、急性传染病、温热感觉障碍患者及妊娠期妇女、1岁以下婴儿等。

3. 注意事项

（1）选择符合各项指标的治疗泥，保证治疗用泥的质量。

（2）确保泥的温度适中，避免过热导致烫伤，并做好通风。

（3）皮肤有破损、炎症或过敏者慎用。

（4）治疗期间注意观察患者的反应，如有不良反应，应立即停止治疗。

（5）注意观察敷泥后的反应，如有不适立即停止。

二、热气流疗法

热气流疗法是一种利用热气流对患处进行温热刺激的治疗方法。

（一）治疗原理及治疗作用

1. 治疗原理　通过热气流的温热作用，改善局部血液循环，促进炎症消退和组织修复。同时，干燥和流动的气流还能起到清洁和干燥皮肤的作用。

2. 治疗作用　具有镇痛、镇静、消炎、解痉等作用，适用于多种慢性炎症和疼痛性疾病。

（二）治疗技术

局部热气流疗法如下。

1. 开机后预热、待机　主电源开启2小时后自动激活预热模式。风速设置为50%，治疗时间30分钟，用于预热悬浮颗粒。待预热模式结束后或治疗定时结束后自动切换至待机模式。风速保持不变，治疗温度波动在±3℃范围内。

2. 设置治疗参数　治疗时间为每次10～20分钟，初始温度为40～45℃，根据患者耐受性逐渐提高。根据治疗需求，调整风速（范围5%～100%），选择脉冲模式。

3. 固定治疗套　将患肢放入治疗套内，用袖带固定，防止悬浮颗粒溢出。

4. 治疗频率及疗程　每日1次，20～30次为一疗程。

（三）临床应用

1. 适应证　适用于类风湿关节炎、局部疼痛、皮肤过敏、关节僵直、肌肉痉挛、水肿等疾病。

2. 禁忌证　皮肤感觉障碍、急性炎症、严重感染、开放性创伤或禁止热疗的局部病变、恶性肿瘤、心功能不全、病因不明或未确诊的局部疼痛的患者。

3. 注意事项

（1）调整热气流的温度至适宜范围，避免过热。

（2）定期检查热气流治疗设备的运行状态，确保安全有效。

（3）注意观察治疗过程中的反应，如有不适应立即停止。

三、坎离砂疗法

坎离砂疗法是一种利用坎离砂（含铁粉、木屑、活性炭等成分的中药热敷剂）进行热敷的治疗方法。

（一）物理特性

坎离砂与2%冰醋酸或食醋混合后，最高温度可达87～92℃，且70℃以上的高温可持续98～145分钟，热作用时间显著优于其他传导热疗法。

（二）治疗作用

1. 温热作用 通过热传导扩张局部血管，促进血液循环，加速炎症消退和组织修复。

2. 药物作用 坎离砂中的药物成分经皮肤吸收，发挥消炎、镇痛等作用。

（三）治疗技术

1. 治疗前准备 根据治疗部位，准备布袋、棉垫、面盆、小铁铲及温度计。

2. 操作方法

（1）坎离砂制备：将坎离砂与2%冰醋酸或食醋按比例混合（每750g加40ml），拌匀后装入布袋，用浴巾或毛毯包裹保温。

（2）温度控制：用温度计监测温度，当坎离砂温度达60℃以上时，在治疗部位先垫棉垫或纱布，再放置坎离砂布袋，最后用毛巾包裹保温。

（3）疗程：每日或隔日治疗1次，每次40～60分钟，15次为一疗程。

（四）临床应用

1. 适应证 适用于关节扭挫伤、慢性风湿性关节炎、腰椎间盘突出症、腰肌劳损、肌纤维组织炎、肩周炎、关节术后功能障碍、慢性肠炎、肥大性脊柱炎等。

2. 禁忌证 皮肤过敏、高热、急性化脓性炎症、厌氧菌感染、出血倾向、甲状腺功能亢进、恶性肿瘤、结核病、心肾功能不全、温热感觉障碍患者及妊娠期妇女、1岁以下婴儿等。

3. 注意事项

（1）确保坎离砂干燥，若最高温度低于70℃则不宜使用。

（2）坎离砂可重复使用10～15次，需合理安排以提高利用率。

（3）治疗时患者和工作人员需戴口罩，工作人员应全程观察患者反应，如有不适应立即停止治疗。

—• 考试知识点总结 •—　　**—• 本章小结 •—**

—• 协和云课堂…… 拓展练习及参考答案 •—

（王乐政）

第十一章　冷　疗　法

教学课件

学习目标

素质目标

（1）树立不断探索未知领域的科学精神，保持对冷疗法新研究进展的关注，形成系统的认知体系。

（2）具备临床思维与职业素养，树立知行合一的意识，系统运用所学理论知识解决临床实际问题。

知识目标

（1）掌握：冷疗法的基本定义、分类、临床操作方法、适应证及禁忌证。

（2）熟悉：冷疗法的治疗作用。

（3）了解：冷疗法的治疗原理。

能力目标

（1）能够监测与评估冷疗法治疗的效果，学会细致观察治疗过程中的身体反应，进行适应性调整。

（2）具备沟通与协作的能力，学会与患者有效沟通，以优化冷疗法的治疗方案。

（3）能解决突发问题并提出应对策略，学会分析问题根源，探索实施解决方案。

案例导入

【案例】

患者，男，20岁。自诉在足球比赛中被对方球员铲倒，出现右侧踝关节肿胀疼痛半小时。查体：右侧踝关节肿胀明显、局部压痛（＋），关节活动明显受限。踝关节正侧位X线片示：踝关节无明显脱位、无骨质破坏。

【问题】

1．该患者的初步诊断是什么？

2．请拟定该患者的康复治疗方案。

3．本案例中使用冷疗法的注意事项有哪些？

·核心知识拆解·

随着医疗技术的不断进步和康复理念的更新，冷疗法作为一种有效的治疗手段，其在临床应用中的重要性日益受到重视。冷疗法，即利用低温作用于人体局部或全身，以达到止血、镇痛、消炎、减轻肿胀等目的的方法，广泛应用于急性损伤、慢性炎症、疼痛管理等多个医疗领域。特别是在运动损伤、术后康复及某些慢性疼痛的治疗中，冷疗法展现出了独特的优势。冷疗法的作用机制主要基于低温对机体生理反应的调节。当冷刺激作用于皮肤时，会引起局部血管收缩，减少血液循环，从而降低局部组织的代谢率和炎症反应，减轻疼痛感受。同时，冷疗还能减缓神经传导速度，具有镇痛效果，对于缓解急性疼痛尤为有效。此外，冷疗还能促进组织液的回流，减轻局部水肿，加速恢复过程。然而，尽管冷疗法具有诸多益处，但在实际应用中仍面临不少挑战。许多患者对冷疗法的原理、适应证及正确使用方法缺乏了解，导致在使用过程中出现不当操作，如冷敷时间过长、温度过低等，反而可能引发冻伤、皮肤损伤等副作用。同时，部分医疗人员对冷疗法的专业知识和技能掌握不足，难以根据患者具体情况制定个性化的冷疗方案，影响治疗效果。因此，加强冷疗法的宣传与教育，提高患者及医疗人员对冷疗法的认知和使用能力，成为当前亟待解决的问题。

通过普及冷疗法的知识，让患者了解冷疗的适应证、禁忌证及正确使用方法，可以减少不当使用带来的风险，提高治疗效果。同时，加强医疗人员的专业培训，提升他们在冷疗法应用中的专业知识和技能，有助于为患者提供更加精准、有效的冷疗服务。希望通过本章的学习，能够帮助患者和医疗人员更好地认识和理解冷疗法，掌握正确使用方法及注意事项，从而充分发挥冷疗法在临床治疗中的潜力，为患者带来更好的康复效果。同时，也期待通过不断的研究和实践，进一步拓展冷疗法的应用领域，为更多患者带来福音。

第一节 概　　述

冷疗法（cold therapy）是应用比人体温度低的物理因子（冷水、冰块等）刺激皮肤或黏膜以治疗疾病的一种物理治疗方法。冷疗法作为一种兼具高效性、便捷性与安全性的物理治疗手段，其操作温度一般要维持在0℃以上，且低于人体的正常体温。该疗法作用于人体时，基于寒冷刺激的生物学机制发挥功效，能有效避免对组织产生损伤，进而实现治疗目标。近年来，冷疗法在临床医疗领域的应用范围不断扩大，展现出了其广泛的适用性和显著的治疗效果。无论是在外科、皮肤科、眼科、口腔科等专科治疗中，还是在康复医学科及运动医学的领域内，冷疗法均得到了广泛的采纳，并且取得了良好的成效。

冷疗法历史悠久，在我国其根源可追溯至汉代，在汉墓中出土的《五十二病方》，其中就有利用井底冷泥外敷疗法的记载。《后汉书》记载有华佗以冷水治热病，从汉代至明代，诸如晋代葛洪的《肘后备急方》载：服药过量，呕吐不已，饮新汲水一杯可解；唐代孙思邈的《千金要方》中记载用新汲水和蜜饮之，以治心闷汗出；明代李时珍的《本草纲目》记载用冰敷乳房，治疗乳痈。近年来，冷疗法作为一种医疗手段，被广泛应用于镇痛、降温及局部麻醉之中，在运动创伤、神经系统疾病、风湿性疾病等诸多病症的治疗中，均展现出了令人瞩目的显著疗效。

冷疗法的实施温度一般控制在0℃以上，且低于人体正常体温的区间内，其影响深度通常可达皮下5cm。冷疗的主要材料是水和冰，水在一个大气压（101kPa），温度0℃以下时为固体（冰），0℃为水的冰点，0～100℃为液态。水的热容量大，导热能力强，能与身体各部位密切接触，是传递冷热刺激极佳的一种介质。

第二节 治疗原理及治疗作用

一、治疗原理

冷疗对机体产生的生物作用，会因治疗时长与采用方法的不同而有所差异。其生物学效应主要包含瞬间冷作用和持续冷作用两种情况：当机体受到瞬时性寒冷刺激时，组织兴奋性会呈现出增强的趋势；若机体处于持续且长时间的低温影响下，组织兴奋性则会随之减弱。冷作用于局部不同位置，会对局部及全身产生如下作用。

1. 局部组织温度下降 皮肤中冷感受器数量较热感受器多，对冷刺激较为敏感。冷刺激作用于躯体可使组织温度降低，如将冰袋放置于人体腓肠肌部位，该部位的局部皮肤温度可降低22℃，皮下组织温度可降低13℃，肌肉温度可降低10℃左右。冷疗的各项作用，均以冷因子的降温作用为基石。冷因子对不同组织的降温程度，受多方面因素共同影响。冷因子自身温度高低、施加冷作用的具体方式（如冷敷、冷喷等）、冷作用覆盖的面积、持续作用时长，以及作用部位的组织深度等，都会对最终的降温幅度产生影响。

2. 对代谢的影响 细胞受到冷刺激时，能引起血管收缩效应，导致血流减慢，毛细血管渗透性降低，耗氧量显著降低。因此可大幅减缓受伤组织的新陈代谢速率，降低损伤组织对氧和其他营养物质的需要，以避免组织受到二次损伤。

3. 对胃肠道的影响 冷疗法腹部冰敷30分钟可促进胃肠道反应，主要是因为短时间的冷刺激（如腹部冷敷4～18分钟）能增强胃肠道的反射性活动，促使胃液及胃酸分泌增多。需要注意的是，腹部慎用此疗法，若持续用冷或饮用冷水，则可能抑制胃的蠕动，延长胃排空时间，从而有可能导致腹泻等不良后果。因此，冷疗法对胃肠道的影响取决于刺激的时间和方式。

4. 对血液循环的影响 冷疗法可以降低血液循环，当冷刺激作用于皮肤时，神经传导会引起皮肤血管的收缩，导致血流减慢，外周血量减少，从而使局部或全身的血液循环速度降低。冷刺激可改变血管的通透性，有助于减少水肿，防止渗出，常用于控制出血、减轻肿胀和疼痛，以及降低体温等情况。当冷刺激撤除后，机体有两个机制促使受冷浅层组织升温并增加血流量。其一，周围环境的热量、机体深部的温度，以及周边温度相对较高的浅层组织，会快速将热量传递给温度较低的浅层组织，从而推动其温度回升；其二，机体会通过神经反射，快速促使浅层组织的血管扩张。在这两种机制的共同作用下，受冷浅层组织在冷刺激消失后，血流量显著增多。

5. 对肌肉的影响 其作用与冷疗时间的长短有关。短时间冷刺激可暂时增加等长收缩肌力，缓解肌肉紧张和酸痛，促进肌肉恢复。长时间冷疗法可降低肌张力，降低肌肉收缩力，缓解肌肉痉挛，然而，长时间冷疗法也可能带来副作用，如肌肉收缩速率降低和肌肉激活程度减弱。

6. 对神经系统的影响 冷疗法对神经系统的作用，会因时长不同而呈现出明显差异。短时间的冷疗法，例如瞬间遭遇寒冷刺激，能够提高神经的兴奋性，促进昏迷患者苏醒；长时间的冷疗法，主要表现为抑制效果，具体表现在对运动神经和感觉神经的神经传导速度产生影响。相关研究显示，皮肤温度每降低1℃，感觉神经的传导速度会下降1.4～2.6m/s，运动神经的传导速度则下降1.1～1.5m/s。当皮肤温度达到13.6℃以下，痛觉传入神经的传导速度明显降低；达到5℃以下，会发生完全的神经肌肉传导阻滞。当皮肤感受器受到持续的冷作用时，神经会先兴奋然后转为抑制，最后麻痹。在停止冷疗后，神经的传导速度会恢复。因此冷疗不宜用于周围神经损伤的部位，以免影响周围神经的再生。

7. 对皮肤的影响 皮肤的冷觉感受器数目比热觉感受器多，因而对冷刺激敏感，并通过反射机制引起局部和全身的反应。皮肤感受到冷刺激时，皮肤血管收缩和触觉的敏感性降低；如果冷刺激持续超过一定时间（通常为15～30分钟），则皮肤可能会出现继发性血管扩张及节律性收缩和舒张。皮肤温度降至0℃前会出现刺痛感，进而皮肤麻木；皮肤温度到0℃以下时，由于血液供应减少和血管收缩，局部皮肤组织形成白色坚硬的冰晶并轻度隆起，这种现象称为“凝冻”。

8. 对心血管的影响 对心脏局部实施冷敷，可以刺激迷走神经，使其兴奋性得到提升，进而引发心率减缓，心脏排出量也会相应减少，最终导致血压下降。然而，当冷敷应用于局部或全身时，可能会导致外周血管出现收缩反应，这反而会使血压升高。鉴于此，对于本身就患有高血压的患者来说，在应用全身性的冷刺激时，必须格外谨慎，以避免可能产生的不良影响。

9. 对免疫的影响 ①低温环境能抑制细菌的生长和繁殖，降低其毒力和代谢活动。②能抑制炎症介质的产生和释放，减轻炎症反应。③能通过刺激免疫系统，提高白细胞等免疫细胞的活性，增强机体对感染的防御能力。但有学者称冷的效应仅用于炎症的最初急性阶段，用于亚急性炎症时可能会出现损害。

二、治疗作用

1. 缓解局部充血与出血 冷刺激能引起局部血管收缩，减少血流量，降低毛细血管通透性，从而减轻局部充血。同时，血流减慢和血液黏稠度增加有助于血液凝固，控制出血。常用于鼻出血、扁桃体摘除术后及局部软组织损伤初期等场景。

2. 镇痛与消肿 冷刺激能收缩局部血管，减缓神经冲动传导，降低神经末梢敏感性，提高疼痛阈值，从而减轻疼痛。同时，冷刺激能改变血管通透性，减少组织液渗出和水肿，促进淋巴循环和组织代谢，有助于消除肿胀，对急性期炎症性水肿及创伤性水肿具有显著的消肿作用。但对于由血液循环不良所导致的肿胀，冷刺激的效果并不明显。在这种情况下，增强静脉和淋巴循环反而成为更为有效的消肿手段。

3. 抑制炎症扩散与调节免疫反应 冷疗法通过促进局部组织血管收缩，降低组织代谢和细菌活力，从而限制炎症因子和微生物的扩散，有效控制炎症蔓延。同时，冷疗能降低炎性介质活性，调节免疫反应，减少免疫细胞过度激活，避免过度炎症反应对组织造成进一步损害。

4. 降低体温 当冷因子直接与皮肤接触时，通过传导与蒸发的物理作用，将体内的热量迅速散发到体外，从而降低体温。这种方法特别适用于高热和中暑的患者，能有效帮助身体降温，减轻症状。同时，冷疗法还能引起血管收缩，进一步减少体内的热量产生，加速降温过程。

5. 提高肌肉收缩力或缓解肌肉痉挛 瞬时的冷刺激可易化α运动神经元的活性，使松弛的肌肉立即发生收缩；但是长时间冷刺激则可能导致肌力下降。冷疗可以在不同程度上缓解肌肉痉挛，冷刺激可以短时间内降低腱反射强度、阵挛频率和肌肉张力。冷疗缓解肌肉痉挛主要通过皮肤传入神经直接刺激γ运动神经元和肌肉温度降低减少肌肉放电两种途径。冷疗常用于脑卒中、颅脑损伤等中枢神经受损的患者，以降低其肌肉张力。

6. 减轻继发性损伤 冷因子作用于躯体可使各种组织的温度下降，从而降低化学反应速度、细胞代谢率和细胞对氧的需求，减少自由基的产生。在相对缺氧的环境下，冷疗能减轻组织细胞的继发性损伤或坏死，保护组织免受进一步损害。

第三节 治疗技术

一、设备

常用设备为浴桶、浴盆、毛巾、水袋、冰水、冰块、冰敷袋等，以及进行冷疗法所需要的冷疗仪器，冷疗制剂、贮冷器等。

二、治疗方法

分为全身冷疗法和局部冷疗法两个大类。

（一）全身冷疗法

用20～30℃冷水或乙醇进行全身擦浴，通过蒸发和传导作用来增加机体的散热，达到全身降温的目的，该方法通常利用冰袋、冰毯等冷源，使全身或身体大部分区域暴露在寒冷环境中，以刺激机体产生一系列生理反应。全身冷疗法可用于治疗多种疾病，如高热、炎症、疼痛等，它可通过减缓代谢、降低组织耗氧量、减轻炎症反应等机制发挥作用。然而，对于高血压、心脏病等患者，全身冷疗法需谨慎使用，以避免引发心血管问题。

（二）局部冷疗法

1. 冷敷法 主要有冰袋法、冷湿敷法、冰贴法等方法。

（1）冰袋法：可在冰袋中装入半袋或1/3袋碎冰，挤出袋内的空气，固定袋口做成自制冰袋或者使用填充为水和制冷剂的普通冰袋（图11-1、图11-2）。治疗时用干毛巾包裹后置于治疗部位并固定，确保冰袋与皮肤之间有一定的间隙，以便空气流通。治疗时间一般10～20分钟，具体可根据病损的范围和深度而定，一般来说，冰袋的放置时间不宜过长，最长不超过24～48小时为宜，以免造成冻伤或影响降温效果。在治疗过程中，应定期监测体温并随时查看冰袋的融化情况，以便及时调整降温

微课：冰袋法

措施，建议每10～30分钟更换一次冰袋。若出现局部皮肤苍白、青紫或有麻木感时，应立即停止使用。治疗结束，移去冰袋，擦干皮肤，检查皮肤状况和治疗效果，进行相应的治疗后评定。

视频：冰袋法操作流程

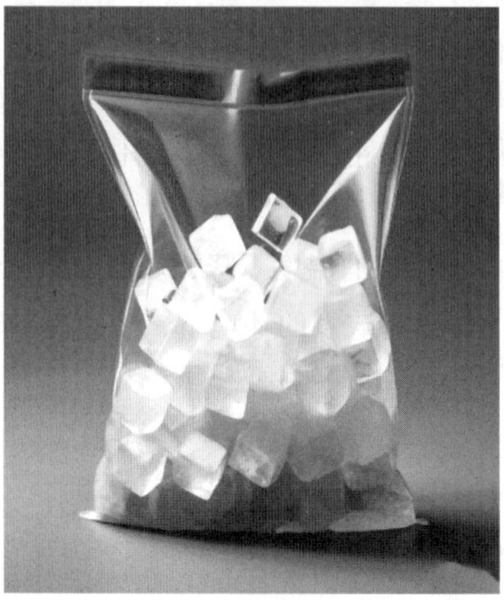

图11-1　自制冰袋

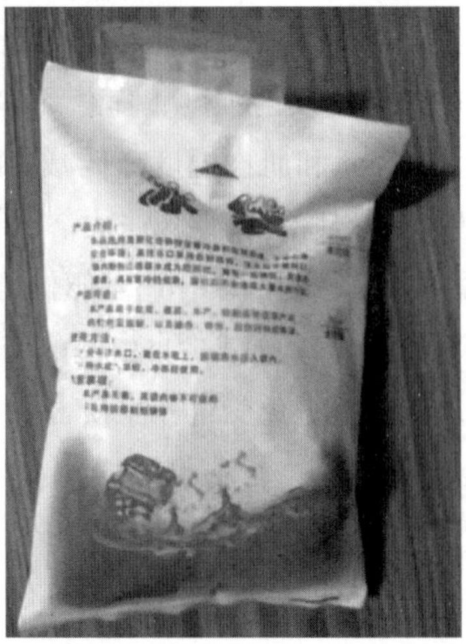

图11-2　普通冰袋

现临床也常采用化学冰袋（图11-3），采用高分子聚合物、吸水树脂配制而成，部分化学冰袋有加压功能，可进行加压冷疗。平时可直接放于冰箱、冰柜或冷冻室，其特点是不渗水、低温下仍保持良好的弹性，不受受伤部位、场所和时间限制，可保持低温较长时间，一般不出现感觉缺失现象。使用该类冰袋时不可直接接触皮肤，为防止冻伤，冰袋取出适当塑形后需用薄毛巾或其他软布适当包裹并置于患处并固定（一般体感是冰冷刺激一点点渗透到患处，而非直接刺骨的冰冷感觉，说明衬垫合适）（图11-4）。在治疗过程中注意询问患者的感觉，如有不适，检查治疗部位皮肤的颜色，如发现皮肤变紫或变蓝则应立即停止治疗，总时间控制在每次15～20分钟。如使用的化学冷敷袋有加压功能，进行加压冷疗时，应避开主要神经分布区域，以免损伤神经。对皮下脂肪较少的部位如手部、颈部等不宜加压过重。为了保持冷敷效果并维持冰袋与患者间的温差相对稳定，通常建议准备两个冰袋交替使用。对于需要较长时间治疗的情况，可以通过更换冰袋的方式来实现，这样既能确保冷敷的持续性，又能避免因冰袋温度上升而影响治疗效果。

（2）冷湿敷法：将毛巾或敷垫充分浸入含有冰块的冷水中，待其完全湿润后，轻轻拧干至不滴

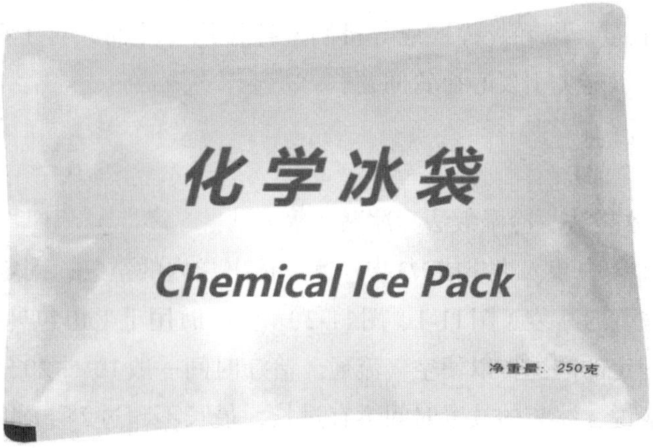

图11-3　化学冰袋

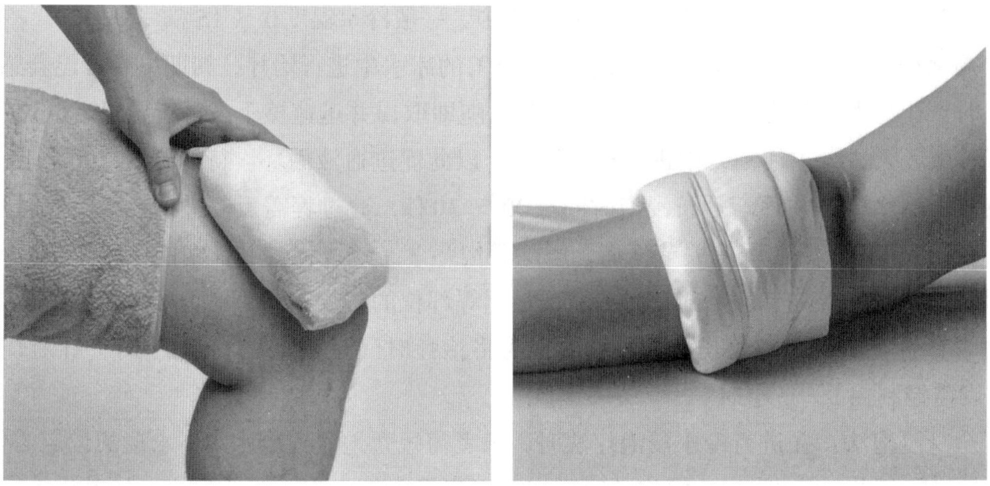

图11-4 化学冰袋使用

水状态，随后覆盖于患处。建议每3～5分钟更换一次，整个治疗过程持续15～20分钟。此方法适用于缓解大范围受累的疼痛性肌肉挛缩或痉挛。通过定期更换冷敷物，可以有效维持治疗效果，为患者带来舒适的体验。

（3）冰敷法：又分为直接冰敷法、间接冰敷法、冰块按摩法三种方法。

1）直接冰敷法：直接将冰块放置于治疗部位是一种强效的局部冷疗方法，这种直接冰敷的方式能迅速降低局部温度，达到快速缓解炎症、减轻疼痛及改善肌肉痉挛的效果。为了避免对皮肤造成冻伤或对神经产生过度刺激，每次冰敷的时间应控制在较短的范围内，一般为5～10分钟。因此，在使用直接冰敷法时，合理控制治疗时长至关重要。

2）间接冰敷法：将冰块放置于治疗部位时，使用诸如毛巾之类的柔软衬垫作为间隔，可以显著减轻冰冷感带来的直接强烈刺激，同时确保皮肤温度能够以一种更为温和且可控的方式逐渐下降。这一做法旨在通过持续但不过于激烈的冷敷，达到减轻炎症、缓解疼痛和肌肉紧张的目的。一般而言，整个治疗过程会维持20～30分钟。在治疗期间，要密切监控并观察治疗部位的皮肤状况，防止因冷敷时间过长或冰块直接接触皮肤而导致的局部冻伤。一旦发现有皮肤颜色变化、麻木感或其他不适现象，应立即停止冷敷，并采取适当的保暖措施，以维护皮肤健康。

3）冰块按摩法：冰块按摩是利用冰块在皮肤表面开展按摩治疗的方式，能同时收获冰敷与按摩的双重治疗成效。在冰块选择上，应挑选形状规则且体积较大的冰块。制作冰块的简易做法是，将纸杯装满水，插入小木棒，放入冰箱冷冻，待水结冰后，剥去纸杯，即可得到可供使用的冰块（图11-5）。治疗时手持木棒，将冰块底部的平面部分对准治疗部位以画圆圈方式进行局部按摩，直至患处感觉麻木或疼痛减轻。冰块按摩后皮肤变成红色或暗粉红色是正常的，一般需要5～10分钟，若损伤部位比较大，则需要延长治疗时间，为10～20分钟，在受伤后48小时内，可每1～2小时重复进行，但需确保避免皮肤冻伤。在治疗过程中，若患者出现头晕、恶心、面色苍白、血压下降等反应，应立即停止治疗，使患者平卧，并让患者饮用温热饮料来提升体温。此法适用于小范围的疼痛性肌肉痉挛或急性损伤，用于减轻疼痛、水肿或出血等症状。

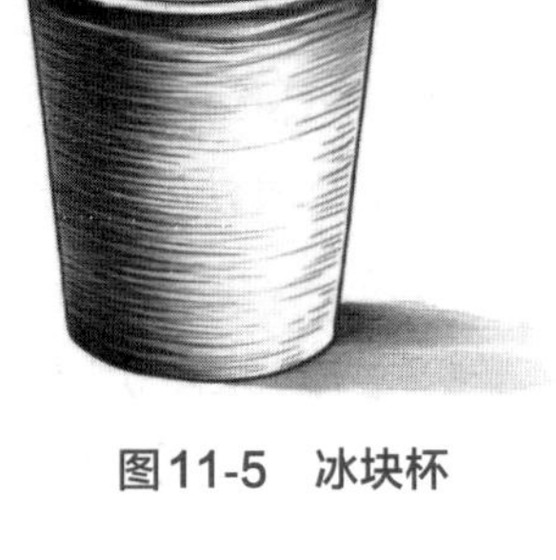

图11-5 冰块杯

2. 浸泡法 将肢体或全身浸泡于冷水或冰水中，一般冷水温度0～15℃。

（1）局部浸泡法：将病变部位直接置于0～5℃的冰水中进行治疗，初期患者可能会感到疼痛。首次浸泡时，让患者肢体在冰水中停留2～3秒，随即取出并迅速擦干，再指导患者开展适当的主动活动，若患者无法自主活动，则进行被动活动，以此促进血液循环。待体温恢复正常后，再次将病变部位浸入冰水中，并逐渐延长浸泡时间至20～30秒，此过程需反复进行，总治疗时长通常控制在4～5分钟。本疗法在缓解关节疼痛、解除肌肉痉挛，以及促进肢体功能恢复上成效显著。其适用范围广泛，涵盖指关节、手部、肘关节、足部等部位的病变，同时对偏瘫患者上下肢的肌痉挛治疗也颇为有效。在治疗蛇咬伤、虫咬伤时，需将治疗时间延长至12～36小时；针对烧伤患者，治疗时长则需控制在1～5小时。

（2）全身浸泡法：在进行冷水浸泡疗法时，患者需短暂地浸入冷水中，水温的设定需依据患者的具体病情进行调节（表11-1）。浸泡的时间点应以患者身体出现冷应激反应（如寒战），作为调整的依据。浸泡的时长应当采取渐进式增加的方式，初次浸泡时建议控制在1分钟左右，随后根据患者的适应情况逐步延长，直至达到3～10分钟。

本疗法通过冷水的刺激，能够有效激活神经系统，增强肌张力，加强心血管功能，有助于功能障碍者进行主动及被动的运动。因此，冷水浸泡疗法被广泛地应用于多种疾病的治疗中，包括但不限于无力性便秘、肥胖症、各类关节疾病，以及截瘫、偏瘫患者的痉挛性疾病等。

表11-1 常用冷水浴温度范围

温度感觉分类	温度范围（℃）
凉	19.0～27.0
冷	13.0～19.0
寒冷	0.0～13.0

3. 冷喷射法（喷射法、冷喷雾法） 是利用喷射装置将冷冻剂或冷空气（温度-15℃以下）直接喷射于病变部位，使局部组织温度降低，常用于四肢关节、烧伤创面等表面凹凸不平和范围较大的病变部位。冷喷雾是一种高效的局部冷却手段，采用氯乙烷或冷镇痛气雾剂进行局部喷射，常用于运动损伤。在治疗前，需在皮肤表面覆盖毛巾等遮挡物，避免直接喷射导致皮肤冻伤；喷射时，应保持喷雾与皮肤垂直，距离为15～20cm，每次持续约5秒，受伤部位会感到疼痛减轻或消失，伴随温度下降和麻木感。为了增强效果，可在间隔1分钟后再次喷射，为防止冻伤情况出现，冷喷雾的使用次数务必控制在3次以内。使用冷喷雾后，要即刻对受伤部位实施加压包扎。在整个治疗进程中，需时刻留意皮肤状况，坚决避免皮肤因冷疗而出现凝冻现象。

4. 循环冷敷法 是用循环冷却装置进行治疗，可分为体外法和体腔法两种。

（1）体外法：用金属或塑料小管制成盘状或鼓状置于体表，冷水或冷却剂在管内循环而达到制冷的效果。

（2）体腔法：用大小合适的管子连接一球囊，置于体腔内，再从管子中通以冷水而达到冷却治疗的目的，如胃肠道的局部冷疗。

5. 灌注法和饮服法 灌注法是用冷水灌入体腔内，如冰水灌肠、冰水冲洗阴道；饮服法如饮用冰水。

第四节 临床应用

一、适应证

1. 闭合性软组织损伤 在日常医疗工作中，闭合性软组织损伤极为常见，像肌肉拉伤、韧带损伤及挫伤等都属于此类。对于这类急性损伤的早期处置，目前推荐采取保护、适度负重、冷敷、加压及抬高患肢的方法。在创伤刚发生的阶段，急性软组织受损后，机体局部区域的皮下软组织会因撕裂而出现出血状况，同时还会有渗出液渗出，这一系列生理反应进而引发局部组织出现红肿、发热、疼痛及功能受限等典型症状，一般要持续24～48小时，而冷疗作为一种有效的治疗手段，具备控制炎症、消除肿胀、镇痛的作用。

2. 疼痛和痉挛性疾病 落枕、急性腰扭伤、肩痛、颈椎病、残肢端疼痛、瘢痕痛、痛经、偏头痛、创伤痛、偏瘫或截瘫后肌肉痉挛、瘢痕灼痛等。

3. 神经系统疾病 脑卒中早期、偏瘫后遗症期。如在脑卒中早期，通过亚低温疗法（参考知识拓展）降低患者的体温，减轻脑水肿、降低颅内压，并抑制脑细胞的过度兴奋，从而保护脑细胞免受进一步的损害。对于偏瘫患者而言，冷疗法可以暂时消除肌肉的痉挛状态，此时可进行主动运动，有助于恢复肢体的运动功能。当脑血管患者出现假性延髓性麻痹时，冷疗法可以通过用冰块刺激口周围、舌两侧及软腭等关键部位，引起患者的吞咽和发音反射，改善吞咽功能和发音清晰度。

4. 各种急性炎症早期 对于疖肿、丹毒及蜂窝织炎等皮肤软组织感染时治疗效果显著。能降低局部温度，减缓血液循环，减少炎症介质扩散，有利于炎症局限和消退。

5. 末梢血管疾病 如骤发性动脉闭塞早期、冻疮、外伤性血管运动障碍、急性浅表性静脉炎等。

6. 内脏出血 如肺出血、食管出血、胃十二指肠出血等。对于出血部位，体腔循环冷敷法可以通过气管镜等器械将低温液体注入患部，帮助收缩患部血管，减少出血。但在使用过程中需要严格控制温度和时间，避免对周围组织造成冻伤等不良反应。同时，还需要根据患者的具体情况和出血原因，结合其他治疗手段进行综合治疗。

7. 烧、烫伤的急救 烧伤或烫伤后，可在损伤早期用冰水冲洗、浸泡损伤部位，给予局部冷疗可减缓局部组织损伤、缩短恢复时间、改善局部血管的通透性、消除水肿，直至疼痛消失。

8. 骨折术后 冷疗作为骨科创伤或损伤后广泛运用的一种治疗手段，具有显著功效。以冰袋冷敷为例，其能够有效缓解骨折及术后早期的疼痛症状，并大幅减少出血量。

9. 其他 高热、中暑的物理降温；扁桃体术后喉部出血水肿；类风湿关节炎；局限性急性皮炎及瘙痒症；对由冷引起的支气管哮喘、寒冷性荨麻疹等用冷疗行脱敏治疗；蛇咬伤的辅助治疗等。

二、禁忌证

1. 心血管疾病及循环障碍性疾病 对于严重的高血压、心功能不全、动脉硬化和血栓闭塞性脉管炎等疾病的患者，冷疗可能会加剧血管收缩，导致血压升高、心脏负担加重或血液循环进一步受阻，从而加重病情。同样，当患者出现大片组织受损、局部血液循环不良或感染性休克导致的微循环明显障碍时，也不宜使用冷敷。对于感染性休克的患者，冷敷还可能干扰机体的正常免疫反应，不利于疾病的控制。

2. 慢性炎症或深部有化脓病灶 冷疗中的冷因子会使局部血流量减少，导致局部组织营养不良，减缓免疫细胞的迁移速度，降低炎症的吸收效率。

3. 雷诺病、冷变态反应者、冷敏感者及冷致血红蛋白尿患者 雷诺病患者血管易痉挛，冷疗会加重症状；冷变态反应者和冷敏感者可能对寒冷产生不良反应；冷会导致血红蛋白尿患者红细胞在低温下破裂。

4. 红斑狼疮、肝肾功能不全及恶病质等全身状况差的患者 红斑狼疮患者免疫系统异常，冷疗可能加剧病情；肝肾功能不全者代谢排泄功能受损，冷疗或加重负担；恶病质患者极度衰弱，对冷疗耐受性差。

5. 皮肤感觉障碍者、言语与认知障碍者、老年人及婴幼儿 皮肤感觉障碍者难感知温度变化，易受损；言语认知障碍者难理解指示，易误用；老年人与婴幼儿体温调节差，易体温过低。在特殊人群应用冷疗前，需全面评估，并在专业人员指导下进行。

6. 禁用冷疗部位

（1）枕后、耳郭、阴囊等部位忌用，由于皮肤较薄，血液循环相对较少，对温度的敏感性较高，低温刺激可能引发皮肤红肿、疼痛，甚至导致皮肤坏死，容易导致冻伤。

（2）心前区忌用，冷疗的低温刺激可能导致心率减慢、心房或心室颤动，以及房室传导阻滞等严重问题，会对患者的生命造成威胁。

（3）足心忌用，由于足心有丰富的末梢神经和血管，使用冷疗可能会导致反射性末梢血管收缩，影响散热效果。同时，足心的冷刺激还可能引发一过性冠状动脉收缩，对心脏健康造成潜在威胁。

三、注意事项

1．在治疗开始之前，与患者进行有效的沟通，解释治疗过程的正常感觉，告知可能出现的不良反应，确保患者对整个治疗计划有全面且清晰的认识，减轻患者的紧张情绪，提升其对治疗的配合度和信任感。

2．在实施冷治疗时，必须严格控制温度，以防过低的温度对患者皮肤造成冻伤。

3．在治疗过程中，特别是冬季，要注意非治疗部位的保暖，避免长时间暴露于低温环境中，防止患者因受凉而引发感冒等疾病。

4．在使用喷射法进行治疗时，应严格禁止将其应用于头面部区域，以免造成眼睛、鼻子和呼吸道受损。

5．在冷治疗后，患者出现皮肤痒、痛、红、肿等症状，应立即停止治疗，并采取必要的处理措施。如使用红外线等温热疗法进行局部处理，以促进血液循环，加速炎症消退。

6．冷过敏反应及处理如下。

（1）冷疗过程中，全身性反应通常较为罕见。个别患者可能会出现诸如震颤、头晕、恶心、面色苍白、出汗、血压下降，甚至休克等症状，这种情况被称作“冷过敏反应”。一旦出现此类反应，必须即刻停止冷疗，让患者平卧休息，在身体其他部位实施温热治疗，并为其提供热饮料饮用。对于疑似存在冷过敏的患者，需先进行过敏试验，以此判断是否能够开展冷疗。

（2）当冷治疗作用达到一定深度时，偶尔会引发局部疼痛，一般情况下无须特殊处理。但对于反应极为强烈，甚至因疼痛而陷入休克的患者，应马上停止冷疗，让患者卧床休息，进行全身复温，通常即可恢复正常。

（3）冷治疗过度或时间过久，局部常可出现水肿及渗出，严重时有大疱、血疱。轻度只需预防感染，保持创面清洁。严重者应严格进行无菌穿刺抽液，经无菌换药后可愈。

▶**知识拓展**

亚低温治疗

亚低温治疗，又称低温疗法或亚低温疗法，是一种以物理方法将患者的体温降低到预期水平而达到治疗疾病目的的方法。亚低温治疗因其既能达到治疗效果，又能避免深低温可能引发的并发症，而逐渐成为医疗领域的“新宠”。亚低温治疗通过降低体温，减缓新陈代谢速度，降低脑细胞能耗，为受损的器官和组织提供更多的休息时间，为修复和恢复创造有利条件。亚低温技术在临床上的应用非常广泛，多用于治疗脑出血、脑梗死、脑外伤等中枢神经系统疾病，也可用于手术后脑保护，减少术后并发症，或是治疗新生儿窒息引起的缺氧缺血性脑病等。亚低温治疗的方法主要包括选择性头部降温和全身降温两种。在治疗过程中，医护人员需要密切关注患者的体温变化，确保治疗的安全性和有效性。还需要注意患者的保暖措施，防止因受凉而引发其他疾病。在复温过程中，患者应缓慢恢复体温，速度不应超过0.5℃/h，总复温时间不应超过5小时。

—• **考试知识点总结** •—

—• **本章小结** •—

—• **协和云课堂…… 拓展练习及参考答案** •—

（时吉朋）

第十二章　压力疗法

教学课件

微课：压力疗法

学习目标

素质目标

（1）树立知行合一的学习态度，综合运用所学知识分析和解决临床问题。

（2）具备严谨扎实的工作态度和不断探索的科学精神，保持对压力疗法的前沿技术发展的关注，不断完善知识体系。

知识目标

（1）掌握：压力疗法的适应证、禁忌证和注意事项。

（2）熟悉：压力疗法常规剂量治疗技术。

（3）了解：压力疗法的基本治疗原理。

能力目标

（1）能够同相关医务人员进行专业交流与团结协作，开展医疗工作。

（2）能够根据处方内容熟练操作超声波治疗仪。

（3）能够根据患者的不良反应，有针对性地处理。

（4）能够使用、管理常用仪器、设备、能合理安排与管理医疗与康复环境，以保证医疗活动科学、安全。

案例导入

【案例】

患者，女，59岁，教师。因“突然晕倒”到医院就诊，后诊断为脑卒中。患者在神经内科治疗一个月后转入康复医学科进行康复治疗。查体：患者右侧上肢肌张力增高，关节活动障碍，下肢肌张力轻度增高，部分活动受限，手功能Ⅲ级，左侧肢体活动正常，心肺功能正常，患者能独立站立，不能独立行走。超声辅助检查，未见上下肢静脉血栓。

【问题】

1. 该患者出现这些症状可能的原因是什么？
2. 该患者能否采用压力疗法进行康复治疗？
3. 为该患者选用压力疗法的原理是什么？

·核心知识拆解·

第一节　概　　述

一、概念

压力疗法（compression therapy）是指通过不同方法改变机体局部的压力，以达到治疗和预防某些疾病，促进身体健康的一种物理因子疗法。

二、分类

1. 正压疗法　利用正向压力（高于环境大气压的压力）作用于人体局部以治疗和预防疾病的疗法称为正压疗法。

2. 负压疗法　利用负向压力（低于环境大气压的压力）作用于人体局部以治疗和预防疾病的疗法称为负压疗法。

3. 正负压疗法　利用正向和负向压力交替作用于人体局部以治疗和预防疾病的疗法称为正负压疗法。

第二节　正压疗法

一、压力的物理特性

（一）压力和性质

压力是物体表面所受的垂直力，其方向与接触面垂直且指向被压物体。此力由物体之间接触与挤压而生，属于弹力的一种。

（二）正压的方向

作用点位于被压物体的表面，其方向垂直于接触面，且始终与受力物体的接触面垂直。如当压力作用于人体时，各个压力点应与人体各个部位垂直。

（三）大小及影响因素

压力大小与受力面积成反比，受力面积小则压力作用效果显著，受力面积大则压力作用效果不明显。

（四）压强

压强是表示压力作用效果（形变效果）的物理量。在国际单位制中，压强的单位是帕斯卡，简称帕，用Pa表示，即牛顿/平方米（N/m^2）。压强的常用单位有千帕（kPa）、千克/平方厘米（kg/cm^2）。

目前临床常用的正压疗法包括以改善血液、淋巴循环为主的正压顺序循环疗法和以防治瘢痕增生为主的皮肤表面加压疗法两种。

二、治疗原理及作用

（一）治疗原理

1. 正压顺序循环疗法的治疗原理

（1）增加纤溶系统的活性：目前研究显示，利用正压顺序循环治疗可增强纤溶系统的活性，并刺激内源性纤维蛋白溶解。

（2）提高组织液静水压，迫使静脉血和淋巴液回流：通常情况下，人体组织液静水压正常约为1.33kPa。当利用仪器给肢体加压时，组织液静水压能够升高至6.67kPa及以上，从而推动组织间液向静脉与淋巴管内回流。

2. 皮肤表面加压疗法的治疗原理 瘢痕是皮肤创伤修复的产物。成纤维细胞增殖与凋亡失衡、胶原纤维合成与降解失衡及部分生长因子大量产生是构成病理性瘢痕的基础。皮肤表面加压疗法可治疗瘢痕，其作用机制为使胶原纤维变细、排列规则，并减少成纤维细胞等，从而促使瘢痕软化。

（二）治疗作用

1. 正压顺序循环疗法的作用 研究显示，正压顺序循环治疗可使下肢静脉排血量增加23%，血流速度增加（77±35）%，充气加压时血流短暂为零，提示静脉排空良好。治疗后，血中纤维蛋白降解产物等显著增加，优球蛋白溶解时间明显缩短，纤溶酶原激活物抑制物-1（plasminogen activator inhibitor-1，PAI-1）进一步减少，股静脉血流量明显增加，停用后能迅速恢复原状。一组数据表明，该疗法在预防术后静脉血栓形成方面与低分子量肝素效果相近。

2. 皮肤表面加压疗法的作用

（1）控制瘢痕增生：压力疗法在预防与治疗增生性瘢痕方面疗效显著。

（2）控制水肿：能够促进血液及淋巴回流，切实减轻水肿状况。

（3）促进肢体塑形：有助于促进截肢残端塑形，为义肢的装配及使用创造有利条件。

（4）预防关节挛缩和畸形：通过对瘢痕增生的控制，可对增生性瘢痕所致的挛缩和畸形进行预防与治疗。

（5）预防下肢静脉曲张：能够预防久坐或久站人群下肢静脉曲张的发生。

视频：
空气压力
波治疗仪
操作流程

三、治疗技术

（一）设备

1. 正压顺序循环治疗设备（sequential compress device） 为气袋式治疗装置（图12-1），目前在临床上得到广泛应用。其具有仪器体积小、操作简便，可在患者家中自行使用，安全性较高等特点。治疗仪器由主机（控制面板和气泵）、多组导气管道和上下肢气囊三部分组成。根据品牌和型号不同，目前厂家生产的有4～12腔不同气袋数量的治疗设备，每腔压力一般为0～180mmHg，仪器气囊腔的数量越多，分级加压层次越多，能设计的治疗模式也越多，更有利于逐级加压治疗。

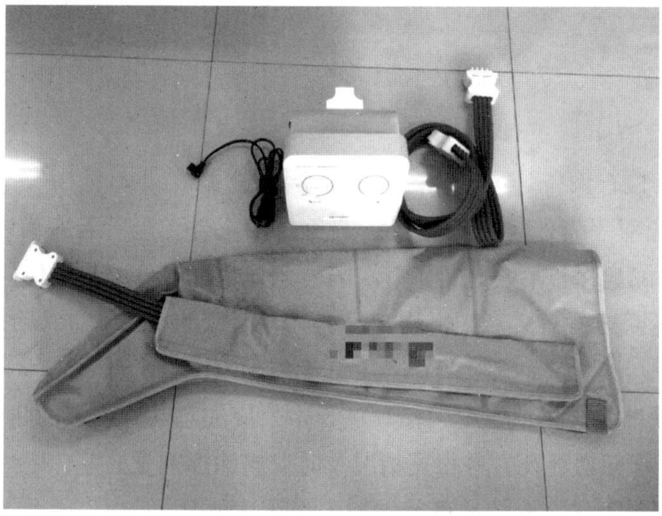

图12-1 空气压力波治疗仪

2. 皮肤表面加压疗法设备 常用的工具和设备包括缝纫机、加热炉、剪刀、裁纸刀、直尺、软尺、恒温水箱、热风枪，各种绷带、压力衣、压力垫、支架制作材料。

（二）治疗方法

1. 正压顺序循环疗法（图12-2）

（1）患者可取坐位或仰卧位进行治疗，确保患者处于舒适、安全的体位。

（2）若患者肢体局部无异常，可选择大小合适的治疗设备套在患肢上，并拉好拉链固定。

（3）将导气管按加压顺序插在气囊接口处，不可接反。

（4）设定压力及时间参数，打开电源即开始治疗。其末端压力可设定在13.3～17.3kPa（100～130mmHg）。一般每次治疗20～30分钟，特殊患者可适当调整治疗时间，但一般不超过60分钟。

（5）每日治疗1次或2次，6～10次为一个疗程。

2. 皮肤表面加压疗法 常用的皮肤表面加压疗法包括海绵加压固定法、热塑料夹板法、绷带加压法、压力衣加压法、硅胶膜贴敷加压法。

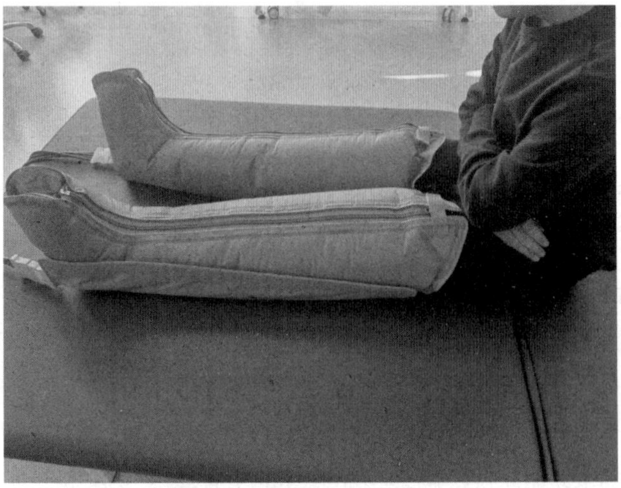

图12-2　正压顺序循环疗法

（三）注意事项

1. 正压顺序循环疗法

（1）每次治疗前应检查设备是否正常，大小是否合适。

（2）每次治疗前应对患者肢体进行检查，避免发生意外，患者若有尚未结痂的溃疡或压疮部位，应该避开，或加以隔离保护后再进行治疗；若有出血倾向或新鲜出血伤口，则应暂缓治疗。

（3）治疗前应该判断患者有无意识障碍，需在患者清醒的状态下进行治疗，还应检查患肢有无感觉障碍。

（4）治疗前需去除患者袜子或手套，治疗过程中，应注意观察患肢的肤色变化情况，并询问患者的感觉，避免引起组织充血坏死，并根据情况及时调整治疗剂量。

（5）治疗前做好解释工作，介绍原理及方法，解除其顾虑。

（6）对于老年、血管弹性差的患者，治疗压力需从低值开始，治疗几次后再逐渐增加至所需的治疗压力，避免因压力过大造成血管意外。

2. 皮肤表面加压疗法

（1）压力疗法应该尽早介入，在早期肉芽创面期治疗和深度烧伤创面愈合后未形成瘢痕时开始治疗可达到较好控制效果。

（2）治疗时，需有足够、适当压力维持，持续保持在1.3～3.3kPa的压力下。压力过低治疗效果可能不明显或不能控制，压力过高则引起患者不适，甚至缺血性坏死。

（3）主张持续加压需做到两方面。一方面是不间断加压，每天连续24小时，间断不超过半小时。二是长时间加压，加压时间为3～6个月。

（4）特殊部位需特殊处理。皮肤薄嫩处和骨突处加软衬垫保护以防破溃；皮肤凹陷处需充填使压力均匀；中空或易变形部位（如鼻背、外耳瘢痕）加压时应进行支撑和充填，以防畸形加重。

（5）定期清洗保持局部清洁，可提高治疗的舒适性。应随时检查压力大小、局部皮肤颜色及治疗效果。

四、临床应用

（一）适应证

1. 正压顺序循环疗法

（1）肢体创伤后水肿的消肿治疗。

（2）淋巴回流障碍性水肿或某些手术后的淋巴水肿（如乳腺癌根治术后上肢淋巴水肿）。

（3）截肢后引起的残端肿胀。

（4）手术被动体位者和长期卧床的患者，以防下肢深静脉血栓形成。

2. 皮肤表面加压疗法

（1）增生性瘢痕：外科、烧伤等所致。

（2）水肿：偏瘫、淋巴回流障碍、下肢静脉曲张、术后等肢体肿胀。

（3）截肢：残端塑形，以防肥大皮瓣影响义肢。

（4）预防性治疗：烧伤后预防创面形成增生性瘢痕及关节挛缩畸形；久坐久站者预防下肢静脉曲张。

（二）禁忌证

1. 正压顺序循环疗法

（1）患者肢体重症感染尚未得到有效控制时，不可采用此种疗法。

（2）近期下肢深静脉血栓已经形成，治疗有使血栓脱落的风险。

（3）局部有大面积溃疡性皮疹，治疗会使组织液深处有感染风险。

2. 皮肤表面加压疗法

（1）当注意治疗部位有感染性创面时，加压不利于创面愈合且可能导致感染扩散。

（2）脉管炎急性发作，加压会加重局部组织缺血甚至造成坏死。

（3）下肢深静脉血栓形成，加压有血栓脱落风险，栓子可能致肺栓塞或脑栓塞。

第三节　负压疗法

当负压（低于标准大气压的压力）作用于肢体时，由于肢体外部产生的压力低于体内压力，血管会发生被动扩张。肢体产生被动充血，流入微循环的动脉血相对增加，使肢体的营养和能量供应得以提高，此种压力疗法有利于微循环的重建及组织的修复。负压疗法包括全身疗法和局部疗法两种。

一、治疗原理

目前对负压治疗原理的推断，可能与以下因素有关。

1．在肢体呈负压时，血管扩张，促使血流量增加。

2．改善肢体微循环，促进营养和能量的运输。

3．可促进侧支循环建立，推动早期病变血管的扩张，以及晚期周边血管的代偿性扩张。

二、治疗技术

（一）设备

负压疗法所采用的设备为专用负压舱。上肢或下肢可单独置于舱内，出入口处由专用垫圈进行密封，通过空压机抽取舱内空气，以产生负压。舱体设有可供观察肢体情况的“窗口”。

（二）治疗方法

1．患者治疗时需取坐位或仰卧位。

2．调整压力舱的高度和倾斜角度，使患者在治疗过程中保持舒适体位，利于治疗。

3．需将患肢裸露，伸入舱内进行治疗，将其在压力舱口处进行固定，使舱口密闭便于减压。

4．设定仪器参数，上肢压力范围为−13.3 ～ −8.6kPa（−100 ～ −65mmHg），一般为−10.7kPa（−80mmHg）；下肢压力范围为−17.3 ～ −10.7kPa（−130 ～ −80mmHg），一般为−13.3kPa（−100mmHg）。

5．打开电源开关，设定治疗时间，从“0”开始调节缓慢下降至负压设定值，然后开始治疗。

6．每次治疗20 ～ 30分钟，每日1次，10 ～ 20次为一个疗程。

（三）注意事项

1．每次治疗前应检查设备是否完好，询问和检查患者有无治疗禁忌证。

2．患者应无意识障碍且治疗应在患者清醒的状态下进行。

3．治疗时应注意观察患肢的肤色变化，不断询问患者的治疗感觉以及时对治疗剂量进行调整。

4．治疗前应解释治疗原理、方法和治疗感受。

5．负压治疗时肢体出现淤血是正常反应，在停止治疗后可恢复，但应防止肢体出血现象。

6．首次治疗时设置压力不宜过高，酌情逐渐增加压力，患者以有轻度肿胀感为正常治疗感受。

7．患者治疗中如出现不适时应立即暂停治疗。

三、临床应用

（一）适应证

糖尿病足及下肢坏疽；血栓闭塞性脉管炎；雷诺综合征等。

（二）禁忌证

局部或全身出血倾向；静脉血栓已经形成；大面积坏疽；血管手术后；血管栓塞早期；治疗部位有感染灶；近期有外伤史；动脉瘤；治疗部位有恶性肿瘤。

第四节　正负压疗法

一、治疗原理及治疗作用

施予正向压力，可促使肢体外周淤积血液加速流入血液循环，利于水肿消退。负压作用于肢体时，血管被动扩张，肢体被动充血，组织循环改善，侧支循环建立。

正负压周期性变化促使毛细血管壁两侧产生周期性压力差改变，可促进血管内外物质交换，促进溃疡、压疮及局部营养障碍得到有效改善。

二、治疗技术

（一）设备

正负压疗法装置多为电脑调控舱或压力治疗舱，可进行负压、正压或正负压交替治疗。与负压疗法设备不同，其有空压机可向舱内加压以实现正负压转换。舱式正负压治疗仪由控制系统、固定装置、透明筒状压力舱操作、压力显示装置等组成。

（二）治疗方法

1．患者治疗时一般应采取坐位或仰卧位。

2．需调整压力舱的位置，使患者在治疗过程中处于舒适位置，便于开展治疗。

3．将患肢充分暴露后伸入舱内，选择与患肢周径相符的垫圈，使其在压力舱口处固定，并密封舱口。

4．调整治疗仪器，使患肢根部靠近舱口，再将患者的座椅与仪器固定。

5．设置参数从正压开始设定正、负压力值。通常设定在−6.67～＋13.3kPa（−50～＋100mmHg）。

6．打开电源开关，舱内压力从“0”开始缓慢升高，设置治疗间隔时间。

7．根据患者病情设置治疗次数，可选择每日进行数次治疗，但不宜连续治疗时间过长。

8．治疗结束后移除患肢，关闭仪器。

（三）注意事项

1．每次治疗前应检查设备是否正常，患者有无禁忌证，并向患者解释治疗原理、方法和治疗感受。

2．每次治疗时，需在患者清醒状态下进行，感觉功能障碍者不能使用或降低压力。

3．在治疗过程中，需密切注意观察患肢的颜色变化情况，不断询问患者的感受，根据患者反应调整治疗剂量。

三、临床应用

（一）适应证

参见本章第二节正压疗法、第三节负压疗法中的适应证。

（二）禁忌证

参见本章第二节正压疗法、第三节负压疗法中的禁忌证。

▶知识拓展

体外反搏疗法

体外反搏（external counterpulsation，ECP）是指通过包裹在四肢和臀部的气囊，在心脏舒张期对气囊充气加压，促使肢体动脉的血液被压返回至主动脉，使主动脉舒张压明显增高，从而增加冠状动脉、脑动脉及肾动脉的血流量的无创性辅助循环治疗方法。体外反搏是综合多学科的高科技产物，其应用了血流动力学、生物工程、临床心脏病学，同时还涉及电子技术、自动化控制、计算机工程、软件技术、信息技术、通信技术等手段。由于它是一项崭新的物理治疗方法，因此还需要根据大量的临床资料，对医学参数进行优化选择。

—• 考试知识点总结 •—　　—• 本章小结 •—

—• 协和云课堂…… 拓展练习及参考答案 •—

（罗　凯）

第十三章　生物反馈疗法

教学课件

学习目标

微课：生物反馈疗法

素质目标

（1）具备识别治疗过程中异常情况（如信号干扰、患者不适反应）的素质，用于学习与探索。

（2）具备良好的倾听能力，能敏锐捕捉患者在治疗中的感受和需求，建立信任的医患关系。

知识目标

（1）掌握：生物反馈疗法的概念与分类；生物反馈疗法的临床应用。

（2）熟悉：生物反馈疗法的治疗原理与治疗作用。

（3）了解：生物反馈疗法的理论基础。

能力目标

（1）能规范地开展生物反馈疗法的各项诊疗活动。

（2）能使用、管理常用仪器、设备。

（3）能合理安排与管理医疗与康复环境，以保证医疗活动科学、安全。

（4）能与患者及家属进行沟通，开展健康教育。

（5）能与相关医务人员进行专业交流；能帮助和指导患者进行康复锻炼。

案例导入

【案例】

患者，女，70岁。因“发作性右侧肢体无力伴言语不利4.5小时，加重2.5小时”入院。行头颅CT未见出血。查体：意识清楚，言语含糊，双侧眼球各向运动充分，双侧瞳孔等大等圆，对光反射灵敏，双侧额纹对称，右侧鼻唇沟浅，双眼闭合有力，伸舌偏右，右侧肢体肌力2级，左侧肢体肌力5级，感觉检查未见明显异常，右侧病理征（＋）。诊断为脑梗死。

【问题】

1．如何对该患者进行康复治疗？

2．该患者可采取哪种生物反馈疗法？

·核心知识拆解·

生物反馈疗法（biofeedback therapy，BFT）兴起于20世纪60年代末的一些发达国家，随后被世界上许多国家采用并逐渐成为一项新兴的治疗手段。中国于20世纪80年代开始将其应用于临床、教育及运动训练中。生物反馈疗法的开展和应用极大地丰富了传统治疗学的内容，成为防病、治病的有效手段之一。生物反馈疗法是一种利用现代生理科学仪器，将人体内部的生理或病理信息以视觉或听觉等形式反馈给患者，使其经过特殊训练后，能有意识地控制自身的心理生理活动，从而达到调整机体功能、防病治病目的的康复训练方法。

具体来说，生物反馈疗法能通过仪器采集与心理、生理活动过程有关的体内信息，如肌电活动、皮肤温度、心率、血压、脑电波等，并将这些信息进行处理，以人们可以认识的方式（如视觉、听觉）显示出来。患者通过观察这些反馈信息，能够了解自身的机体状态，并在医生的指导下进行有意识的“意念”控制和心理训练，从而学会在一定程度上随意地控制和矫正不正常的生理变化。

这种疗法适用于多个领域和疾病的治疗。在医疗领域，它可用于治疗儿科的儿童多动症、学习困难，精神心理科的抑郁、焦虑、失眠，神经内科的癫痫、疼痛，以及内科的高血压、心脏病等心身疾病。此外，生物反馈疗法还适用于教育领域，如处理考试应激、调节情绪障碍等，以及体育领域，如辅助运动员进行心理素质训练等。

第一节　概　　述

一、基本概念

生物反馈疗法（biofeedback therapy；BFT） 是应用电子仪器将人体内正常的或异常的生理活动信息转换为可识别的光、声、图像、曲线等信号，以此训练患者学会通过控制这些现实的信号来调控不随意的（或不完全随意的）、通常不能接收到的生理活动，以达到调节生理功能及治疗某些身心性疾病的目的。由于在开始训练治疗时必须借助灵敏的电子仪器（生物反馈仪）进行监视，所以，此法又称电子生物反馈训练法。生物反馈疗法强调个体的主动参与和自我调节，是一种相对安全、无创伤且副作用较小的治疗方式，在临床和心理治疗领域应用广泛。

例如，在肌电生物反馈中，将电极片贴在肌肉上采集肌电信号，当肌肉紧张时，仪器反馈的信号会增强（如声音变大或屏幕上数值升高），个体根据这些反馈尝试放松肌肉，随着肌肉逐渐放松，反馈信号减弱，经过反复训练，个体就能更好地自主控制肌肉的紧张与放松程度。生物反馈基于人体生理和心理活动相互关联的原理，强调个体的主动参与和自我调节能力，在医学、心理学、运动训练等多个领域广泛应用。

二、生物反馈的作用方式

生物反馈主要通过以下几种作用方式来实现对生理和心理状态的调节。

1. 增强自我意识 人体的许多生理活动，如心率、血压、脑电活动、肌肉紧张度等，通常在自主神经系统的控制下进行，人们往往难以察觉其细微变化。生物反馈技术利用各种传感器，将这些生理信号转化为直观的视觉或听觉信号，如屏幕上的图形、数字或特定的声音等。例如，肌电生物反馈可以把肌肉的电活动转化为声音信号，肌肉越紧张，声音越大；肌肉越放松，声音越小。通过这种方式，个体能够清晰地感知到自身生理状态的变化，从而增强对身体内部活动的自我意识，为进一步的自我调节奠定基础。

2. 建立操作性条件反射 操作性条件反射理论认为，行为的后果会影响该行为的发生频率。在生物反馈训练中，当个体做出能够使生理指标向目标方向变化的行为时（如通过放松使肌肉紧张度降低），就会得到相应的反馈信号作为“奖励”（如屏幕上的绿灯亮起或声音变小）。经过多次重复训练，个体逐渐学会将特定的心理或行为操作与生理状态的改变联系起来，形成新的条件反射。例如，在治疗高血压时，患者通过学习放松技巧，使血压下降，看到血压数值降低的反馈信息后，会强化这种放松行为，逐渐掌握主动控制血压的能力。

3. 调节自主神经系统功能 自主神经系统分为交感神经和副交感神经，它们共同调节着人体的生理功能，如心率、呼吸、消化、内分泌等。当个体处于紧张、焦虑等应激状态时，交感神经兴奋，会导致心率加快、血压升高、呼吸急促等生理反应；而副交感神经兴奋则会使身体处于放松、恢复状态。生物反馈训练可以帮助个体调节自主神经系统的平衡，例如，通过心率变异性生物反馈，个体可以学会增加心率变异性，增强副交感神经的活性，从而缓解紧张情绪，降低血压和心率，改善身体的应激反应。

4. 缓解心理压力与情绪调节 长期的心理压力和不良情绪会导致身体的生理功能紊乱，引发各种身心疾病。生物反馈训练可以帮助个体识别和应对压力源，学会放松技巧，改变对压力的认知和反应方式。例如，当个体看到自己的皮肤电反应（反映情绪紧张程度的指标）升高时，通过进行深呼吸、冥想等放松练习，使皮肤电反应降低，同时也会感受到情绪的缓解。这种训练可以帮助个体建立积极的情绪调节策略，提高心理韧性，增强应对压力的能力。

5. 促进运动技能学习与优化 在运动领域，生物反馈可以实时监测运动员的肌肉活动、关节角度、力量输出等生理参数，并将这些信息反馈给运动员。例如，在进行力量训练时，通过肌电生物反馈，运动员可以了解不同肌肉群的发力情况，及时调整动作，使肌肉发力更加合理，提高运动效率。同时，生物反馈还可以帮助运动员在训练中避免过度疲劳和受伤，通过监测肌肉疲劳程度，及时调整训练强度和方式。

6. 重塑大脑功能与神经可塑性 神经可塑性是指大脑在经历学习、训练或损伤后，其结构和功能发生改变的能力。生物反馈训练可以促使大脑产生适应性变化，重塑神经回路。例如，脑电生物反馈训练可以帮助注意缺陷多动障碍（attention deficit hyperactivity disorder，ADHD）患者改变大脑的电活动模式，提高注意力和认知功能。通过反复的训练，大脑神经细胞之间会建立新的连接，增强相关脑区的功能，从而改善个体的行为和心理状态。

三、生物反馈治疗的分类

生物反馈治疗通常是一种利用电子仪器监测和反馈生理信号的治疗方法，有多种分类方式，以下是几种主要的分类。

（一）根据反馈的生理信号类型分类

1. 肌电生物反馈疗法 用于恢复肌力、减少肌肉紧张和疼痛等。

2. 脑电生物反馈疗法 用于治疗精神抑郁、神经衰弱、失眠、癫痫等神经系统相关疾病。

3. 手指温度生物反馈疗法 用于监测和调节外周血管功能、改善血液循环。

4. 血压生物反馈疗法 用于治疗原发性高血压等心血管疾病。

5. 心率生物反馈疗法 用于调节心动过缓、室性期前收缩等心率问题。

6. 皮肤电阻生物反馈疗法 用于治疗面神经损伤、面神经麻痹等疾病。

（二）根据治疗方式分类

1. 被动集中注意训练 帮助被训者放弃意志努力，采取被动注意的练习方式，使身心处于自然放松状态。

2. 塑造技术训练 利用特定方法逐渐扩大放松训练的成果，使被训者能够运用放松技术处理日常生活中的应激事件。

3. 认识放松训练 通过了解急躁情绪、思维活动等因素对机体的影响，学会控制心理活动以维持身心放松状态。

4. 防干扰思想训练 在训练过程中出现干扰时，不进行刻意排除或控制，而是继续训练，使干扰思维活动逐渐消除。

（三）根据治疗目的和应用领域分类

1. 治疗慢性疼痛 如通过肌电生物反馈减少肌肉紧张和疼痛。

2. 治疗心理疾病 如通过脑电生物反馈治疗抑郁、焦虑等心理疾病。

3. 压力管理 帮助患者学会利用生物反馈技术调节自身生理过程，以应对压力。

生物反馈治疗的分类方式多样，具体选择哪种类型的生物反馈治疗，需要根据患者的具体病情、治疗需求及医生的评估来决定。同时，生物反馈治疗通常需要在专业医疗人员的指导下进行，以确保治疗的安全性和有效性。

第二节　治疗原理及治疗作用

一、治疗原理

生物反馈疗法的治疗原理是利用现代生理科学仪器，将人体内部的生理或病理信息以视觉或听觉等形式反馈给患者，使患者在医生的指导下，通过特殊训练进行有意识的“意念”控制和心理训练，从而消除病理过程、恢复身心健康。

其治疗原理具体体现在以下几个方面。

1. 信息采集与反馈　使用精密的仪器（如生物反馈仪）探查和放大人体内部的生理变化，如肌电活动、脑电、心率、血压等，并将这些信息转化为患者易于理解的视觉或听觉信号。

2. 学习与训练　患者在医生的指导下进行特殊训练，学习识别并控制这些生理信号。训练内容包括放松训练、注意力集中训练等，旨在帮助患者学会控制那些通常不被意识控制的生理功能。

3. 意识控制　通过反复的学习与训练，患者能够逐渐学会利用反馈信号有意识地控制自己的生理状态，如降低心率、血压，缓解肌肉紧张等。

4. 形成操作性条件反射　经过反复训练，患者能够在没有外部反馈的情况下也自觉地控制自己的生理状态，形成操作性条件反射，从而达到持续的治疗效果。

二、治疗作用

生物反馈疗法的治疗作用广泛，主要如下。

1. 治疗心理障碍　对于焦虑症、抑郁症等心理障碍，生物反馈治疗通过监测患者的生理信号，如脑电波、心率变异性等，使患者直观地了解自己的情绪状态对身体的影响。经过训练，患者能学会主动调节这些生理信号，从而缓解心理压力，改善情绪状态。

2. 缓解肌肉紧张与疼痛　常用于治疗因肌肉紧张引起的各种疼痛，如紧张性头痛、腰背肌劳损疼痛等。生物反馈治疗仪能检测肌肉的电活动，当肌肉过度紧张时，患者可根据反馈信息调整肌肉状态，放松肌肉，减轻疼痛，促进肌肉功能恢复。对于肌张力性头痛、消化道神经功能紊乱症、肌痉挛等由肌肉紧张引起的疾病，生物反馈疗法能够帮助患者放松肌肉，减轻疼痛。

3. 改善自主神经系统功能　通过调节心率、血压等自主神经系统的功能，治疗高血压、紧张性头痛等与自主神经功能紊乱相关的疾病。例如，对于一些因交感神经过度兴奋导致的高血压、心律失常等疾病，患者可根据反馈信息，尝试通过放松训练等方式，调节自主神经的兴奋性，进而对病情产生有益影响。

4. 改善睡眠质量　可帮助失眠患者。在睡眠过程中，仪器可以监测脑电波等睡眠相关信号，并将其反馈给患者或医生。通过训练，患者可以学会调整自身的生理状态，诱导更有利于睡眠的脑电波出现，如增加慢波睡眠阶段，改善入睡困难和浅睡眠等问题。

5. 康复训练辅助　在神经康复领域，对于卒中、脑外伤等导致的肢体运动功能障碍有辅助作用。患者在尝试运动时，仪器可检测肌肉的收缩信号和神经传导情况，并反馈信息，帮助患者更好地控制肌肉收缩，提高康复训练效果，促进肢体功能恢复。

第三节　治疗技术

一、设备

（一）肌电生物反馈仪

肌电生物反馈仪是一种基于肌电生物反馈机制，结合低频脉冲电刺激对肌肉进行训练和改善的医疗设备。以下是其基本信息。

1. 定义与原理　肌电生物反馈仪通过采集人体的肌电信号，将其放大后转换为可识别的光、声、图像等信号，或直接以电刺激的形式反馈给患者。患者根据这些反馈信号进行有意识的控制，从而训练和改善肌肉功能，帮助重建并恢复肌肉的正常运动功能。

2. 设备组成　肌电生物反馈仪主要由硬件和软件两部分组成。硬件部分包括肌电信号采集和电刺激模块，其中肌电信号采集部分由检测电极、前置放大、信号滤波电路、模数转换电路等组成；电刺激部分则包括DA转换电路、电刺激电路等。软件部分则负责处理和分析采集到的肌电信号，并根据信号情况计算出相应的反馈信号。

3. 技术参数与性能　肌电生物反馈仪具有一系列的技术参数，如测量范围、最高分辨率、输入噪声、通频带、差模输入阻抗、共模抑制比等，这些参数共同确保了设备的准确性和可靠性。例如，测量范围通常为1～999μV，最高分辨率小于0.2μV，输入噪声小于1μV等。

4. 应用　肌电生物反馈仪主要用于中枢及周围神经系统受损引起的运动功能障碍的康复治疗。它可以帮助患者恢复肌肉的正常运动功能，提高生活质量，在脑卒中、偏瘫、神经损伤等疾病的康复治疗中具有显著效果。

5. 分类与监管　根据其用途和分类，肌电生物反馈仪（图13-1）可能属于医用诊察和监护器械下的生理参数分析测量设备，也可能属于物理治疗器械下的生物反馈治疗设备，但均属于Ⅱ类医疗器械。设备的生产和使用都受到相关监管机构的严格监管，以确保其安全性和有效性。

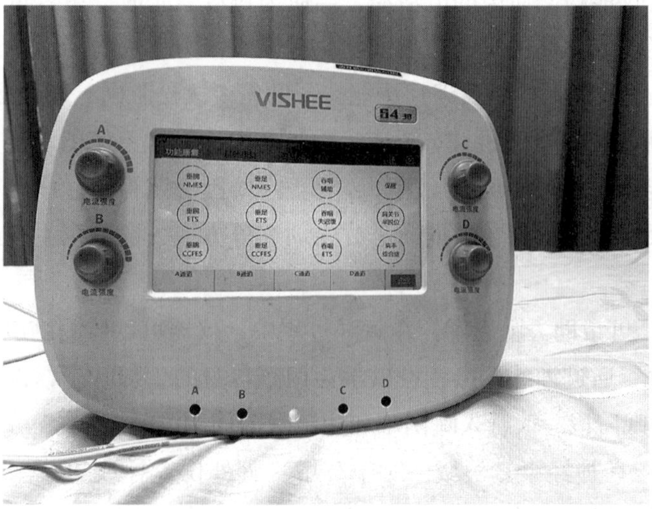

图13-1　肌电生物反馈仪

（二）血压生物反馈仪

1. 定义与原理　血压生物反馈仪是一种特殊的生物反馈治疗仪，它专注于监测和调控患者的血压生理信号。这类设备通常属于生物反馈治疗仪的一种，利用生物反馈技术帮助患者学习和控制自身的生理功能。血压生物反馈仪通过采集患者的血压生理信号，并将其转化为可视或可听信号反馈给患者。患者根据这些反馈信息，学习如何通过调整呼吸、放松身体等方法来降低血压、缓解压力。这种设备结合了生物反馈技术和心理疗法，旨在帮助患者建立自我调控血压的能力。

2. 设备组成　在组成方面，血压生物反馈仪主要由计算机、显示器、便携式主机、导联线、电极片（图13-2）等组成。其中，电极片用于贴附在患者身上，采集血压相关的生理信号，如心率、血管张力等。这些信号通过导联线传输到便携式主机，再经由计算机处理和分析，最终转化为患者可以理解的视觉或听觉反馈信息。

3. 分类

（1）基于心率变异性（heart rate variability，HRV）的生物反馈仪：这类仪器重点监测心率的变化，通过评估自主神经系统的功能来帮助用户调节血压。它们利用HRV自主协调技术和生物反馈技术相结合，实时测评人的HRV，并通过训练软件显示HRV的变化情况，引导用户进行相应的调节训练，以达到平衡自主神经系统、改善血压的目的。

（2）集成多种生理信号监测的生物反馈仪：除了HRV外，这类仪器还能监测其他与血压相关的生理信号，如呼吸、皮肤温度等。它们通过综合这些生理信息，为用户提供更全面的血压调节指导。这种综合性的生物反馈仪在功能上更全面，适用于需要多方面生理调节的用户。

（3）便携式血压生物反馈仪：这类仪器体积小巧、携带方便，适合家庭或外出使用。它们通常具备基本的血压监测和生物反馈功能，能够满足用户日常血压管理的需求。便携式血压生物反馈仪在操作上力求简便易用，以便患者能够轻松上手。

4. 应用　血压生物反馈仪主要用于治疗与血压相关的疾病，如高血压、焦虑等。通过长期的训练和治疗，患者可以逐渐学会自我控制血压，减少药物依赖，提高生活质量。此外，它还可以用于改善睡眠障碍、纤维肌痛综合征等其他与压力相关的疾病症状。

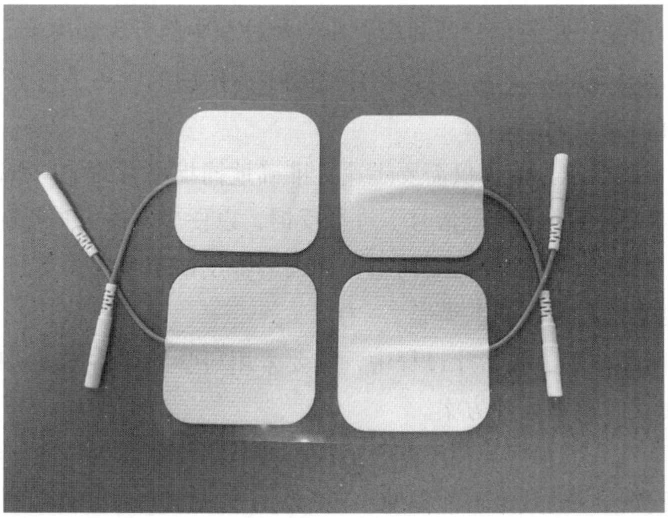

图13-2　电极片

（三）脑电生物反馈仪

1. 定义与原理 脑电生物反馈仪是一种用来监测和记录大脑活动的医疗设备，通过头皮上的电极捕捉脑电波信号，并实时转化为视觉或听觉等患者可以理解的反馈形式。设备利用操作性条件反射原理，通过脑电生物反馈技术进行训练。患者通过观察反馈信号，如视觉或听觉反馈，学会自我调节大脑活动，从而改善心理和生理状态。

2. 设备组成 脑电生物反馈仪主要由信号采集器、生物反馈仪软件及信号接收器（如脑电传感器）等部分组成。信号采集器负责捕捉脑电波信号，生物反馈仪软件则对这些信号进行处理和分析，最终通过信号接收器将反馈信号传递给用户。

3. 应用 脑电生物反馈仪能够监测和记录大脑的电生理活动，帮助诊断脑电波是否正常或评估大脑的活动状态。该设备在临床上广泛用于治疗注意缺陷多动障碍、焦虑、压力大、失眠、头痛等中枢神经系统功能性疾病，通过训练提高患者的注意力和专注力，改善大脑状态与功能。

4. 治疗原理 对于注意缺陷多动障碍等患者，脑电生物反馈治疗通过抑制与注意力分散有关的θ脑电波，增加与维持注意力有关的β脑电波，从而提高注意力。治疗过程中，患者以互动游戏的形式进行放松或集中注意力的训练，逐步学会控制脑电活动，达到治疗的目的。

5. 优点与特性 脑电生物反馈治疗是一种安全有效的非药物治疗方法，避免了药物治疗的不良反应和依赖性。该设备具有高精度、实时采集和反馈的特点，能够直接有效地反映大脑的活动状态，并帮助用户进行自我调节。以"玩游戏"的形式进行治疗，使得患者和家属更容易接受，且治疗效果显著。

二、治疗方法

视频：生物反馈疗法操作流程

（一）治疗原则

生物反馈治疗技术的治疗原则是一个综合的体系，既包括了设备、信息反馈、信号解释等技术层面的要求，也强调了患者的参与、依从性和自我意识等心理层面的因素。这些原则共同构成了生物反馈治疗技术的核心框架，指导治疗师和患者在治疗过程中的行为和决策。

1. 使用合理、可信及安全的设备 确保治疗过程中所使用的设备是科学、可靠且安全的，能够为患者提供准确的生理信息反馈。

2. 迅速、有效地反馈信息 治疗仪需要迅速且准确地捕捉患者的生理指标变化，并将这些信息以患者能够理解的方式（如视觉或听觉信号）进行反馈，以便患者进行自我调节。

3. 正确的解释信号意义 治疗师需要向患者详细解释反馈信号的含义，帮助患者理解自己的生理状态，并学会根据这些信号进行自我调整。

4. 正确的评估方法和程序 在治疗过程中，需要采用科学的评估方法和程序来监测患者的生理变化和治疗效果，以便及时调整治疗方案。

5. 足够的治疗依从性 患者需要积极配合治疗，按照治疗师的指导进行训练，并保持足够的耐心和毅力，因为生物反馈治疗的效果可能需要一段时间才能显现。

6. 强调患者的参与和自我认识 生物反馈治疗鼓励患者积极参与治疗过程，通过反馈信号了解自己的生理状态，并学会自我控制和调节，从而达到治疗的目的。这一原则强调了患者的主体性和自我意识在治疗中的重要性。

（二）肌电生物反馈仪治疗方法

1. 选择治疗模式

（1）肌肉松弛性反馈模式：这种反馈模式主要是通过肌肉放松来反馈信号到大脑，进而缓解由大脑控制的紧张情绪。其基本原理是，当肌肉放松时，会产生一种放松信号，这种信号会被身体本身的生物反馈机制传递给大脑，从而使大脑感知到肌肉的放松状态，并据此缓解紧张情绪。例如，在登台前感到紧张时，可以通过绷紧四肢、屏住呼吸，然后释放，重复几次，这样全身的肌肉会得到放松，这种感觉会通过生物反馈传递给大脑，从而缓解紧张情绪。

（2）肌肉兴奋性反馈模式：与肌肉松弛性反馈模式相反，肌肉兴奋性反馈模式是通过增强肌肉的活动来反馈信号到大脑，进而调节肌肉的运动状态。在生物反馈训练中，肌电反馈是一种典型的肌肉兴奋性反馈方式。它通过将微弱的肌电信号放大，以声或光的形式反馈给患者。患者根据这种反馈信号可以操纵肌肉活动，使肌肉增强或维持某种特定的运动状态。这种反馈模式被广泛应用于肌肉失神经性损伤康复、运动技能提高等领域。

（3）松弛性与兴奋性肌电生物反馈联合应用：除了单独应用以外，松弛性肌电生物反馈疗法与兴奋性肌电生物反馈疗法还可以联合使用。如对于脊髓脊膜膨出导致的小便失禁、偏瘫、脊髓损伤、脑瘫等疾病可以采用综合治疗。其中尿失禁主要是尿道括约肌和泌尿生殖膈的失调引起的，具体方法是将肌电生物反馈治疗仪的电极置于患者会阴部3点及9点的位置，记录排尿时尿道外括约肌和盆底肌的电位活动，指导患者观察相应的电位变化，逐渐控制排尿时尿道括约肌和盆底肌的舒缩活动。治疗过程中，一定要注意保护患者的隐私，尽量在只有患者及其家属的房间里单独进行治疗。每次治疗上午、下午各1小时，每周4次，经过2个月的治疗取得一定效果后，治疗时间可逐渐缩短至每周5小时。通常经过6个月的训练，患者可自主控制尿道括约肌和盆底肌肉的协调活动，从而改善尿失禁。

肌肉松弛性反馈模式和肌肉兴奋性反馈模式都是生物反馈疗法中的重要组成部分，它们通过不同的方式反馈肌肉的活动状态到大脑，进而调节肌肉的运动和紧张情绪。在实际应用中，可以根据具体的治疗或训练需求选择合适的反馈模式。

2. 电极放置的基本原则 肌电生物反馈电极放置的基本原则是根据治疗目的和肌肉类型来确定电极的具体位置，并确保电极与皮肤或肌肉的良好接触，以获得准确的肌电信号反馈。

（1）针对特定肌肉：当对某一块特定肌肉进行反馈训练时，若使用的是表面电极，两个电极应正对着受训肌肉的肌腹部位。例如，对前臂腕伸肌进行训练时，电极应放置于该肌肉的体表。

（2）考虑治疗目的：治疗头痛时，电极通常放在额部；治疗肢体瘫痪时，电极则放在患肢上；对于需要降低张力的痉挛性肌肉，电极的放置应有助于捕捉到该肌肉的肌电信号。

（3）确保良好接触：在放置电极前，应清洁并脱脂皮肤，以确保电极与皮肤的紧密贴合；在电极表面涂以导电膏，进一步增强导电性；电极固定后，应检查电极导线与治疗仪的连接是否牢固。

（4）避免干扰和不适：电极的放置位置应避免与其他电子设备或金属物品接触，以减少干扰；同时，应确保电极的放置不会给患者带来不适或疼痛。

3. 不同部位的电极放置

（1）头部电极放置：治疗头痛时，电极通常放置在额部，以捕捉额头肌肉的肌电信号。

（2）肢体电极放置：对于肢体瘫痪的治疗，电极应放置在患肢上。具体地，将两个电极并列放置于作用部位，如前臂（图13-3）或小腿（图13-4）的肌肉上，另将地极（参考电极）放在相应特定的位置，如患肢的近端或远端。

（3）盆底电极放置：进行盆底康复时，电极位置通常包括下腹部和髂前上棘。使用AB双通道，A通道连接阴道探头，B通道连接腹部电极片，黑色的两根地线贴于两侧的髂前上棘，以捕捉盆底肌肉的肌电信号。

（4）其他特殊部位：如进行腹直肌分离治疗，电极位置应根据患者的仰卧位来确定，并使用AB双通道进行电刺激，以唤醒受损肌肉的本体感觉器。对于产后催乳，电极片需要粘贴在露出乳晕和乳头的位置，通过电刺激促进乳汁分泌。

4. 治疗部位的选择 对于肌电生物反馈的治疗，关键是需要准确找到治疗部位，即需要针对的

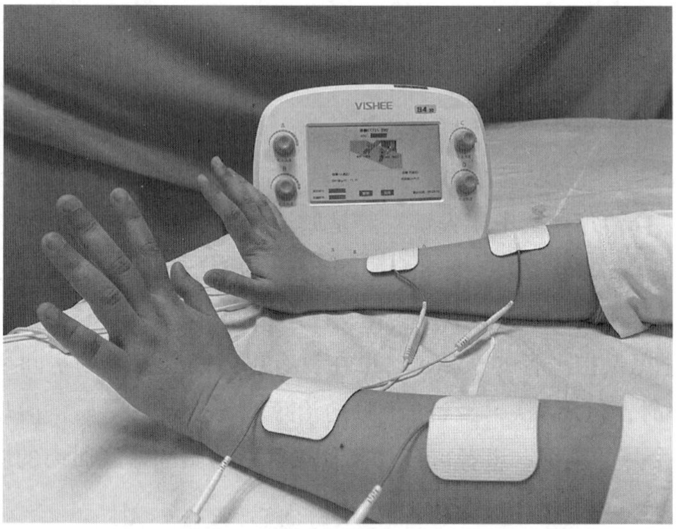

图13-3 肌电生物反馈仪治疗前臂

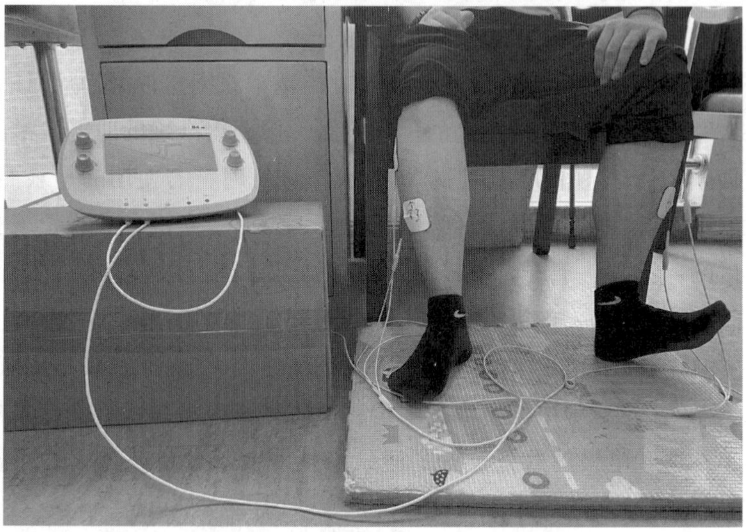

图13-4 肌电生物反馈仪治疗小腿

肌肉，尤其是在强化性训练的过程中。要准确找到适合的治疗部位，就需要治疗师对于疾病或功能障碍的解剖和电生理基础有所了解。下面就对常用的治疗部位做一些介绍。

（1）面部主要肌肉信号电极放置法：如下。①额肌，对两侧额肌，信号电极应放置在眼眉与发际之间。在进行放松治疗时，信号电极距离应加大，可左右各放一个电极，以利获得最大的额肌电信号。②颞肌，最佳位置是颞弓的正上方，相当于头维穴和太阳穴连线的中点。一般不需要精确定位，两个信号电极可水平排列，也可上下排列。③咬肌，下颌角是咬肌部的明显标志，相当于颊车穴区。在多数情况下，信号电极以垂直排列为佳。

（2）颈及躯干主要肌肉电极放置法：如下。①胸锁乳突肌，两电极置于乳突下前方4横指胸锁乳突肌肌腹中心，或先从乳突（耳后骨隆起处）到锁骨中部隆起处画一条线，两个信号电极置于此线的中心点位置。②胸大肌，两电极置于锁骨下4横指腋前褶处胸大肌的胸肋头。信号电极置于乳房区上方时，一般信号检测效果不好。胸大肌锁骨头，信号电极置于锁骨中点下方约两指宽处，外侧电极可稍低一些，两极间距离大约为2cm。③背阔肌，电极放在肩胛骨下角附近的中部，即背阔肌肌腹外缘，恰在腋后褶内下方。④斜方肌，斜方肌上纤维，电极放在4cm长的卵圆区域内，顺长轴方向，在肩峰角和第7颈椎之间。斜方肌下纤维，电极放在肩胛骨内下角与第7胸椎之间。⑤菱形肌和斜方肌中纤维，电极置于肩胛骨内缘和胸椎（T1 ～ T6）之间的长卵圆形区中部。

（3）上肢主要肌肉信号电极放置法：如下。①肱三头肌，肱三头肌中头，电极置于一小卵圆形区中心。即从肩峰角到鹰嘴之间距离的60%处。肱三头肌外侧头，电极置于一小卵圆形区中部，中心定在肩峰角与鹰嘴间距离的50%处外侧1横指处；肱三头肌内侧头，电极置于一小卵圆形区中部，其中心定在肩峰角与鹰嘴间距离的50%处内侧1横指、稍上方处。②肱二头肌，电极置于肌腹中点最高隆起处。③桡、尺侧腕屈肌，电极置于肱二头肌外侧头与豌豆骨连线的中点处。④桡侧腕长、短伸肌，让患者前臂呈旋前位，从肘横纹外侧端到腕的中部画一条线，电极置于此线上1/3处。⑤肱桡肌，让患者手内旋、肘屈曲，从肘横纹3/4处到桡骨茎突画一条线，电极置于肘横纹外侧到桡骨茎突上1/3处的一卵圆形区域内。⑥旋前圆肌，从肱骨内上髁向下画一条垂线，电极置于与此线桡侧呈45℃线上距交点5cm处。⑦指屈肌、指总伸肌，指屈肌是从肱骨内上髁到尺骨茎突画一条线，电极置于此线中间位置。用表面电极很难排除浅层指屈肌肌电干扰和区分出深层指屈肌肌电。指总伸肌是肱骨外上髁到尺骨茎突画一条线，电极置于此线近端1/4处。

（4）下肢主要肌肉信号电极放置法：如下。①臀大肌，电极置于臀部中心最突出部位，即骶骨和大转子间距约1/2处。②腘绳肌，腘绳肌外侧腱，电极置于大腿外侧一竖长卵圆形区中部。腘绳肌内侧腱（半膜肌和半腱肌），电极置于大腿内侧与上述相似的另一卵圆形区内。③股四头肌，为了更好地监测到整个肌群的电信号，电极宜置于股直肌上一大卵圆形区内，其中下面的一个电极离髌骨最小距离应为10cm。股外侧肌电极位置为外下侧，股内侧肌电极的最好位置是内下侧卵圆形区域，对肌肉发达的患者，这些肌肉均有明显隆起。④胫骨前肌，电极置于一狭长卵圆形区中心，距胫骨粗隆1 ～ 2横指处。但电极放置部位也可低于上述位置，可达胫骨体外侧中部。⑤腓肠肌，电极置于腓肠肌的内侧头和外侧头的隆起部位。⑥比目鱼肌，电极置于小腿屈侧面1/2线下，腓肠肌腱内侧的一窄长椭圆形区域中部。外侧放置电极效果欠佳。

（5）内脏括约肌信号电极放置法：如下。①盆底肌和肛门括约肌，电极置于阴道（女性）或肛门里。②食管及胃肠道平滑肌或括约肌，压力传感器放在体腔或空腔脏器内，将局部压力的变化由多导记录器描记下来。训练患者根据记录器上的反馈信号自主地控制食管或胃肠道平滑肌或括约肌的功能，从而治疗胃食管反流、结肠痉挛性肠道过敏综合征等。

5. 治疗步骤

（1）进行治疗前的准备：①确保肌电生物反馈仪各开关旋钮在位且能正常工作。②患者取舒适体位，暴露治疗部位，清洁并脱脂拟安放电极部位的皮肤，必要时可先用细砂纸轻擦皮肤再脱脂。③在电极表面涂以导电膏，然后固定于治疗部位皮肤上，并将电极导线与治疗仪相连。患者同时戴上耳机以便接收反馈信号。

（2）启动治疗仪并测定肌电基线：接通治疗仪电源，启动后调节旋钮测定肌电基线，此时会显示肌电数值，并发出灯光和声音信号。

（3）进行肌电生物反馈训练：①在医技人员或录音带的指导下，患者学会根据视听反馈信号进行自我控制，调节肌电电压。②患者通过训练使治疗部位的肌肉放松或紧张，以达到治疗目的。训练过程中，患者需保持被动注意的态度，逐步建立起肌感，并学会运用放松技术。

（4）根据治疗需要调整治疗参数：随着训练的深入，为了逐步扩大放松效果，可以调整仪器的敏感度，提高患者的适应性。

（5）结束治疗并处理后续事宜：①治疗完毕后，关闭电源，从患者身上取下电极，并对治疗部位进行必要的清洁和处理。②根据患者的治疗情况和需要，制定后续的治疗计划或建议。③在整个治疗过程中，患者需保持放松状态，积极配合治疗师的指导，以达到最佳的治疗效果。同时，治疗师也需密切关注患者的反应和肌电信号的变化，及时调整治疗方案以确保治疗的安全性和有效性。

6. 治疗时间及疗程 肌电生物反馈治疗每次通常训练5分钟，强化性肌电生物反馈治疗肌肉收缩要达到75～100次，然后休息3分钟，反复训练4次为1次治疗，每日根据情况可治疗1～3次，通常需连续治疗10～20天。

（三）血压生物反馈仪治疗方法

1. 开放式训练方法 血压生物反馈仪的开放式训练方法是一种根据患者症状来设置各种参数，并在生物反馈仪的提示下进行训练的方法。通过血压生物反馈仪的开放式训练方法，患者可以逐渐学会如何自我调节和控制自己的血压，从而改善健康状况并提高生活质量。

（1）核心步骤：如下。①设置个性化参数，根据患者的具体症状和需求，在血压生物反馈仪上设置个性化的训练参数，这些参数可能包括训练模式、训练时间、训练难度等。②接收反馈信号，患者在训练过程中，需要密切关注生物反馈仪屏幕上显示的画面、声音、文字等提示信息。这些信息会实时反映患者的血压和其他相关生理指标变化，帮助患者了解自己的生理状态。③进行自我调节，根据生物反馈仪提供的反馈信号，患者需要进行自我调节，如调整呼吸、改变肌肉松紧度、调整躯体姿势等。通过这些调节，患者可以逐渐学会控制自己的血压和其他生理指标。

（2）要点补充：如下。①训练环境，为了确保训练效果，患者应在安静、舒适的环境中进行训练，避免外界干扰。②训练频率和时长，根据患者的具体情况和训练目标，制定合理的训练频率和时长。一般来说，定期、持续的训练能够取得更好的效果。③专业指导，在开放式训练过程中，专业人员的指导是非常重要的。他们可以帮助患者正确理解和使用生物反馈仪，提供个性化的训练建议，并及时调整训练方案以确保训练效果。④结合其他治疗方法，血压生物反馈仪的开放式训练方法通常与其他治疗方法相结合，如药物治疗、生活方式调整等。综合治疗能够更全面地管理患者的血压和其他健康问题。

2. 方案式训练步骤

（1）前期准备与基线数据记录：在安静、舒适的治疗环境中，让患者保持放松状态，如坐在有扶手的靠椅上、解开紧束的衣物，以确保身体舒适。记录患者安装电极后的基线数据，包括血压、心率等生理指标，作为后续训练的参考。

（2）电极安装与仪器设置：根据仪器要求，正确安装电极或相关传感器，确保信号传输稳定。设置训练参数，如训练模式（α波训练、放松训练等）、训练时间、训练难易度等，以满足患者的个性化需求。

（3）肌感练习与放松训练：指导患者进行肌感练习，通过收缩与放松特定肌肉群（如前臂肌肉、面部肌肉等），建立肌感，并学会观察反馈信号的变化。逐步引导患者进入放松状态，通过生物反馈仪的实时反馈，帮助患者学会自我调节生理状态，如降低血压、减缓心率等。

（4）精神负荷训练与反馈调整：在患者适应放松训练后，逐渐增加精神负荷（如连续计算、回忆惊险经历等），观察生理指标的变化，并找到最敏感的反应指标作为后续训练的重点。根据患者的反馈和生理指标变化，适时调整训练方案，如增加训练难度、改变训练模式等，以达到最佳的治疗效果。

（5）家庭训练与巩固效果：鼓励患者在治疗室外进行家庭训练，将学到的放松技巧应用于日常生活中，以巩固治疗效果。要求患者记录治疗日记，包括训练情况、生理指标变化、自我感受等，以便及时发现问题并调整治疗方案。

（6）治疗结束与效果评估：完成规定的训练疗程后，进行治疗效果评估，包括血压、心率等生理指标的改善情况，以及患者的主观感受和评价。根据评估结果，为患者制定后续的治疗计划或建议，以确保治疗效果的持续性和稳定性。

3. 治疗步骤

（1）进行前期的准备工作：①患者需要休息一段时间，如10～15分钟，以确保身体处于相对平静的状态，并进行血压监测，记录血压数据、用药情况及简单的病情。②根据具体仪器要求，可能需要进行一些额外的准备，如喝一杯温水（建议250ml）或清洁相关部位。

（2）按照仪器操作指南进行电极或绑带的固定：对于某些类型的血压生物反馈仪，可能需要固定绑带，如左手2根、右手1根、左右脚各2根，并严格按照穴位图的位置固定脉冲点。其他类型的仪器可能要求将电极或耳夹固定在特定位置，如将耳夹夹在左右耳朵上，并对准耳背后的“降压沟”穴位。

（3）启动仪器并进行治疗：①打开仪器电源，根据仪器说明操作，如点击“启动”按键开始治疗。②在治疗过程中，患者可能需要按照仪器的提示或指导进行呼吸、放松等练习，以配合治疗。治疗时间通常根据仪器设定和患者病情而定，如建议每次治疗时间为22分钟，一般患者可以做到25～28分钟，但不要超过30分钟。

（4）结束治疗并进行后续观察：①治疗结束后，按照仪器说明关闭仪器，并收好相关部件。②治疗后一段时间内（如30分钟内）不要饮水和进食，然后在适当时间进行血压测量并登记，以观察治疗效果。

需要注意的是，不同品牌和型号的血压生物反馈仪在具体操作步骤上可能存在差异，因此在使用前应仔细阅读仪器说明书并遵循专业人员的指导。此外，生物反馈治疗通常需要多次进行才能达到显著效果，患者需要保持耐心和信心，积极配合治疗。

（四）脑电生物反馈仪治疗方法

1. 给患者安置头皮电极以记录脑电信号 在治疗开始前，治疗师在患者的头皮上安置电极，这些电极能够捕捉到患者的脑电信号，为后续的分析和反馈提供基础数据。

2. 分析脑电信号并实时反馈给患者 仪器会记录并分析患者的脑电信号，通过计算机处理将脑电波的形式以视觉或听觉等多媒体形式展现出来，使患者能够实时观察到自己的脑电活动状态。例如，当患者脑电波中β波（通常与紧张、焦虑相关）较多时，治疗师应给予相应的指导。

3. 在治疗师的指导下进行放松和调节训练 根据患者的脑电信号反馈，治疗师应指导患者进行一系列的放松和调节训练，如深而慢的腹式呼吸、冥想、呼吸训练、放松训练等。这些训练旨在帮助患者学会调节自己的脑电活动，从而达到治疗的目的。

4. 通过反复训练和信号反馈，患者逐渐学会自我调控 随着训练的深入，患者会发现自己的脑电波形式发生变化，逐渐学会根据反馈信号来调控自己的身心反应。这种自我调控能力的形成是脑电生物反馈治疗的核心目标之一。

第四节 临床应用

一、适应证

1. 精神障碍与心理疾病 ①焦虑，通过生物反馈治疗，可以观察脑电信号，分析颅腔内具体情况，起到镇静安神的功效，有助于缓解脑部痉挛，从而改善焦虑状态。②抑郁，治疗能够刺激脑部神经系统，缓解抑郁情绪，改善长期情绪低落的状态。③睡眠障碍，包括失眠、多梦等，生物反馈治疗可以镇静安神、促进睡眠、改善神经功能低下。④其他如强迫症、恐惧症、神经衰弱、更年期综合征以及精神分裂症等精神障碍与心理疾病。

2. 神经系统疾病与功能性病变 ①头痛，包括紧张性头痛、血管性头痛、偏头痛等，生物反馈治疗可以通过调节神经系统功能，缓解疼痛。②癫痫，通过监测和反馈生理指标，调节自主神经系统功能，减少癫痫发作。③神经系统功能性病变疾病，如痉挛性斜颈、瘫痪、口吃、大便失禁等，也可以通过生物反馈治疗得到改善。

3. 儿童行为障碍 儿童多动症、抽动症、注意力不集中等，生物反馈治疗可以帮助改善症状，提高儿童的注意力和专注力。

4. 其他身心疾病 ①与精神紧张有关的身心疾病，如高血压、紧张性头痛等，生物反馈治疗能够缓解紧张情绪，改善病情。②消化道神经功能紊乱症也是生物反馈治疗的适应证之一。③某些肌肉疾病，如肌无力、肌肉酸胀等，通过生物反馈治疗可以改善关节、肌肉等功能。④腰酸背痛等症状也可以通过生物反馈治疗得到缓解，能够有效地疏通腰部经络，改善酸胀、发麻等症状。

二、禁忌证

1. 急性期精神病患者　此类患者可能存在妄想、幻觉等症状，情绪不稳定，无法有效配合治疗，因此不适合使用生物反馈治疗。

2. 有自伤、自杀观念或行为的患者　这类患者存在严重的心理问题和安全隐患，生物反馈治疗可能无法有效缓解其症状，甚至可能引发不良后果。

3. 配合度低的患者　生物反馈治疗需要患者积极参与和配合，如果患者对治疗持消极态度或无法有效配合，将影响治疗效果。

4. 出现不良反应的患者　在治疗过程中，如果患者出现头晕、头痛、恶心、血压升高、失眠等不良反应，应停止使用生物反馈治疗，以免症状加重。

5. 孕妇　由于生物反馈治疗可能涉及电刺激等物理手段，对孕妇和胎儿的安全存在潜在风险，因此孕妇应避免使用。

6. 智力缺陷者　此类患者注意力分散，智力低下，可能无法理解和配合治疗过程，因此不适合使用生物反馈治疗。

7. 其他特定情况　盆底完全去神经、炎症、出血、术后未康复、体内植入起搏器、严重的心律失常等情况，也被视为生物反馈治疗的禁忌证，需根据患者的具体情况和医生的判断来确定。

三、注意事项

1. 训练前的准备与解释　在实施生物反馈训练前，必须向练习者详细解释训练的目的、方法和可能的效果，确保其充分理解并积极配合。让练习者处于躯体肌肉放松及精神放松的状态，这是进行有效训练的基础。

2. 心理状态的调整　要求练习者在训练过程中保持心理放松，既不对过去念念不忘，也不对将来忧心忡忡，避免将思维集中在解决现实性问题上。应让思维处于无意识地自由漂浮状态，有助于患者更好地进入训练状态并达到放松效果。

3. 对训练过程中可能出现的感觉的认知　提前告知练习者，在松弛状态下可能会出现一些暂时性的躯体感觉，如轻微的麻木、震动等，以免引起不必要的恐慌和焦虑。

4. 训练方式的理解　强调训练主要依靠自主训练来控制体内功能，仪器监测与反馈只是辅助手段，以便帮助患者更好地了解自身生理状态并调整训练策略。鼓励患者按时进行训练，形成稳定的操作性条件反射，从而达到治疗目的。

5. 监测身体反应与遵循医嘱　在训练过程中，要密切观察身体反应，特别是是否出现过敏反应、感染征兆或其他异常症状。若有异常，应立即就医并咨询专业医生的意见，确保治疗的安全性和有效性。严格遵循医嘱，按时服药、定期检查，并遵守饮食禁忌等要求。

▶知识拓展

生物反馈疗法后，适合进行的运动主要包括盆底肌肉锻炼、腹式呼吸，以及根据具体治疗部位和目的设计针对性运动。

1. 盆底肌肉锻炼 盆底肌肉锻炼是生物反馈疗法后的重要运动方式，特别对于盆底肌肉功能障碍（如盆底肌松弛、盆底肌肉不协调）的治疗有显著效果。这类锻炼包括提肛运动等，可以增强盆底肌肉的力量和协调性，从而改善症状。

2. 腹式呼吸 腹式呼吸也是一种适合生物反馈疗法的运动。通过腹式呼吸排便训练，可以训练腹肌和盆底肌的协调运动，有助于缓解排便困难等问题。具体方法是保持腰背挺直，进行缓慢的呼气和吸气，同时配合腹部的收缩和扩张。

3. 针对性运动 根据生物反馈疗法的具体治疗部位和目的，还可以设计一些针对性的运动。例如，对于脑梗死偏瘫后的肌电生物反馈治疗，可以结合作业疗法进行针对性的肌肉锻炼，如伸直前臂推球、用腕关节背伸的力量推开小瓶子等。

生物反馈疗法后的运动选择应根据个人的具体情况和治疗目的来确定，盆底肌肉锻炼、腹式呼吸及针对性运动都是良好的选择。在进行这些运动时，应注意保持适当的强度和频率，避免过度劳累，以免影响治疗效果。

—• 考试知识点总结 •—

—• 本章小结 •—

—• 协和云课堂…… 拓展练习及参考答案 •—

（史安娜）

第十四章 水 疗 法

教学课件

学习目标

素质目标

（1）具有热爱康复医学事业的责任感和事业心，培养科学思维、独立学习和合作学习的能力，提高专业素养和责任意识。

（2）具备爱心、耐心、责任心及良好的职业道德。

知识目标

（1）掌握：水疗法的概念、分类、治疗方法、适应证、禁忌证及操作注意事项。

（2）熟悉：水疗法的治疗作用与治疗原理。

（3）了解：水疗法的发展史、科学依据及水对人体各个系统的影响。

能力目标

（1）能规范使用、管理水疗仪器设备。

（2）能够与患者进行有效沟通，并根据患者的病情，为患者制定个性化的水疗方案，并能进行独立操作。

案例导入

【案例】

患者，男，72岁。因“左侧肢体活动不利3年余，近期加重”入院。患者于3年前因无明显诱因出现左侧肢体活动不利，至某医院就诊，行颅脑MRI检查显示：侧脑室旁缺血灶，给予抗血小板聚集、康复训练等对症治疗后病情好转。现患者左侧肢体明显无力、偏瘫步态、步态不稳，需拄拐行走，且步行缓慢，跌倒风险极高，左上肢协调性差，左手持物不稳。患者经过反复康复训练后康复疗效达瓶颈期，进展缓慢，且患者每逢天气变化，左侧肢体无力加重，感觉功能衰退，家属强烈期望患者左侧肢体力量改善，实现平稳行走，避免跌倒事件发生。查体：神志清，精神可，言语流利，对答切题。生命体征平稳，心肺未见异常，患者左上肢近端肌力3^{+}级，远端肌力3^{-}级，左下肢近端肌力4级，远端肌力3级，改良Barthel指数为60分。Brunnstrom分期：左上肢Ⅳ期，左下肢Ⅴ期。

【问题】

1. 该患者应采取的治疗方法是什么？
2. 该患者在治疗过程中应注意哪些？
3. 为什么要让患者突破瓶颈更上一层楼呢？

·核心知识拆解·

随着社会、经济、科技的发展，康复的理念逐渐深入人心，人们对康复也越来越关注和重视，康复治疗技术获得迅速发展。而水疗作为最古老的物理因子治疗方法之一，在尚未有物理因子治疗的时候人们已经借助水的各种特性实现治疗目的。随着物理因子治疗的发展，物理治疗师们对人体、水的了解更为深入，加之其他领域科技的协同进步，各种水疗技术得以蓬勃发展。如今水疗法已成为不可或缺的物理因子治疗方法之一，它以水为媒介，利用不同温度、压力和成分的水，以不同形式作用于人体，最终达到治疗目的。水疗在康复治疗中的应用涉及方方面面。本章从水疗法的物理特性、原理、治疗方法及临床应用等方面进行展开。常用的水疗法包括淋浴、浸浴、水中运动、湿布包裹法、涡流浴、擦浴等，熟练掌握各种水疗法的操作技术、适应证、禁忌证，是选择合适的治疗方法来治疗疾病的重要前提。在治疗过程中应注意正确的操作技巧和各种注意事项，为患者提供个性化的水疗方案，以求达到最佳的效果。通过本章的学习，学生应熟练掌握水疗法的核心理论与操作方法，具备理论与实践相结合的能力，从而提升自身的综合实践能力，为日后临床工作中的实际应用奠定坚实的基础。

第一节　概　　述

一、基本概念

水疗法是利用各种不同成分、温度、压力的水，以不同的形式作用于人体，利用机械或化学刺激作用来预防疾病和促进身体康复的方法。水在通常情况下为液态，能与身体各部位充分接触，水具有阻力、浮力、压力、热传导性等特点，利用其特点进行康复治疗，可以减轻压力、促进放松、提高肌肉的肌力及肌耐力、改善患者肢体的疼痛、增强关节的活动范围，促进患者恢复自身控制能力、平衡能力和身体协调能力等。

水疗康复历史悠久，早在先秦时期已有水疗方面的记载：如《礼记》"头有创则沐，身有病则浴"，这里"沐"指洗脸，"浴"指擦洗全身。《素问·五常政大论》"虚则补之，药以祛之，食以随之，行水渍之"，指的是健康需要的是清调排补固。《肘后方》治服散卒发动困笃方"皆即冷水洗数百遍，热有所冲，水渍布衣，随以壅之"，运用了全身浴水疗法和包裹疗法。《千金翼方》有"以大器盛汤，若大热，投少冷水，即入汤中，坐勿动，须臾百节开，寒热之气皆从毛孔中出，变作流汗”，使用了高温浴对骨骼系统的理疗方法。《世医得效方》云“以叠布数重，新水渍之，稍拔去水，搭于胸上，须臾蒸热，又渍令冷，如前用之，仍数易新水，日数十易。热甚者，置病人于水中，热势才退则已，亦良法也”，阐述了冷热交替水疗法和包裹疗法的综合运用。《外台秘要》近效疗脚转筋及浑身转筋方“媛水稍热，于浴斛中坐浸，须臾便差，如汤沃雪”，指出了局部用热水浸泡，具有缓解和消除痉挛的作用。在古希腊时代，西方医学之父希波克拉提（Hippocrates）就使用温泉做治疗，直到18～19世纪，德国水疗之父Sebastian Kneipp等发表相关研究，将水疗正式作为医疗用途。目前，水疗常用来治疗肌肉、骨骼等方面的疾病。

二、水的物理特性

水具有浮力、黏滞性、热传导性等特点，利用其特点进行康复训练，可以提高肌肉的肌力及肌耐力、改善患者肢体疼痛、增强关节活动范围，促进患者自身控制能力、平衡能力和身体协调性的恢复。

1. 浮力 浮力指当物体进入流体中，所受到的与重力作用方向相反的竖直向上的力，这使得同一物体在水中的重量比陆地轻。因此水的浮力能降低重力对人体组织器官的压迫，当在水中运动时，浸入水中的关节受力会逐渐被浮力抵消，从而有效减少关节内压力。如对早期下肢骨折术后患者进行水中运动训练，可以更早地介入负重治疗，扩大神经损伤患者的关节活动度。

2. 静水压 静水压是指在静止条件下水分子对人体表施加的压力。静水压作用于人体时，各方向产生的压力相同。这种压力可以促进外周静脉和淋巴液的回流，有助于消肿。此外，因为水中有浮力产生，所以浸入水中的关节受力逐渐地被浮力所抵消，从而有效地减少关节内压力，帮助早期骨折术后的患者更早地介入负重治疗，扩大神经损伤患者的关节活动度。静水压对胸廓的压迫作用会影响肺的扩张，因此人体的胸部对静水压力变化最敏感，有助于呼吸功能训练。

3. 比热与热容量 比热指将1g物质的温度升高1℃所需要的能量。水电比热大，水具有较大的热容量，可吸收或释放出较高的热量，水具有很强的热传导能力，约为空气的33倍，是石蜡的近3倍，易于散热和吸热，可对机体产生温热或寒冷刺激。

4. 黏滞性 黏滞性是指特定的某种液体在运动过程中内部摩擦力的大小。水中运动的肢体会受到液体的阻力效应，即水流在皮肤上的摩擦力，接触面积越大，得到的迟滞力就越大。这种阻力效应也称为拖力或者拉力。水作用在皮肤上的拉力，也会对关节牵拉。因此关节在运动中的压力不但会减小，还会有更多的本体感觉刺激。水中训练使得患者有更多的时间通过刺激输入去调整自己的动作，提升学习过程中动作的协调性。

5. 密度与比重 密度指物质单位体积的质量。水在4℃时密度最大，温度高于或低于4℃时水均会膨胀。比重是指物质的密度与水密度的比值。比重无单位，水的比重为1，比重大于1的物质在水中下沉，比重小于1的物质可以浮于水面。人体平均密度为$1.0457\times10^3kg/m^3$，而水的密度是$1\times10^3kg/m^3$，所以当人在水中时身体会置换比体重稍微多一点的水体积，由此对身体产生向上的浮力。浮力的存在让我们站在水里时需要适应一段时间以保持平衡稳定，这对于平衡训练有较大的作用。

6. 控流 在水中简单的站立也会激活更多的肌群来保持身体的稳定，这对于姿势控制能力及行走稳定性都有较大的帮助。在康复训练中，我们往往倡导双重或多重任务的训练。然而在水中因为控流的存在，患者往往都需要在保持稳定的情况下去完成其他活动。

7. 物理状态的可变性大 水在一定温度范围内可实现液态—固态—气态之间相互转变，并通过不同方式与机体密切接触，从而达到最佳的治疗效果。

8. 良好的溶解剂 水具有很强的溶解能力，是一种良好的溶剂，能够溶解多种物质。在水中溶入天然或化学药剂，可增强水疗的化学刺激作用，达到更好的疗效。

三、分类

1. 按水的温度分类 冷水浴（低于25℃）、低温水浴（25～32℃）、不感温水浴（33～35℃）、温水浴（36～38℃）、热水浴（38℃以上）。

2. 按水的压力分类 低压淋浴（1个大气压以下）、中压淋浴（1～2个大气压）、高压淋浴（2～4个大气压）。

3. 按治疗部位分类 全身浴、半身浴、手浴、足浴、坐浴等。

4. 按治疗作用分类 发汗、减轻疼痛、镇静催眠、兴奋、缓解痉挛、促进新陈代谢等。

5. 按水的成分分类 淡水浴、药物浴（包括中药浴和西药）、气水浴、海水浴、温泉浴等。

6. 按治疗方式分类 涡流浴、水中运动、擦浴、冲浴、浸浴、淋浴、湿布包裹、桑拿浴等。

第二节 治疗原理及治疗作用

一、治疗原理

水具有热容量大、导热性能强、良好的溶剂等物理特性。液体水可以与身体各部位密切接触，很好地传导温度刺激，可溶解多种物质，增加水疗的化学刺激，并可以通过水的静水压力、浮力，而产生机械性刺激。水疗对人体的作用实质是以水作为一种外因刺激来改变外界环境，并通过神经-体液调节机制，引起机体器官功能的改变。

（一）温度刺激

水的热容量大，导热能力强；水为流体，可塑性大；水能与身体各部位密切接触，是传递冷热刺激的最佳的一种介质。人体对温度的刺激反应，受多种因素的影响，水与人体作用面积和皮肤温度相差越大，刺激就越强烈。所用水温多高于或低于人体温度，温热与寒冷刺激可使人体产生性质完全不同的反应，如对寒冷刺激的反应迅速、激烈；而对温热刺激的反应则较为缓慢，不强烈。水温与体温之间差距愈大，反应愈强；温度刺激范围愈广、面积愈大，则刺激愈强。作用的持续时间在一定时间范围内与反应程度成正比，如寒冷刺激在短时间内引起兴奋，长时间后可致麻痹；温度刺激重复应用，则反应减弱。因此在水疗时应逐渐增加刺激强度，以维持足够的反应。

（二）机械刺激

水疗法中通过冲洗、摩擦、涡流等碰撞身体表面产生机械刺激。

1. 静水压力刺激 水静止条件下水分子对人体表面施加的压力称静水压。静水压力随着水的深度的增加而增加。静水压力可影响肺扩张，因此，人体胸部对静水压力的变化最敏感。在普通盆浴时，静水压力为40～60g/cm。患者洗盆浴时出现胸部、腹部受压迫感，一定程度的呼吸困难，患者需用力呼吸来代偿，这就调节了气体的代谢。此外，静水压力还影响血液循环，压迫体表的血管和淋巴管，可促使体液回流增加，引起体内的体液再分配。

2. 水流的冲击刺激 淋浴、涡流浴、直喷浴、气泡浴、针状淋浴均产生很大的机械刺激。采用2～3个大气压的全向水流冲击人体，此时机械刺激作用较强，可明显引起周围血管扩张，外周神经系统兴奋。如涡流浴可改善局部血液循环；气泡浴对人体产生微小的按摩作用，改善血管的舒缩功能，缓解肌肉痉挛等。

3. 浮力作用 浮力是指物体浸入流体中与重力方向相反的力，浮力的大小相当于物体排除同体积的水的重量。根据阿基米德原理，浸于水中的物体受到一种向上的浮力（其大小等于物体所排除同体积的水的重量）。浮力可明显抵消重力，达到减轻肢体负重的目的。因此，在水中活动较为省力，可作为运动的助力。如压疮、烧伤、多发性神经炎患者采用水疗，可免去身体的重力，同时借助水的浮力以进行辅助性或抗阻性等水中运动治疗，完成在陆地上无法实现的运动。

（三）化学刺激

水是与人体体液成分接近的物质，也是一种良好的溶剂，可溶解多种化学物质，可以使药物直接作用于治疗部位，同时避免了药物对胃肠道的刺激。若往水中加入少量矿物盐类、药物和气体，这些化学性物质的刺激可加强水疗的作用并使得机体获得特殊的治疗作用。如中药浴，一般加入补益肝肾、充养脑髓、调理气血、疏通经络等中药，不仅能够促进骨骼发育、增强肾脏功能，还对神经系统有益，适用于治疗神经症、关节炎等疾病。

二、治疗作用

水疗法是利用不同温度、压力和溶质含量的水，以不同方式作用于人体以防病治病的方法。水疗具有多种刺激因素，能够局部性或全身性地对人体的皮肤、心血管系统、呼吸系统、神经系统、内分泌系统等方面产生明显的治疗效果。

（一）对皮肤的影响

在进行水疗法时皮肤是第一时间接受刺激的，皮肤具有丰富的血管和神经末梢，当皮肤被不同的温度刺激时，皮肤血管的收缩或扩张对机体的血液分布产生显著的影响。冷刺激使血管收缩、局部缺血、皮肤苍白、有冷的感觉。热刺激使皮肤血管扩张、加强营养物质交换、促进伤口愈合、软化瘢痕、改善皮肤。

（二）对肌肉系统影响

短时间的冷刺激能够提高肌肉应激、增加肌力、减少疲劳；但长时间的冷刺激，能使肌肉发生强直和运动困难。而短时间的热刺激，能缓解肌肉疲劳、改善肌肉痉挛、缓解疼痛、增加关节活动度、增强胃肠平滑肌蠕动；长时间的热刺激，能减弱胃肠平滑肌蠕动、降低肌张力、缓解或消除痉挛。对于骨性关节炎患者来说，在进行水疗时，患者身体的负重会减轻，关节所承受的压力也相应减轻，这有助于缓解关节的疼痛和僵硬，让患者能够更轻松地进行活动。

（三）对泌尿系统的影响

长时间的温水浴可刺激肾脏血管扩张，从而增加肾脏血液流量，促进尿液的生成和排出，有助于清除体内的代谢废物和多余的水分，并维持内环境的稳定。此外，由于血液循环的改善，一昼夜内钠盐和尿素的排出量也会增加，进一步促进肾脏的排泄功能。相反，冷刺激则减少尿液。

（四）对汗腺分泌的影响

热水浴后汗腺分泌增加，大量排汗，能将有害的代谢物质排出体外。由于体液丧失，血液浓缩，组织内水分进入血管，促进了渗出液的吸收。但大量出汗会损失大量的氯化钠，出现虚弱的感觉。因此，水疗时若患者出汗过多，则应适当给予盐水补充。

（五）心血管系统的影响

水疗法对心血管的影响取决于温度、刺激强度及持续时间。当人体浸没在水中时，由于静水压力的作用，人体静脉和淋巴受压，导致中心血容量增加，进而使心房压力和肺动脉压力上升，心脏容量增加，从而增加每搏输出量，最终增加心输出量。这种效应有助于促进血液循环，增强心脏功能。此外，水温度也对心血管系统产生影响。全身冷水浴时，早期毛细血管收缩，回心血量增加，心搏加速，血压上升。继而血管扩张，心搏变慢，血压降低，减轻了心脏负担。因此，冷水浴能提高心肌能力，使心搏变慢，能有效改善心肌营养的供应。当温度大于39℃或作用时间延长时，能使周围血管扩张，脉搏加快，血压下降，血液再分配，促进心血管系统的健康。

（六）对呼吸系统的影响

水疗法对呼吸次数和深度的影响主要是通过神经反射完成的，也与静水压力对呼吸肌的作用有关。瞬间冷刺激会使吸气加深，甚至引起短暂的呼吸停止或深呼吸，温度越低，刺激越强烈，呼吸停止得越快、越急剧，继而深呼吸运动变为更快更深的呼吸运动。受到热刺激的呼吸反应与冷刺激一样，但不产生十分急剧的呼吸运动，呼吸节律表现为快且较浅表，而这种呼吸加快是由糖和脂肪代谢增加、二氧化碳积累所致。此外，长时间的温水浴则使呼吸节律减慢。

（七）对新陈代谢的影响

新陈代谢与体温有着密切关系，体温升高和氧化过程加速的情况下，基础代谢率增高；组织温度降低时，基础代谢降低。热水浴时会导致组织体温升高，氧化过程加速，基础代谢增高；而在冷水浴时，机体组织体温降低，氧化过程缓慢，基础代谢缓慢，影响脂肪代谢、气体代谢及血液循环。

（八）对神经系统的影响

人体皮肤分布着丰富的温度感受器，当不同温度刺激作用于皮肤时，温度刺激会由传入神经传到神经中枢，引起各系统的反应。适当的冷水淋浴，能短期兴奋神经，促进清醒。多次施行温水浴，自主神经系统的平衡会受到影响，副交感神经兴奋性增强，产生放松效应，进而对患者产生积极的治疗效应，起到镇静、放松的作用。40℃以上的热水淋浴，患者先是兴奋，继而会出现疲劳、软弱、欲睡等症状。

（九）对心理效应的影响

借助水的温度、压力、浮力等物理特性，温热刺激能够放松紧张的肌肉，缓解身体疲劳，进而达到放松身心的效果。这种放松状态有助于降低心理压力，减轻焦虑和紧张情绪。温水浴的机械作用能够刺激体内的内啡肽分泌，这是一种自然产生的神经递质，能够让人产生愉悦的感觉，从而改善情绪。定期的水疗，可以帮助患者在忙碌和压力中找到放松和平衡的方法，增强面对压力和挑战时的心理韧性。

第三节 治疗技术

一、设备

水疗法的方法较多，简单的水疗设备操作简便。但较为复杂的水疗法，需要专门的设备和专业的人员进行操作。设备较为完善的水疗室由下列几方面组成。

1. 更衣室 要符合无障碍通道的要求，应比一般更衣室大，可同时为几种水疗服务。根据条件可设置储衣柜或在墙壁上装置挂衣钩。

2. 综合淋浴室

（1）淋浴室的面积为35～40㎡，房间高度为3.5～4.0m，每个淋浴位置占3～4m。

（2）操纵台应装在距离墙壁1m，距离对面墙4m，距离患者扶手架3.0～3.5m以上的地方。

（3）淋浴室内可安装多种淋浴喷头，如雾样、雨样、针状、周身和可以活动的直喷浴等。

3. 盆浴间 一般要求与淋浴分开设置，以免在施行盆浴时，把水淋到盆浴患者身上。

4. 水中运动池 运动水疗池的池壁通常为防滑瓷砖、不锈钢、亚克力或塑料等材质，以防擦伤或磨破皮肤。池边通常配有台阶、坡道、扶梯、液压或电动升降椅升降平台、天轨移位系统等出入及转移装置，以供患者进出水疗池。池底通常设有斜坡和不同深度的治疗区，或配有深度可调的升降底板，以提供不同水深的训练区域，从而产生大小可变的浮力，以便进行不同减重水平的康复训练。此外，还需在水中运动池内安装过滤、循环和消毒装置，也可使用一些训练器材或器械来丰富训练内容，包括浮力器材，如泳圈、浮条、浮力背心、浮力腰围、浮力哑铃、浮力杠铃、浮板及各种漂浮玩具等；阻力器材，如脚蹼、手套、弹力带、阻力桨、绑带、绳索、弹力绷带等；重力器材，如哑铃、沙袋、沙包等；水下专用训练器材，如水下功率车、水下跑步机、水下障碍物及其他各种具有特定功能的水下训练器械。

5. 水疗后休息室 水疗室内应设有座位和卧位休息设施。

6. 水疗室的一般要求

（1）采光：水疗室应该有足够的自然光线。装置人工光源时，灯光要装置在侧面，以免光线直接刺激眼睛。

（2）通风：水疗室要求有良好的通风设备。一般要在这种治疗室安装专门的通风设备，其规格依房间面积而定。

（3）温度：温度设定在治疗上具有重要作用。盆浴室、淋浴室、水中运动室、湿布包裹疗法室温度应在22～23℃，更衣室温度19～20℃。

（4）湿度：水疗室保持一定湿度，能增加空气导热性，但湿度一般不能高于75%。因此，在水疗室内需安装湿度计。

（5）管道：管道大小直接关系放水和排水速度，过小则易被沉淀物淤塞。一般要求自来水管直径为3～4英寸，排水管直径为4～6英寸。易生锈的金属管道应涂抹防锈漆，以增强其耐久性。热水管道应用保温材料处理。

（6）墙壁：水疗室墙壁最好镶嵌白瓷砖。天花板要制成屋脊式，以乳白或浅天蓝色防水仿瓷漆粉刷。

（7）地面：制成一定坡度及防滑的地面，以利排水和防止摔倒。

二、治疗方法

（一）淋浴

淋浴是指以各种形式的水流或水射流，在一定压力下喷射于人体的治疗方法。包括直喷淋浴、扇形淋浴、冷热交替淋浴、雨样淋浴、针状淋浴、周围淋浴等。

1. 淋浴法的操作常规

（1）治疗师按照医嘱调好水温及水压。先开冷热水开关，再开下水开关，再调温度计，使温度达到医嘱要求。打开欲行治疗开关，关闭下水开关，调节水压。

（2）患者入浴时应戴防水帽，进行水枪浴及扇形浴时，患者应在距操纵台2.5～3.0m处，禁止水直射头部、前胸及会阴部。

（3）治疗中密切观察患者反应，若出现头晕、恶心、面色苍白、全身无力等症状时，应立即停止治疗。

（4）治疗结束后，先打开下水开关，即此时淋浴不再喷射，让患者出浴，用毛巾擦干皮肤，休息20～30分钟。

（5）整理物品，清理地面积水。

2. 各种淋浴法的具体操作

（1）直喷淋浴：患者脱去衣物，头戴防水帽，立于操纵台前2.5～3.0m处，背向操纵台。治疗师调好水温和水压，直接喷射患者，直到皮肤发红为止。喷射顺序：背—肩，背—足，水柱均匀喷射，再进行两侧面喷射。治疗结束后，用干毛巾擦拭皮肤，直至出现皮肤的正常反应（图14-1）。适用于肥胖症、神经抑制过程占优势，功能性不全麻痹及肌张力低下的患者。

（2）扇形淋浴：患者脱去衣物，头戴防水帽，站在操纵台前2.5～3.0m处。治疗师用一手拇指按压喷水口，使水流成扇形射向患者，自足到头2～3次。患者转动顺序：背侧—前侧，每侧2～3次。时间约为2分钟，水温28～33℃，水压1.5～3.0大气压，治疗结束后用干毛巾擦干。

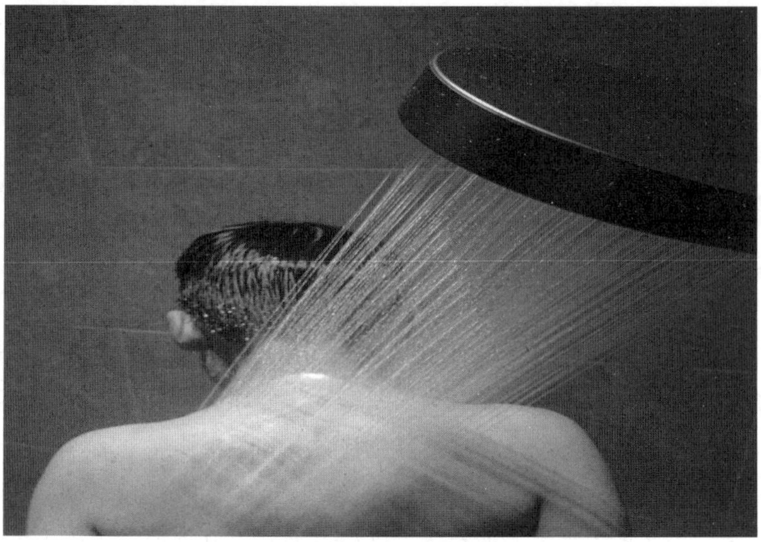

图14-1 直喷淋浴

（3）冷热交替淋浴：热水温度40～45℃，15～30分钟，冷水温度20℃，10～20分钟，先热后冷，重复2～3次。治疗结束后，皮肤有明显充血反应，时间为3～5分钟，然后擦干皮肤，休息20～30分钟。适用于肌肉萎缩、慢性多发性神经根炎、功能性不全麻痹等疾病。

（4）雨样淋浴：为下行淋浴，是用固定于离地面2cm处的多孔喷头喷射出雨样流水，刺激作用小，主要为温度作用。适用于身体衰弱者、神经症、肌痛等疾病的治疗以及结束治疗时，以提高兴奋性。

（5）针状淋浴：是由雨样淋浴衍生的，其应用2～3个大气压进行治疗，刺激性大，引起针刺样感觉。

（6）周围淋浴：从四周向中央喷射的特殊装置，患者站在中央，受到四周和上部水流喷射，水温33～36℃，压力2.0～2.5大气压，时间为3～5分钟。适用于自主神经功能紊乱、疲劳综合征等疾病。

（二）水中运动疗法

水中运动疗法是在水中进行各种运动训练的方法，利用浸在水中的生理效应及水的特性以发挥提升运动、增强肌力、激发稳定与平衡、帮助放松与缓解疼痛的作用。随着循证医学研究的深入开展及设施设备的研发，水中运动疗法已被广泛应用于各类患者的康复治疗中。临床常用的方法如下。

1. 固定体位 治疗师通过器械或特别的固定装置使患者的肢体固定。患者躺在水中治疗床或治疗托板上，抓住栏杆、池边或池中固定器材，如平行杠等物体。

2. 利用器械辅助训练 利用某些器械，如胶皮手掌或脚掌，可增加水的阻力；利用水中步行训练平行杠可以训练站立平衡和行走；利用水中肋木可训练肩和肘关节活动功能；利用水球做游戏训练上肢的推力。

3. 水中步行训练 让患者进入水中，站在平行杠内，水面达颈部，双手抓杠练习行走。对于负重关节有疼痛的骨性关节病患者或下肢骨折恢复期患者，训练时均会发现其在水中站立和行走较在地面上容易，而且感到舒适，疼痛明显减轻。

4. 水中平衡训练 让患者站在平行杠内，水深以患者能站稳为准，然后治疗师从不同方向推水浪或用水流冲击患者身体，使其身体能够保持平衡。

5. 水中协调性训练 在水中最好的协调性训练是游泳。开始可先让患者在一个固定位置进行原地游泳动作，以后逐渐过渡到患者能完全独立进行游泳运动。水中最好的协调性训练是游泳。

6. 步行浴 患者进入水中，站在平行杠内，水面达颈部，双手抓杠练习行走。对于负重关节有疼痛的骨性关节病患者或下肢骨折恢复期患者，训练时均会发现其在水中站立和行走较在地面上容易，而且感到舒适，疼痛明显减轻。

7. Bad Ragaz训练法 亦称救生圈训练法，是一种由患者主动参与，一对一的水中物理治疗方法，有时也称水中本体感神经肌肉促进技术。Bad Ragaz训练法由许多结构化运动模式构成，包括被动、主动、主动辅助和抗阻动作。Bad Ragaz训练法的治疗目标主要集中在《国际功能、残疾和健康分类》（ICF）的身体功能水平，主要应用于早期康复。例如肩关节训练时，患者仰卧位可佩戴救生圈使身体浮起，右上肢尽量舒适外展，肘关节、腕关节和手指伸展。治疗师位于患者右上方，将右手放在患者的手掌部。

8. Halliwiek法 是一种用来教授所有人，尤其是有运动功能或学习能力障碍的残疾人学会参加水中活动，最终能够在水中独立运动及游泳的技术方法。这种方法不借助任何器具，由治疗师和患者进行一对一训练，先教会患者游泳技能，然后侧重于治疗身体结构损伤和功能障碍。哈里维克（Halliwiek）十点程序是心理调适、矢状旋转控制、横向旋转控制、纵向旋转控制、联合旋转控制、上浮、静态平衡、湍流中滑行、简单前进、基本哈里维克动作。通过结构化学习进程，最终目标是使患者在水中达到完全独立游泳。

9. 水中太极 水中太极疗法是在水中进行太极拳练习的一种康复方法，利用水的浮力、压力、阻力及流动性等物理特性，辅助患者进行运动功能的锻炼和平衡功能的重建及改善。利用水的浮力可以减轻人体重量，降低关节压力，使患者在水中能够更轻松地完成太极拳的动作。同时水的压力可以促进血液循环，缓解疼痛，加快康复进程。水中太极的运动特点是中正安舒、轻灵圆活、松柔慢匀、开合有序。结合音乐的韵律，能使人更深刻地体会到太极所具有的哲学内涵和所追求的“行云流水，连绵不断”的意境，从而更好地消除疾病、康复身心。水中太极的练习要领：静心用意，呼吸自然；舒松自然，动作饱满；圆活完整，连贯协调；轻灵沉稳，顺水而为。

（三）湿布包裹疗法

湿布包裹疗法是用一定温度的水浸湿被单，按照一定方式包裹躯体，再用毛毯包裹保温的治疗方法。包括局部包裹和全身包裹。有退热、镇静、发汗的作用，操作方法如下。

1. 使用床或治疗台 将两张毛毯纵放在治疗台上，在头部放一小枕头。毯子必须足够大并能够盖住治疗中的患者。

2. 湿处理 在包裹之前患者必须是潮湿的，如果不是，可以让患者先进行热水盆浴或淋浴，然后用干毛毯包裹，从背部进行透热疗法或其他适当的治疗。

3. 准备床单 患者准备就绪后，将干净的白棉布床单（长度与患者的身高相当）浸渍冷水后充分拧干，如果有两个人一起拧绞床单则更方便。

4. 床单包裹 患者脱去衣物，躺在床单上，床单头端位于耳轮之间。患者向上举起双手，治疗师迅速在床单两端把患者包起。治疗师快速自床单一边开始，从腋下将躯干和足部包起，在两足之间插入床单褶裥。另一边按同样方法包裹，在肩上褶转，余下被单边缘要垂在床上身体下面。

5. 毛毯包裹 将头部毯子上端，由肩部抛向胸部，并以斜角方向向下用力拉，再将边缘下端绕过患者，垂到身体下面，使毯子密切贴在患者身上，折好在胸前形成的皱褶。以足端毯子将躯干下部和双足包起或将足下部多余部分向上卷起。可给患者戴上添加燃料的帽子以增加热量。

湿毯包裹分四个阶段起作用：增强或冷却期、不感温期、加热期、作用消退期。根据预期的效果，治疗师可以延长任何一个治疗阶段。

（四）涡流浴

涡流浴利用水的物理化学特性，通过加压的涡流喷射于人体治疗部位，达到机械刺激的作用，以改善患者身体局部的血液循环，可减轻水肿、防止肌肉萎缩、防止和减轻关节畸形，同时还具有较好的镇痛作用。涡流与气泡相结合，不仅增强了温热浴水改善血液循环的作用，还能通过气泡产生的机械力对局部肌肉进行深层按摩，促进新陈代谢，从而达到治疗和康复的目的，具体操作方法如下。

1. 根据患者治疗部位，选择大小适宜的涡流浴装置。

2. 检查装置各部是否完好，注入2/3容量浴水，水温37～42℃。然后打开涡流和充气开关。

3. 治疗上肢的患者需把衣袖卷起暴露上肢，治疗下肢的患者需脱去鞋袜、卷起裤腿，以免被漩水浸湿。

4. 患者要取舒适体位，将肢体浸入水中进行治疗，座椅要求牢固、有靠背，以免患者从椅子滑落摔伤。

5. 治疗过程中，水温宜保持恒定，水流强度要适中。一般情况患者应维持水温在39℃左右；对于治疗关节炎，水温可以高些；治疗非开放性损伤，水温则应低些。

（五）蝶形槽浴

应用蝶形槽进行水浴的方法称为蝶形槽浴，又称8字槽浴或哈伯特槽浴。蝶形槽的横截面呈蝶形或八字形，它的形状是根据患者在浴槽中进行水中训练的要求设计的，上半身的宽度应满足上肢完全伸展的需求，下半身的浴槽宽度应满足下肢最大伸展的需求。浴槽的蜂腰设计是为了让治疗师可以靠近患者进行水中运动操作。蝶形浴槽采用全自动患者提升转运装置，提升转运装置与浴槽一体化的设计，保证提升转运装置可以安全准确进出浴槽，治疗师只需控制一个按钮即可完成全部过程（图14-2），具体操作技术如下。

1. 检查浴槽的各部件能否正常工作，浴槽是否经过消毒，再用清水刷洗一次。

2. 在浴槽内注入2/3容量的淡水，水温为38～42℃。可以根据治疗需要，在浴水中加入氯化钠或抗感染药物。

3. 患者脱去衣物，进入浴槽。行动不便的患者躺在担架上，由升降装置将患者升起并送入浴槽内，浸入水中。

4. 患者半卧于浴槽内，露出头颈、胸部，水平面高度在乳头水平。头部用冷敷。

5. 可加用涡流、气泡、水流喷射。

6. 治疗师站在槽外槽腰部为患者做水下按摩，协助患者肢体运动。

7. 每次治疗时间10～30分钟，1～2天治疗1次，15～20次为一疗程。治疗中若出现不适，应立即停止治疗。

8. 治疗完毕，关闭涡流、气泡、喷射装置，患者自己出槽或由升降装置将患者升起并送出槽

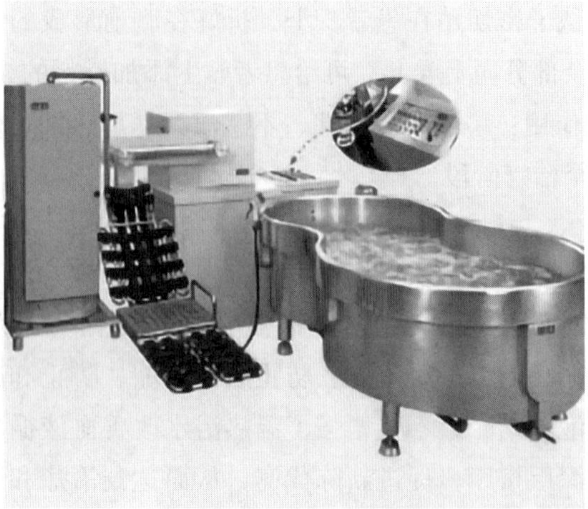

图14-2 蝶形槽浴

外，擦干皮肤，穿衣，休息20～30分钟。其次治疗师将浴水排空，刷洗、消毒浴槽。

（六）浸浴

浸浴是利用水的作用使人体外部浸渍，以达到防病治病目的的一种治疗方法。是临床常用的一种方法。

1. 根据治疗部位分类

（1）局部浸浴疗法：让身体的某一部分浸入水中，达到局部康复效应。根据浸泡部位的不同，局部浸浴法可分为手盆水疗法、足盆水疗法、坐浴水疗法等。

1）手盆水疗法：手盆浴方法简单易行。首先选择大小深度合适的盆，将盆放在盆架上，倒入温度40～50℃的水，水量以全部浸没双手为宜。其次患者坐在椅子上，将衣袖挽至肘以上6～9cm处，面对盆将一侧或双侧手腕与前臂浸入盆内，每次治疗时间为20～30分钟，为保持水温，需不断加入热水或更换热水。治疗结束后，应擦干皮肤，然后用棉衣或棉被包裹保温。

2）足盆水疗法：操作方法同手盆浴。浸泡部位为双足及双踝以上，因此充分暴露治疗部位至膝盖以上（图14-3）。

3）坐浴水疗法：是将盆骨区域浸入不同温度水中的一种局部浸浴治疗方法。可采用冷水浴、

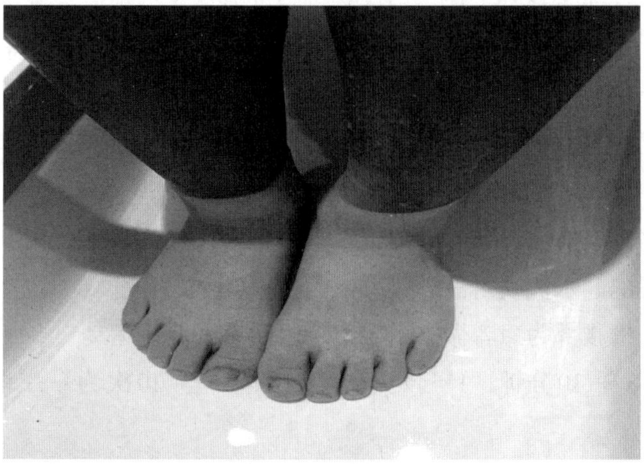

图14-3 足盆水疗法

不感温水浴、热水浴和交替冷热水浴。①热水坐浴：水温40～42℃，时间10～15分钟。治疗前，患者应将大小便排尽，除去下装，将骨盆及会阴部分浸入水中。盆内热水不应超过坐浴盆深度的1/2，治疗中应加水或更换水1～2次。治疗结束后，应擦干皮肤，注意保暖。应在患者头上进行冷敷。其主要作用为镇痛，能使痉挛性疼痛或疝痛迅速缓解，常用于膀胱、肠道的里急后重。②冷水坐浴：水温低于25℃，时间为2～10分钟。冷水坐浴后应进行保温，并让患者充分休息。适用于无力性便秘、闭经、遗精、阳痿、膀胱无力症、痔急性炎症期、痔核术后、直肠炎、直肠周围炎等，但当以上器官组织出现急性炎症、痉挛状态、疝痛、出血、肾炎、风湿性疾病时禁用。③渐加温浴：是一种逐渐提高水温的局部热水浴。可用于单个肢体或四肢，须用特制的浴盆并配备温度计，以观察水温。患者除掉衣物，将手和足部放在相应水浴槽中。浴槽有盖，盖上有一小孔，插入水温计。患者坐在椅子上，用被单及毛毯盖好，头部包裹冷毛巾。开始水温为36～37℃，7～10分钟后，水温上升到44～45℃。促使患者排汗，先面部后全身。治疗师将患者的汗液擦干，让患者保持安静。治疗持续10～15分钟后出浴，擦干皮肤，卧床休息20～30分钟。此法具有明显反射作用，可改善心脏功能，减少心搏次数，降低血压和加强物质代谢。可治疗原发性高血压，以及伴有动脉硬化的原发性高血压、支气管哮喘、心脏疾病、失眠等。

（2）半身浸浴疗法：让患者坐于浴盆中伴以冲洗和摩擦，并于治疗中逐渐降低水温的一种柔和的治疗方法。包括兴奋性半身浸浴法、强壮性半身浸浴法、镇静性半身浸浴法、退热性半身浸浴法等。操作常规如下。

1）先向浴盆中倒入温度为30～35℃的水，然后让患者脱去衣物，淋湿头部，将颈以下身体数次浸入水中。

2）在浴盆中坐起，水面淹没脐部，用小桶舀取浴盆中的水，边冲洗边摩擦患者的背部、肩部、腹部，直至出现良好反应。

3）冲洗加摩擦的处置要反复进行数次，并在治疗中将水温降低到2～3℃。

4）最后用水冲洗患者背部、胸部，再让患者出浴，并用干毛巾擦干全身。

5）每次治疗时间不超过5分钟，每日或隔日1次，15～18次为1疗程。

6）治疗过程中患者若出现寒战，应立即停止治疗。

7）治疗过程中要求动作迅速，尽快完成。

8）根据治疗作用不同可选择不同水温，兴奋性半身浸浴，水温20～30℃，逐渐降至20℃以下；强壮性半身浸浴法，开始时水温35～36℃，逐渐降至30℃，治疗时用2小桶比水浴温度低1～2℃的水冲洗；镇静性半身浸浴法，开始水温37～36℃，逐渐降至34～33℃，进行极轻按摩，浸浴结束时不冲洗；退热性半身浸浴法，水温为19℃，进行强力按摩。

（3）全身浸浴疗法：使水与身体大部分同时或相继接触，达到整体康复效应。全身操作常规如下。

1）患者更换浴衣、拖鞋，准备治疗。

2）治疗师根据医嘱，在浴盆中放入200～250L合适温度的水。

3）让患者入浴，半卧于浴盆中，水面高度不宜超过胸部乳腺以上，头颈及上胸部露出水面，以减少水对心脏的机械压迫。

4）若行热水浴时，头部应予以冷敷。

5）开始记录治疗时间。

6）治疗中应密切观察患者反应，注意呼吸、脉搏、血压变化，如有头晕、心悸、气短、面色苍白、全身无力等症状时，操作人员应该立即停止治疗。

7）治疗结束后，用干毛巾擦身，不得进行冲洗，嘱咐患者休息20～30分钟，注意防寒保暖，随后应对浴盆进行消毒。

2. 根据温度分类

（1）凉水浴与冷水浴疗法：时间3～5分钟，隔日1次，10次为一个疗程，有提高神经兴奋性作用，适用于抑制过程占优势的神经症。

（2）温水浴与不感温水浴疗法：时间10～20分钟，每日1次，10～15次为一个疗程，有较明显的镇静作用，适用于兴奋过程占优势的神经症、自主神经功能紊乱、痉挛性瘫痪、雷诺病等。

（3）热水浴疗法：时间5～10分钟，每日或隔日1次，10次为一个疗程，有明显的发汗、镇痛作用，适用于多发性关节炎、多发性肌炎、痛风等。治疗时需用冷毛巾在额部进行冷敷，以防过热。

3. 根据成分分类

（1）淡水浴：在浴盆内注入2/3水量（200～250L）的淡水，患者半卧于浴盆中，使水平面达到乳头水平，头颈和上胸部在水面以上。

（2）海水浴：指在天然海水中浸泡、冲洗和游泳的方式来防治疾病方法。海水中的无机盐类对皮肤有刺激作用，可以促进毛细血管轻度充血，加速血液循环和代谢，从而有助于皮肤病的防治，如过敏性皮炎、日光皮炎、神经性皮炎等。

（3）温泉浴：利用温泉水的温热作用以达到防治疾病目的的方法。适用于慢性风湿性关节炎、神经损伤、神经炎、痛风、皮肤病等。

（4）矿泉浴：应用矿物质和温度以达到防治疾病目的的方法。

（5）药物浴：在浴水中加入一定量的药物，药物通过皮肤产生相应的治疗作用，从而达到预防和治疗疾病目的的方法。

1）盐水浴：在淡浴水中加入海盐1～2kg，达到1.0%～1.5%的浓度，水温38～40℃，时间10～15分钟，每日1次，10～15次为一疗程，适用于多发性关节炎、肌炎、神经炎等。

2）松脂浴：在浴水中加入松脂粉50～75g（或松脂流浸膏50～100g），水呈浅黄绿荧光色，空气中有松脂的芳香味，水温37～38℃，时间10～15分钟，每日1次，10～15次为一个疗程，具有镇静作用，如在睡前进行治疗，效果可能更好。适用于兴奋过程占优势的神经症、高血压病I期等。

3）苏打浴：在浴水中加入碳酸氢钠75～100g，水温37～38℃，时间10～15分钟，每日1次，10～15次为一个疗程，有软化角质层的作用，适用于银屑病等皮肤角质层增厚的皮肤病、脂溢性皮炎等。

▶知识拓展

药浴的发展史

药浴在我国有着悠久的历史，药浴对人体具有独到功效，自古以来一直受医学界重视。据记载自周朝开始，就流行香汤浴。《礼记》中讲“头有疮则沐，身有疡则浴”，《黄帝内经》中有“其受外邪者，渍形以为汗”的记载。药浴的历史源远流长，起源于秦代，发展于汉唐，充实于宋明，成熟于清代。

魏晋、南北朝、隋唐时期，临床医学发展迅速，药浴被广泛应用到临床各科。宋金元时期及明代，药浴的方药不断增多，应用范围逐渐扩大，药浴成为一种常用的治疗方法。元代周达观在《真腊风土记》中记有“国人寻常有病，多是入水浸浴及频频洗头，便自痊愈”，可见当时药浴已成为当地医生和百姓常用的一种治病方法。

到了清朝，药浴发展到了鼎盛阶段，清代名医辈出，名著相继刊出。随着《急救广生集》《理瀹骈文》等中医药外治专著的出现，中药药浴疗法已进入比较成熟和完善的阶段。清朝著名外治大师吴尚先还在《外治医说》中将药浴细分为洗、沐、浴、浸、浇、喷等方式。这种方法不仅见效快，而且操作方便，疗效确切，安全可靠，因此被医学界誉为“绿色疗法”。

（七）擦浴

擦浴是一种用不同温度的水浸湿毛巾或布料，对皮肤进行摩擦，达到机械刺激为主的简便治疗方法。

1. 冷摩擦　治疗师用粗糙擦浴毛巾蘸取凉水或冷水强有力地摩擦躯体的一个部位，直至摩擦部位发红，依据需要达到的冷却反应，擦浴手套的干湿比摩擦更重要。如果患者很虚弱，在开始操作时使用粗的干毛巾擦干。如果患者强壮有力，可以等到治疗结束后再擦干。仰卧位的患者，清洗治疗顺序是从胸到手臂再到腿，然后给患者翻身，到腿和足的后部、臀部，最后是背部。

2. 清洗　患者脱衣直立，用温度相差1℃的两种水，先用温度高的冲洗，再用温度低的水冲洗，以缓慢的水流从颈部、肩部均匀的流向整个身体冲洗，治疗时间2～3分钟，每天一次，治疗操作要迅速。

（八）气泡浴

气泡浴是指在浸浴时利用气泡发生器生成不同大小的气泡混入水中，利用气泡与水组成的混合物的特殊物理性质进行水疗治疗。气泡浴的附加疗效主要来自三方面，首先人体浸入水中时，气泡会吸附在皮肤表面，由于气泡与水的导热能力不同，因此会在附着气泡的皮肤和直接接触水的皮肤之间形成温差，从而促进血液循环，增强局部代谢。其次气泡打到皮肤表面，可能会发生破裂，气泡破裂时形成的机械刺激，具有一定的按摩作用。此外气泡混于水中，会造成水的搅动及流动，这有助于加强水对人体的感觉输入，促进感觉恢复，同时，也可起到一定的机械刺激作用。气泡的组成，可以是空气气泡，也可以是氧气或者二氧化碳等其他气泡。气泡浴的水疗温度可以是热水浴、温水浴、不感温水浴或者是冷水浴，其中以热水浴居多，温度多在38～40℃，也可进行冷热水交替气泡浴。临床根据具体需求选择不同温度和气泡类型。

第四节　临床应用

一、适应证

1. 神经系统疾病　脑性瘫痪、脊髓损伤、神经衰弱、神经痛、神经炎、周围神经损伤、帕金森病、多发性硬化、自主神经功能紊乱、脊髓灰质炎等。

2. 外科系统疾病　脑外伤、腰椎间盘突出症、强直性脊柱炎、关节置换术后、大面积瘢痕挛缩等。

3. 内科系统疾病　习惯性便秘、痛风、骨性关节炎、胃肠功能紊乱、功能性结肠炎、肾脏疾病、风湿性关节炎、汞中毒、高血压、慢性阻塞性肺疾病、间质性肺炎、冠心病、稳定型心绞痛、心肌病、风湿性心脏病、心律失常及心肌梗死稳定期等。

4. 皮肤科疾病　荨麻疹、脂溢性皮炎、多发性毛囊炎、湿疹、皮肤瘙痒症、牛皮癣等。

5. 其他　肥胖症、产后恢复期、创伤后应激障碍、肺移植前后、肺癌术后功能恢复期、焦虑、抑郁等。

二、禁忌证

恶性肿瘤、急性化脓性炎症、重症高血压、严重呕吐、皮肤大面积创伤、出血倾向、身体极度衰弱、频发癫痫、严重心肺肾功能不全、严重的动脉硬化、活动性肺结核、高热、免疫力低下、皮肤感染、呼吸功能障碍、急性下肢深静脉血栓、运动时伴有心绞痛、小便失禁、女性月经期、过度疲劳、精神意识紊乱、恐水、韧带和关节不稳定及带有气管插管者等。

三、注意事项

1. 水疗室应通风良好，光线充足，室内温度应保持在22～25℃，以23℃为宜。

2. 水疗室地面防滑，避免跌倒、滑倒、绊倒等意外。

3. 治疗前要充分考虑年龄、性别、适应性和个体差异性，对每个患者制订个性化的水疗处方。老人和儿童应以温水水疗为主，慎用冷水和高温水疗。

4. 准确掌握水疗的适应证和禁忌证，特别是在严重创伤、大出血、恶性肿瘤和炎症急性期，以及心肺肾功能衰竭和某些精神疾病的情况下，不宜进行水疗。

5. 在治疗前要引导患者做好准备，不宜在饥饿或饱餐后1小时内以及极度疲劳情况下进行水疗法。

6. 水疗前要告知患者水疗的参数，如水温、水深等。

7. 治疗时，对体弱、活动不便、年幼和年老的患者加强防护，如治疗师协助患者上下轮椅，穿脱衣服及出入浴器等。

8. 在水疗过程中患者出现任何不良反应要及时告知治疗师，如出现头晕、多汗、心悸、恶心等不良反应时，则立即停止治疗，并给予对症处理。

9．治疗结束后要及时做好处理工作，如擦干残留在皮肤表面的水。此外也要注意穿衣保暖，休息20～30分钟，适当喝水。

—• 考试知识点总结 •—

—• 本章小结 •—

—• 协和云课堂……　拓展练习及参考答案 •—

（陈　旭）

参考文献

[1] 陈铁，颜益红.物理因子治疗技术[M].北京：中国医药科技出版社，2019.

[2] 丛芳.物理因子治疗技术[M].长沙：中南大学出版社，2019.

[3] 丁海波，季爱玉，沈若武，等.急性软组织损伤亚急性期处理的实验研究[J].青岛大学医学院学报，2012，48（2）：140-142.

[4] 窦祖林，廖家华，宋为群，等.经颅磁刺激技术基础与临床应用[M].北京：人民卫生出版社，2012.

[5] 郭辉，张志军，杨立强.超声引导下选择性颈神经根阻滞联合中频电疗治疗神经根型颈椎病[J].中国介入影像学，2022，19（4）：193-196.

[6] 纪红，周岩.等幅中频电疗法配合超短波治疗慢性前列腺炎[J].中华物理医学与康复杂志，2005，(7)：401.

[7] 靳晓亮.冷疗在烧伤后应用情况的调查[J].解放军保健医学杂志，2007，(2)：112.

[8] 乔志恒，华桂茹.理疗学[M].2版.北京：华夏出版社，2013.

[9] 全国卫生专业技术资格考试指导.康复医学与治疗技术[M].北京：人民卫生出版社，2020.

[10] 沈滢，张志强.康复治疗师临床工作指南·物理因子治疗技术[M].北京：人民卫生出版社，2019.

[11] 宋连新，彭阿钦，吴春生，等.冷疗在胫骨Pilon骨折术后早期康复中的应用[J].中国康复医学杂志，2012，27（2）：174-175.

[12] 燕铁斌.物理治疗学[M].2版.北京：人民卫生出版社，2013.

[13] 杨茹茜，王雪，杨琴，等.中频电治疗烧伤后增生性瘢痕的临床疗效观察[J].解放军医学院学报，2022，43（3）：308-311，346.

[14] 张维杰，吴军.物理因子治疗技术[M].3版.北京：人民卫生出版社，2019.

[15] Pinfildi CE，Andraus RAC，Iida LM，et al. Neuromuscular electrical stimulation of medium and low frequency on the quadriceps femoris[J].Acta Ortop Bras，2018，26（5）：346-349.